정신과 환자를 위한

통합재활 프로그램 워크북

-삼성서울병원 정신과 낮병원 편-

집 필 진: 권자영(반포종합사회복지관 서초열린세상 시설장)
손영선(삼성서울병원 정신보건간호사)
신지영(수지 연세정신과 전문의)
이소영(임상심리전문가, 정신보건임상심리사
고려대학교 부부상담센터 상담실장)
임현정(건강보험 심사평가원)
장보은(SK C&C 사회공헌팀)
조현진(삼성서울병원 정신과 작업치료사)
주정혜(삼성서울병원 정신보건간호사)

자문위원: 김지혜(성균관의대 삼성서울병원 정신과학교실)
홍경수(성균관의대 삼성서울병원 정신과학교실)

학지사

발 간 사

인류의 역사가 시작된 지도 수만 년, 인간이 인류(Homo sapiens)로 이 지구상에 존재한 것은 그 보다 훨씬 오래된 수백만 년으로 대개 추정하고 있다. 이런 인간이 정신병으로 고생한 것이 어느 때 부터인지 정확히 알 수는 없지만, 문헌에 따르면, '고대 이집트 시대' 에도 정신병에 대한 기록은 남아 있다. 이 기록에 따르면, 당시 이집트인들은 '정신병' 을 '귀신' (demon)이 씌워져서 생긴 병으로 이해하고 있다. 약 20여 년 전, 내가 정신과 의사로 막 출발하려던 때, 당시 근무하고 있던 병원에는 전국에서 찾아온 정신과 환자들이 있었는데, 지방에서 온 환자분들이나 또는 서울의 변두리에서 오신 분들의 상당수가 비슷한 생각을 갖고 있었던 것을 지금도 생생하게 기억하고 있다.

지난 20년 동안, 정신과 환자들에 대한 인식이나 치료 방법이 많이 발전되었다. 통칭 '신경과학' (neuroscience)이란 이름 아래, 수많은 연구들이 이루어졌고 지금도 나날이 발전되고 있는 중이다. 특히, '약물치료' 는 눈부신 발전을 통해, 이전보다 훨씬 효과적이면서도 부작용이 적은 약들을 해가 다르게 만들고 있다. 그러나 워낙 복잡한 뇌신경계의 기능으로 말미암아, 정신과 치료에는 물질적 차원에서만 해결할 수 없는 수많은 문제들이 있다. 바로 이 같은 점에서, '심리사회적 치료' 가 필요한 것이고, 같은 맥락에서 정신과 낮병원은 회복기에 있는 만성 정신병 환자분들에게 큰 도움이 되고 있다.

삼성서울병원 정신과 소속의 낮병원은 비록 그 역사는 짧지만, 개설 당시부터 여러 전문 치료자들(정신과 의사, 전문 간호사, 임상심리사, 정신보건 사회복지사, 작업치료사 등)이 그야말로 혼연일체가 되어 양질의 치료를 해 왔다고 자부할 수 있다. 그들은 서로의 장점을 키워주고, 서로의 단점을 보완해 주는 방식으로, 지금까지 낮병원을 하나의 좋은 '치료 공동체'로 만들어 왔다. 그 목적은 단 한 가지, 무엇보다도 환자분들에게 양질의 치료를 제공하겠다는 일념이었다. 이제 그들은 저간의 경험과 – 잘된 것이든 잘못된 것이든 간에 – 그들이 그동안 습득한 여러 지식을 토대로, 그들 나름대로 정리한 치료법들을 발표하게 되었다. 이것은 결코 자신의 방법이 옳다거나, 자신의 방법을 자랑하고자 함이 아니라, 나름대로의 생각을 여러 사람들과 나누고 교환하고자 함이라고 생각한다. 처음 하는 일이라 미숙한 부분도 있겠지만, 그들 나름대로의 노력과 정성이 담긴 역작이라고 생각한다. 많은 분들의 관심을 부탁드리는 바이다.

2004년 1월
성균관의대 삼성서울병원 정신과장
이동수

서 문

환청이 사라지고, 망상도 없어지고, 말에 조리가 생기고, 그래서 '많이 호전됨'의 판정을 받고 퇴원한 청년 K모씨. 그러나 외래에서 만나보면 한 달이 지나고 육 개월, 일 년이 지나도록 게으르게 지내고, 사회생활을 못하고 있다. 부모님이 잔소리를 하고 의사가 활동을 격려하지만, 그것이 쉽지 않음을 서로 잘 알고 있다.

최근 10년 사이에 정신분열병을 비롯한 만성 정신병의 약물 치료에 상당한 발전이 있었다. 증상에 효과가 더 좋을 뿐 아니라, 사람을 멍하게 만들고 행동을 부자연스럽게 하던 부작용들이 한결 가벼워졌다. 그래서 사회활동에 대한 욕구와 기대가 더 증가되고 있다. 하지만 약물치료와 면담이 해결해주지 못하는 문제는 여전히 남아 있다. 의욕이 없고, 스트레스에 견디는 힘이 부족하고, 대인관계에 자신이 없고, 집중력이 떨어지고, 전에는 쉽게 하던 공부나 일이 잘 안 되고, 때때로 남아 있는 증상이 마음을 어지럽힌다. 이것이 정신병의 가장 핵심적인 병태라고도 할 수 있는데, 여기에 도전하는 현재로서 가장 효과적인 치료적 접근법이 통합 재활프로그램이다.

이 책은 삼성서울병원 낮병원에서 정신장애 재활프로그램을 담당하고 있는 전문가들이 실제 경험을 토대로 매우 구체적으로 작성한 워크북이다. 1999년 1월, 삼성서울병원에 낮병원이 문을 열게 되면서 정신보건분야에서 다양한 경험을 가지고 있던 의사, 간호사, 사회복지사, 작업치료사, 임상심리사들이 재활프로그램을 구성했고, 지금까지 5년간 환자와 고락을 함께 한 소중한 경험들을 통해 프로그램을 발전시켜 왔다. 근래에는 병원뿐 아니라 정부, 지방자치단체 등의 지원으로 여러 형태의 재활치료가 활성화되고 있다. 이 워크북은 이 분야에서 아직 경험이 부족하거나 프로그램을 새롭게 시작하는 정신보건 치료자들이 실제적인 아이디어를 얻고 또 바로 활용해 볼 수 있도록 쓰여졌다. 인간관계훈련, 사회기술훈련, 연극치료, 인지재활치료, 게슈탈트치료, 작업치료, 작문요법, 건강교육, 각종 행사 프로그램, 음악, 미술, 원예치료 등 시행되고 있는 여러 가지 프로그램의 목적과 내용, 주의사항 등을 소개하고 필요한 구체적 자료도 제시하였다. 우리가 하고 있는 것이 모범이 된다는 생각보다는, 우리 것을 먼저 보여주고, 비판도 받고, 그 토대 위에서 점점 더 개선해 나가자는 의도에서 어찌보면 용감하게 있는 그대로를 제시하였다.

정신장애의 재활에 참여하는 치료자에게는 병에 대한 이해나 전문지식도 중요하겠지만, 친근감 있고 안정적인 태도와 섬세한 관찰력, 치밀한 계획성, 그리고 좌절하지 않는 끈기가 필요하다. 이 책의 집필진 선생님들은 특히 이런 덕목에서 가장 훌륭한 치료자라고 생각되는데, 워크북을 통해서는 이런 면이 잘 전달되지 못하는 것이 아쉽게 느껴진다.

앞으로 이 책을 통해서, 이 분야에 몸담고 있는 치료자들이 더 많은 공감대를 이루고 서로 영향을 주고받으면서 발전할 수 있었으면 하는 바람이다. 우리가 사랑하는 한 사람 한 사람 환자들의 소중한 삶이 더 밝고 아름다워질 수 있도록.

2004년 1월

성균관의대 삼성서울병원 정신과
교수 홍 경 수

사 용 법

본서는 워크북 형식으로 만들어져 있으며 한 프로그램당 ① 진행 매뉴얼과 ② 프로그램을 진행하는 데 필요한 교육 및 참고자료, 그리고 ③ 필요한 작성지나 관련사진 등의 세 부분으로 구성되어 있다.

본서는 다양한 정신보건의료기관이나 낮병원 정신보건센터, 사회복귀시설, 지역복지관이나 장애인 관련기관 등 정신질환을 가진 클라이언트들의 재활치료를 시도하고 있는 다양한 기관의 실무자들을 위해서 만들었다. 효과적인 정신사회재활 프로그램을 진행하기 위해서는 다전문적인 접근이 이상적이지만 현실적으로는 대부분 1~2 직종의 전문직이 실무자로 업무를 담당하고 있어서 다양한 프로그램을 실시하고 시도하는 데 어려움이 많은 것이 사실이다. 따라서 이러한 기관들의 실무자들이 다양하고 전문적인 프로그램을 진행할 수 있도록 프로그램 진행의 세부 매뉴얼뿐 아니라 관련된 교육 자료와 필요한 작성지, 프로그램에 따라서는 관련 사진자료까지 첨부하여 본서를 참조하면 프로그램을 곧바로, 직접 진행하는 데 어려움이 없도록 꾸몄다.

프로그램을 진행할 때는 가능한 목차 순서대로 진행하는 것이 바람직하도록 주제를 선정하였으며, 각 프로그램 영역별로 12~15회기로 구성하여 주 1회를 기준으로 할 때 순서대로 진행한다면 3개월 정도 진행할 수 있는 분량이나 프로그램에 따라서는 한 회를 여러 회로 나누어서 진행할 수 있어서 6개월 정도 진행하기에도 무리가 없다.

프로그램별로 진행하면서 고려해야 할 사항을 참조하고, 응용 부분을 활용하면 하나의 프로그램을 다양한 프로그램으로 응용하여 진행하는 데 도움이 될 것이다. 또한 제시된 작성지는 인원수대로 바로 복사하여 사용할 수 있도록 작업하였으며, 진행자가 적절히 작성지의 항목이나 내용을 추가 · 수정하거나 작성지의 형식에 변화를 준다면 무궁무진한 형태로 프로그램을 다양하고 새롭게 진행해 볼 수 있도록 되어 있다.

본서는 원래 정신질환을 가진 사람들의 다양한 정신사회재활치료 프로그램 진행을 도모하기 위한 목적으로 쓰여졌지만, 일반 성인이나 청소년, 아동을 대상으로 하는 집단 프로그램에서 활용할 수 있는 프로그램들도 포함되어 있다.

또한 편집 양식이 바인더로 되어 있어서 언제 어디서나 휴대가 간편하고, 필요한 부분만 분철해서 사용할 수 있다.

차 례

3 게슈탈트 기법을 활용한 자각 프로그램 69

4 사회기술훈련 107

5 연극치료 147

6 인간관계훈련 183

7 인지재활

작문요법 8

작업치료 9

워밍업

제 1 장

1. 신체 활성화 워밍업
2. 인지기능 활성화 워밍업
3. 기억력 워밍업
4. 서로에게 관심주기 워밍업

워밍업

■ 워밍업의 개념

분위기를 환기시키고 집중을 유도하여 본 프로그램의 효과를 높이기 위해 돕는 활동

■ 목적

1. 회원들간의 친밀한 분위기를 유도한다.
2. 개인이나 집단 간의 자발적인 참여를 높인다.
3. 주위를 환기시키고 시선을 모아 부담감을 덜어줌으로써 활동에 몰입하도록 돕는다.
4. 난이도를 높이고 내용을 덧붙여서 본 프로그램으로 진행할 수 있다.

■ 주의사항

1. 회원들의 수가 적당한지를 판단한다.
2. 전체 회원들의 인지능력 정도를 고려한다.

3. 본 프로그램과 연관성 있는 내용을 하면 더 효과적이다.
4. 익숙하지 않은 내용에 있어서는 연습이나 모델링이 필요하다.
5. 너무 경쟁적이지 않도록 하고 내용에 따라 간단한 선물을 준비해도 좋다.
6. 보조 치료자가 팀에 골고루 참여할 수 있도록 팀을 나눈다.
7. 전체 프로그램 시간을 고려하여 5~10분 정도가 적당하다.
8. 진행자는 유머러스하고 적극적인 자세로 임한다.

■ 팀 구성하기

1. 두(세) 명씩 짝을 짓는 경우
   -두(세) 음절의 단어를 순서대로 한 음절씩 말하게 하여 한 단어를 이루는 두 명이 짝이 된다.
2. 두(세) 팀으로 나누는 경우
   -두(세) 음절의 단어를 순서대로 한 음절씩 말하게 하여 같은 음절을 말한 사람끼리 팀이 된다.
   예) 두 음절 – 붕어, 사과, 감자
   예) 세 음절 – 금붕어, 복숭아, 고구마
3. 기타
   -치료자가 앉은 자리나 보조 치료자의 수와 자리배치에 따라 임의적으로 팀을 구성해 준다.

〈신체 활성화 워밍업〉

1. 코 바꾸기

1) 오른손을 올려 코를 잡고, 왼손은 엇갈리게 하여 귀를 잡는다.
2) 진행자가 '바꿔' 라고 말하면 코를 잡았던 손과 귀를 잡았던 손을 서로 엇갈려 바꾼다.
3) 손 바꾸기가 잘 안되는 경우에는 바꿀 때마다 장난스럽게 '앗싸' 등의 감탄어를 말하여 분위기를 유도한다.
4) 재치 있게 하는 경우 손을 움직이지 않고 머리만 움직이는 경우도 있다.
   *응용 : 신체의 다른 부분을 이용하거나 순서를 좀더 복잡하게 하여 난이도를 조정한다.

2. 손가락 카운트

1) 한 손은 주먹을 쥐고 다른 손은 펴게 한다.
2) 진행자가 '시작' 하면 주먹 쥔 손은 한 손가락씩 펴면서 수를 세고, 편 손은 한 손가락씩 접으면서 열까지 센다.
3) 익숙해지면 한 손은 전부 다 펴고, 다른 손은 엄지만 접은 상태로 양 손을 한 손가락씩 접었다 펴면서 열까지 세어본다.

3. 위로 아래로

1) 두 명이 팀을 이룬다.
2) 한 명이 먼저 주먹 쥔 오른손을 내면 나머지 한 명이 그 주먹 위에 자신의 오른손 주먹을 올린다.
3) 먼저 오른손 주먹을 낸 사람이 그 위에 왼손 주먹을 올리고 나머지 한 명이 왼손 주먹을 올린다.

4) 그 상태에서 리더가 '위로(또는 '올려', 'up')'를 외치면 맨 밑에 있는 주먹이 맨 위로 올라가고 리더가 '아래로(또는 '내려', 'down')'을 외치면 맨 위에 있는 주먹이 맨 아래로 내려간다.
5) 진행 중에 리더가 '꽝(또는 '덮어')'이라고 말하면 맨 위에 있는 손이 바로 밑에 있는 손을 때린다. 이때 밑에 있는 손은 피할 수 있으며 만약 피하게 되면 자기 손을 때리게 된다.

4. 안으로 밖으로, 위로 아래로

1) 진행자가 집게 손가락을 하늘로 향하게 하여 팔을 들면서 '위로' 하면 회원들은 같은 동작을 아래로 한다.
2) 같은 동작으로 진행자가 '안으로' 하면 회원들은 같은 동작을 밖으로 한다.
3) 익숙해지면 두 사람씩 짝을 짓도록 하고 빠르게 진행하여 의도적으로 틀리게 할 수도 있다.
4) 같은 방식으로 '앉으세요', '일어나세요' 등의 지시어를 응용하여 지시와 반대로 행동하게 할 수 있다.

5. 찌개 박수

진행자가 박수를 가르쳐 주고 팀을 나누거나 개별적으로 이름을 부르면 그에 맞는 박수노래를 부르면서 박수를 치도록 한다.

1) 찌개 박수 : 지글지글 짝짝 보글보글 짝짝 지글 짝 보글 짝 지글보글 짝짝
2) 껌 박수
   - 일반 : 오물오물 짝짝 조물조물 짝짝 오물 짝 조물 짝 오물조물 짝짝
   - 일본 : 오무리노 오무리노 짝짝 조무리노 조무리노 짝짝 오므리노 짝 조무리노 짝 오므리노 조무리노 짝짝
   - 프랑스 : 오물수와 오물수와 짝짝 조물수와 조물수와 짝짝 ~
   - 러시아 : 오물스키 오물스키 짝짝 조물스키 조물스키 짝짝 ~
   - 사투리 : 오무려유 오무려유 짝짝 조무려유 조무려유 짝짝 ~

6. 계이름마다 동작하기

계이름이 몇 개 안 되는 노래를 선택하여 계이름마다 동작을 붙여준 후에 계이름에 맞게 동작을 하도록 한다.

(예 : 비행기-미레도레 미미미)

예 1) 도 : 앞 사람 어깨 주물러주기/레 : 오른쪽 사람 어깨 주물러주기/
미 : 왼쪽 사람 어깨 주물러주기

예 2) 도 : 양손을 무릎에/레 : 양손을 가슴에/
미 : 양손을 들어올려서 하늘에서 박수치기

예 3) 도 : 왼쪽 고개 돌리기/ 레 : 오른쪽으로 고개 돌리기/ 미 : 고개 숙이기

7. 몸으로 하는 청기 백기 게임

깃발 대신에 양손과 머리를 이용한다.

1) '왼손 올려(올리지마)', '왼손 내려(내리지마)', '오른손 올려(올리지마)', '오른손 내려(내리지마)', '양손 올려(올리지마)', '양손 내려(내리지마)', '머리 올려(올리지마)', '머리 내려(내리지마)' 등의 지시문을 이용하여 진행자가 지시한다.
2) 미리 지시문을 준비하는 것이 필요하고 회원들이 직접 진행해 볼 수 있도록 기회를 제공한다.

8. 육,해,공

1) 진행자가 육군, 해군, 공군 등을 외치면 회원들은 그에 맞는 동작을 취하게 된다.
2) 육군은 양손을 모두 아래로 내려서 흔든다.
   해군은 양손으로 수영하는 동작을 취한다.
   공군은 양손을 머리에 올리고 흔들게 한다.
3) 처음에는 육군, 해군, 공군을 천천히 외치다가 점차 빠르게 외친다.
4) 익숙해지면 육군 대신 강아지, 자동차 등으로 해군은 물고기, 배 등으로 공군은

참새, 비행기 등으로 변형시킬 수 있다.

9. 신체공중전화

1) 얼굴의 특정 부위에 0~5번까지의 번호를 부여한다.
(양쪽 귀 : 0번, 오른쪽 눈 : 1번, 왼쪽 눈 : 2번, 코 : 3번, 입 : 4번, 양볼 : 5번)
2) 번호를 외우도록 기회를 준 다음에 진행자가 임의로 전화번호를 말하면 회원들은 그 번호에 맞게 얼굴 부위를 짚어나가야 한다.
3) 익숙해지면 빠르게 진행하고 번호를 0~9번까지 늘릴 수 있다.

10. 당신의 이웃을 사랑하십니까

1) 빈 공간에 둥그렇게 의자를 배치한다.
2) 의자의 수는 참가한 사람보다 하나 적게 준비한다.
3) 한 명이 술래가 되어 한 명의 회원 앞에 가서 "당신의 이웃을 사랑하십니까?"라고 질문을 한다.
4) 그에 대한 대답이 "예"라고 나오면 술래와 대답을 한 양 옆의 두 사람이 자리를 바꿔 앉아야 한다. 이때 자리를 차지하지 못한 한 사람이 술래가 된다.
5) 만일 "아니오"라고 대답을 하면 술래가 "그러면 어떤 사람을 사랑하십니까"라고 묻고 이에 대답하는 조건에 맞는 사람이 모두 일어나서 술래와 함께 자리를 바꿔 앉는다(예 : 안경을 낀 사람을 사랑합니다. 운동화를 신은 사람을 사랑합니다.).
6) 자리에 앉지 못한 사람이 계속 술래가 된다.

11. 미꾸라지 잡기

1) 모든 회원들을 원형으로 둘러앉게 한다.
2) 오른손은 가볍게 주먹을 쥔 상태에서 엄지손가락을 곧게 뻗고, 왼손은 엄지손가락과 검지손가락으로 서로 끝을 붙여 고리를 만든다.

3) 오른손의 엄지손가락을 세워 왼편에 있는 회원의 손가락 고리에 살짝 끼운다.
4) 이러한 자세에서 진행자의 "하나, 둘, 셋"하는 신호와 함께 오른손 엄지손가락(미꾸라지)은 잡히지 않도록 빨리 빼고, 왼손가락의 고리(그물)는 상대방의 엄지손가락을 잡을 수 있도록 빠른 동작을 취한다.
5) 익숙해지면 왼손과 오른손을 바꿔가며 반복실시한다.

12. 계단박수

1) 진행자가 제시한 숫자만큼 1부터 시작하여 순차적으로 숫자를 늘려가며 박수를 치고, 다시 1까지 순차적으로 박수 수를 줄여간다.
2) 낮은 숫자부터 높은 숫자까지 천천히 그 수를 늘리거나 두 팀으로 나누어 돌림노래 형식으로(예 : A팀이 먼저 박수를 시작해 2를 칠 때, B팀이 1부터 시작한다) 진행하여 난이도를 조절한다.
   예) 5라는 숫자를 제시하면 박수를 1-2-3-4-5-4-3-2-1의 순으로 숫자만큼 박수를 친다.

13. 인간사슬 만들기

1) 책상을 치우고 공간을 확보한 후 두 팀으로 나누어 선다.
2) 왼손은 손바닥이 하늘을 향하도록 하고 오른손은 손바닥이 땅을 향하도록 한다.
3) 이 상태에서 주변에 가까이 있는 사람의 손을 잡도록 하고 남아 있는 손이 없어야 한다.
4) 서로 팔이 엇갈려 잡게 되어 있는 상태에서 이리저리 몸을 움직이고 팔과 팔 사이를 빠져 나가는 등의 시도를 하여 완전한 원으로 풀려나도록 한다.

14. 토끼와 거북이

1) 두 사람씩 짝을 지어 각자에게 '토끼'와 '거북이'를 지정해 준다.
2) 진행자가 이야기를 들려주면서 이야기 도중 '토끼'와 '거북이'가 나올 때마다

그에 해당하는 사람이 상대방의 손등을 때린다.

3) 회원이 직접 이야기를 꾸미도록 해본다.

예) 옛날에 옛날에 토끼와 거북이가 살았습니다. 어느 날 토끼가 자기 앞을 지나가는 거북이를 보고 거북이를 놀리기 시작했습니다.

"거북아, 거북아, 느림보 거북아…"

15. 연예인 흉내내기

회원이 한 명씩 나와서 자신이 좋아하는 연예인을 흉내내어 나머지 회원들이 맞춰보도록 한다.

16. 가장 하고 싶은 일을 동작으로 표현하기

1) 진행자가 주제를 제시한다.

예) 이번 여름에 가장 하고 싶은 일, 오늘 가장 하고 싶은 일, 가장 하기 싫은 일

2) 회원이 한 명씩 나와서 주제에 따라 동작으로 표현하여 나머지 회원이 알아맞히도록 한다.

17. 간단한 스트레칭

어렵지 않은 동작으로 짧게 스트레칭한다.

예) 기본동작

1) 우선 자세를 바르게 하고 똑바로 앞을 본다.

2) 서 있는 경우는 다리를 어깨폭 정도로 벌리도록 한다.

3) 목의 뒤쪽이 펴졌다고 느낄 때까지 천천히 머리를 앞쪽으로 숙인다. 이때 숨을 내쉬면서 숙이는 것이 더 효과적이다.

4) 펴졌다고 느끼면 머리를 정면으로 한 번에 돌린다.

5) 이번에는 머리를 뒤로 젖힌다.

6) 우선 양손을 모아 턱 아래에 대고 위로 밀어 올린다.

7) 앞으로 숙일 때와 동일하게 숨을 내쉬면서 등이 쭉 펴지도록 천천히 젖힌다.
8) 자세를 바르게 하고 정면을 향한다.
9) 그 상태에서 머리를 조금씩 천천히 오른쪽으로 구부린다.
10) 이때 천천히 숨을 내쉬되, 왼쪽 어깨가 함께 올라가지 않도록 주의한다.
11) 목의 왼쪽 근육이 펴졌다고 느낄 때까지 구부린다.

*응용 : 둥글게 원을 만들어 앞 사람 어깨 주물러 주기, 등 두드려 주기
(참고문헌 : 사진으로 배우는 파워업 스트레칭
삼호미디어, 김설향 역저, 1993)

〈인지기능 활성화 워밍업〉

1. 동물노래

진행자가 노래 가사를 바꿔서 제시해 주고 순서대로 한 명씩 뒤에 가사를 붙여 보도록 한다.

예 1) 닭장 속에는 암탉이(꼬꼬댁 꼬꼬댁)

예 2) 외양간에는 송아지(음메- 음메-)

예 3) 화장실에는 내 동생(으-윽)

예 4) 내 방안에는 모기가(왜-앵 철썩)

2. '3, 6, 9' 게임

1) 양팔을 흔들며 '삼육구, 삼육구' 라고 외치면서 시작한다.
2) 숫자 1부터 순서대로 숫자를 말하고 3, 6, 9가 들어가는 숫자가 걸린 회원은 숫자를 말하지 않고 박수를 치도록 한다.
3) 진행이 잘 되면 3, 6, 9라는 숫자가 들어가는 횟수만큼 박수를 치도록 하고 벌칙을 정할 수도 있다.
4) 회원이 모두 일어서서 시작하고 틀린 사람은 앉는 방식으로 하여 최종 대결을 할 수도 있다.

3. 베스킨 '31' 게임

1) 한 사람당 숫자를 1~3개씩 말할 수 있는 기회를 주고 1부터 숫자를 시작하여 31에 걸리는 사람이 벌칙을 받는다.

   예) 1, 2, 3-4-5, 6-7, 8, 9-10, 11-12-13, 14, …, 28, 29-30-31

4. 지시어에 따라 이름대기

1) 4박자에 맞춰 무릎, 손뼉, 왼손, 오른손의 모션을 취하게 한다.
2) 진행자가 지시어를 주면 그에 맞추어 순서대로 이름을 말한다. 나왔던 단어를 다시 얘기해도 괜찮다.
   예) 산–바다–산 : 설악산–경포대–지리산
   과일–채소–채소 : 사과–배추–양배추
   여자연예인–남자연예인–회원이름 : 고소영–이병헌–홍길동

5. 숫자 up and down

1) 진행자가 일정한 범위(1~100)를 정해주고 회원 중 한 사람이 그 범위의 숫자 중에서 임의로 한 숫자를 정하고 말해주지는 않는다.
2) 차례로 돌아가면서 예상되는 숫자를 말하고 그 숫자가 임의로 정한 숫자보다 낮으면 'up', 임의로 정한 숫자보다 높으면 'down' 이라고 말해준다.
3) 숫자의 범위를 좁혀가면서 정해진 숫자를 맞춘다.
   예) 임의로 정한 수가 '30' 일 경우 50이라고 말하면 'down' 이라고 말하고 20이라고 말하면 'up' 이라고 말한다. 그러면 숫자의 범위가 20과 50 사이가 되고 그 다음 사람은 그 범위에서 숫자를 예상할 수 있다.

6. 빙고게임

1) 정사각형의 메모지에 가로 세로 5줄을 그어 25칸의 빙고판을 만든다.
2) 1~25, 1~100, 나라이름, 식물이름, 동물이름 등의 여러 가지 주제로 25칸을 무작위로 채우도록 하고 한 사람씩 돌아가며 하나씩 불러 칸을 채우도록 한다.
3) 가로, 세로, 대각선 중 5줄을 먼저 채우는 회원이 이긴다.

7. 숨은 그림 찾기

1) 같은 '숨은 그림 찾기' 자료를 여러 장 준비해 둔다.

2) 개인적으로 혹은 팀을 이루어 같은 시간 내에 가장 많은 숨은 그림을 찾는 사람이 이긴다. 또는 제일 먼저 숨은 그림을 모두 찾는 사람이 이긴다.

8. 숫자 야구 게임

1) 진행자가 세 자리 혹은 네 자리의 수를 미리 준비해 간다.
2) 회원들은 팀을 짜서 그 숫자가 무엇인지 맞추기 위해 세 자리의 수를 부른다.
3) 만일 부른 숫자가 준비한 숫자에 있으나 자리가 맞지 않으면 이는 '볼' 이라고 부른다. 만일 숫자와 자리가 모두 맞을 경우 이를 '스트라이크' 라고 부르며 맞는 숫자가 하나도 없으면 '아웃' 이라고 부른다.
4) 이런 방식으로 숫자를 유추한다.
   예) 준비한 숫자가 248이고, 841이라고 불렀다면 이는 1스트라이크, 1볼이 된다. 준비한 숫자가 123이고, 129라고 불렀다면 이는 2스트라이크가 된다.

9. 동물 이름 맞추기

1) 3~4명씩 조를 구성하고 각 조에 종이를 나눠준다.
2) 종이에 ㄱ, ㄴ, ㄷ, ㅇ을 쓰게 한다.
3) 조원끼리 상의하여 ㄱ, ㄴ, ㄷ, ㅇ으로 시작하는 동물의 이름을 1개만 적도록 한다.
4) 진행자가 미리 정해두었던 100, 200, 300점 짜리 동물 이름을 발표한다.
5) 맞춘 점수를 모두 합산하면 조의 성적이 된다.
6) 동물(어류포함) 이름 외에 채소 이름, 연예인 이름 등으로 주제를 바꿀 수 있다.
   예) 100점 – ㄱ : 개, 고양이, 곰
   ㄴ : 너구리, 늑대
   ㄷ : 다람쥐, 돼지
   ㅇ : 여우, 오리
   200점 – ㄱ : 거미, 기린, 고래
   ㄴ : 넙치, 나비, 낙지
   ㄷ : 독수리, 당나귀
   ㅇ : 아귀

300점 – ㄱ : 개미핥기, 기러기
ㄴ : 나무늘보
ㄷ : 도다리, 도미
ㅇ : 왜가리

10. 가라사대

진행자가 "가라사대"라는 말로 시작하는 지시에만 따르고 "가라사대"라는 말이 들어가지 않으면 따라하지 않는다.

예) "가라사대, 왼손 올리세요", "힘드신데 오른손도 내리세요(내리면 틀림)"

11. 문장 전달하기

1) 두 팀으로 나누어 진행자가 제공하는 카드에 있는 문장을 귓속말을 통해 다음 사람에게 전달하여 마지막까지 먼저 전달한 팀이 손을 들고 그 문장을 정확히 말하면 점수를 얻게 된다.
2) 정확히 전달하지 않으면 알아듣기 어려운 문장을 준비한다.
   예) 간장 공장 공장장은 강 공장장이고, 된장공장 공장장은 공 공장장이다.

12. 단어연상 게임

1) 진행자가 어떤 단어를 제시하면 회원들은 그 단어와 연상되는 다른 단어를 말한다.
2) 그 다음 사람은 이전 사람이 말한 단어와 연상되는 다른 단어를 말한다.
3) 연상 단어를 말하는 데 너무 오랜 시간이 걸리거나 말한 단어가 다른 사람들이 이해할 수 없는 경우는 벌칙을 받는다.
4) 난이도를 높여서 진행자가 지정한 범주 내에서 연상되는 단어를 찾아내도록 할 수도 있다(예 : 먹을 수 있는 것, 여자하고만 상관이 있는 것).

13. 채소 장수

1) 치료자가 채소 장수가 되어 채소 장수가 파는 채소의 이름을 말하는 경우에만 손뼉을 치고 그 외의 것을 말하는 경우에는 손뼉을 치지 않도록 한다.
2) 팀 대결로 하여 틀린 회원의 수만큼 감점을 할 수도 있다.
3) 채소 외에 동물 장수, 생선 장수, 과일 장수 등 응용이 가능하다.
   예) "저는 ○○채소가게 주인입니다. 저는 무(손뼉)도 팔구요, 양파(손뼉), 배추(손뼉), 당근(손뼉), 수박(손뼉을 치면 틀림)을 팝니다."
   "저는 ○○생선가게 주인입니다. 우리 가게에서는 도다리(손뼉), 넙치(손뼉), 광어(손뼉), 고등어(손뼉), 갈치(손뼉), 배추(손뼉을 치면 틀림)를 팝니다."

14. 스피드 게임

1) 진행자는 미리 단어를 준비한다.
2) 2~3팀으로 나누고 한 명의 대표가 단어를 설명하게 하고 나머지가 맞추도록 한다.
2) 제한 시간 내에 가능한 빨리, 많이 맞추는 팀이 이긴다.
3) 처음엔 몸짓과 의성어만을 사용하고 말은 사용하지 않도록 하며 이후에 난이도를 높여 단어를 제공한다.

15. 관련없는 단어로 문장 구성하기

1) 진행자가 관련없는 단어를 2~3개 정도 제시한다.
2) 단어가 모두 들어가도록 하여 뜻을 알 수 있는 문장을 만들도록 한다.
3) 가장 아이디어가 돋보이는 문장을 뽑는다.
   예) 겨울, 소화기, 점심 – 어느 겨울날 소방 훈련을 위해 점심을 먹고 소방 훈련 장소에 가서 소화기 사용법을 배웠습니다.

16. 초성보고 단어 맞추기

1) 진행자는 미리 초성을 준비해둔다.
2) 회원을 두 팀으로 나누고 단어의 초성만 제시된 카드를 보고, 가능한 단어를 많이 맞추는 팀이 승리한다.
3) 사자성어, 속담, 영화제목 등을 초성으로 문제를 낼 수 있다.

   예) ㅇㅇㅂㄷ-우유부단

   ㅇㅇ-우유, 육아, 영아, 여유

17. 속담 맞추기

1) 진행자가 미리 속담을 준비한다.
2) 두 팀으로 나누고 각 팀에서 한 명씩 나오게 한 후에 속담 카드를 보여준 후 동작만으로 속담을 표현한다.
3) 속담을 많이 맞춘 팀이 이긴다.

18. 이구동성

1) 네 글자의 문구를 미리 준비한다.
2) 네 명씩 나와서 지정받은 문구를 한 글자씩 동시에 외치도록 한다.
3) 외쳐진 글자들을 조합하여 다른 회원들이 이 문구를 맞추도록 한다.
4) 처음에는 속삭이듯이 작게 얘기하고 음량의 크기를 더 크게 하면 더 재미있다.

   예) 오비이락, 금지옥엽, 들쑥날쑥, 동문서답, 유유상종

〈기억력 워밍업〉

1. 자극판 그림 맞추기

1) 진행자는 미리 4×4로 구성되어 있는 자극판을 준비하고 각 칸에는 짝지어진 그림을 숫자가 쓰여진 덮개 아래쪽에 숨긴다.
2) 두 팀으로 나누고 구호를 정하게 한다. 모든 자극을 번호 순서대로 보여준 후 각 팀이 구호를 외치게 해 빨리 외친 팀에게 짝이 되는 자극을 맞추게 하고 점수를 준다.
3) 회원들이 대체로 각 숫자 덮개 아래에 있는 자극들을 기억했다고 생각되면 숫자 2개를 선택하도록 하여 한 번에 한 쌍을 맞추도록 한다.
4) 5×5 자극판으로 난이도를 높일 수 있다.

그림 1	그림 3	그림 2	그림 3
그림 4	그림 2	그림 5	그림 5
그림 4	그림 7	그림 1	그림 6
그림 7	그림 8	그림 8	그림 6

예) 그림 위에 포스트 잇(post-it)을 이용하면 붙이고 떼기가 쉽다.
그림은 자동차, 사과, 스페이드, 클로버 등을 이용하면 된다(인지재활 별첨 6 참조).

2. 지도 그리기

1) 단순한 지도를 미리 준비한다.
2) 회원을 3~4팀으로 나누고 준비한 지도를 일정시간 보여준 후, 백지 위에 지도를 다시 그려 보도록 한다.
3) 정확하게 그리거나 건물명을 기억하는 것에 따라 점수를 부여한다.

3. 백화점에 가면

1) '백화점에 가면' 이라는 말로 문장을 시작한다.
2) 한 명씩 백화점에서 살 수 있는 물건을 한 가지씩 말하고 그 다음 사람은 앞에 나왔던 물건을 모두 이야기 한 후에 자기가 사고 싶은 것을 한 가지 덧붙여 말한다.
3) '시장에 가면', '하나로 마트에 가면' 등으로 응용할 수 있다.

4. 옛날옛날에

1) '옛날옛날에' 라는 말로 문장을 시작한다.
2) 한 명씩 이야기를 시작하고 뒷 사람은 이어서 이야기를 한다.
3) 회원을 이야기 속에 등장시켜도 재미있다.

〈서로에게 관심주기 워밍업〉

1. 변신게임

1) 두 명씩 짝을 이루어 마주보게 하거나 마주서게 한다.
2) 각각 상대편의 외형과 옷차림 등을 관찰하도록 한다.
3) 한 명씩 잠시(5초) 눈을 감도록 하고 나머지 한 명은 자신의 표정이나 자세를 변화시킨다.
4) 눈을 뜨게 한 후 무엇이 변했는지 맞춰 보도록 한다.
   예) 안경벗기, 왼손으로 코 잡고 있다가 오른손으로 코 잡기

2. 얼굴의 특징 찾아보기

1) 두 명씩 짝을 이루어 마주보게 한다.
2) 상대방의 얼굴을 정면으로 쳐다보게 한다.
3) 상대방의 얼굴에 대한 자신의 느낌을 이야기하면서 그동안 알지 못했던 상대방 외모의 특징을 찾아보게 한다.

3. 팀원들 간의 공통점 찾아보기

1) 3~4명 정도 팀을 이루어 서로 마주보게 한다.
2) 서로의 공통점과 차이점을 찾아보게 한다.
3) 성별, 외모부터 개인적인 정보(형제관계, 취미 등)들까지 편안하게 이야기하도록 하여 공통점과 차이점을 찾아낼 수 있도록 한다.

4. 옆 사람을 음식에 비유하기

각자 오른쪽(왼쪽)에 앉은 사람에 대해 평소에 갖고 있었던 인상이나 느낌을 '음

식' 에 비유하여 이야기하고 그렇게 느낀 이유에 대해 설명한다.

5. 풍선치며 자기소개 하기

1) 진행자가 미리 풍선 한 개를 준비한다.
2) 회원이 한 명씩 풍선을 땅에 떨어지지 않게 치면서 자기를 소개하고 다음 사람에게 넘긴다.

6. 선물주기

1) 옆 사람에게 상상의 선물을 동작으로 표현하고 받은 사람은 무엇인지 맞추도록 한다.
2) 그 다음에 선물을 준 사람이 무엇을, 왜 주었는지 이야기한다.
   예) ○○씨는 머리를 묶으면 예쁠 것 같아서 머리끈을 선물합니다.
   △△씨는 웃음이 예뻐서 웃는 얼굴 많이 보라고 거울을 선물합니다.

7. 나는 개성파

1) 종이에 자신만이 가지고 있는 특징이나 자랑거리를 7~10개 정도 간략하게 쓴다.
   예) 가족사항, 내 방 분위기, 특기, 종교, 좋아하는 것 등
2) 한 명씩 발표하도록 하여 발표자가 한 가지씩 말할 때마다 듣는 사람들은 자신과 같은 내용이면 손을 들어 표시하고 각 항목당 손을 든 사람수만큼 벌점을 받는다.
3) 총 벌점이 가장 적은 사람이 개성 있는 사람으로 뽑힌다. 즉 공통점이 가장 적은 사람이 개성 있는 사람이 되는 것이다.

8. 칭찬 릴레이

순서대로 돌아가며 옆 사람을 칭찬한다.

건강교육

제 2 장

1. 정신분열병이란?
2. 정신분열병의 증상과 진단
3. 정신분열병의 다양한 치료방법
4. 약물치료
5. 재발
6. 위기상황관리
7. 커피, 술, 담배, 마약, 기타 약물
8. 불안, 불면
9. 우울
10. 비만
11. 이성관계, 결혼, 임신
12. 재활

건강교육

■ 건강교육의 목적

자신의 병에 대해 이해하고 질병 관리방법을 익혀 증상에 적절히 대처하고 재발을 예방한다. 또한 동병상련(同病相憐)의 경험을 통해 회원 상호간의 지지와 심리적 지지망 형성에 기여하고 건강에 대한 다양한 관심을 유도하여 신체적 · 정신적으로 건강한 생활을 유지할 수 있도록 한다.

■ 진행 방법

-다양한 시청각 자료를 활용한 강의식 교육
-질의응답식 교육
-집단치료식으로 회원들을 토의와 사례발표 등에 적극적으로 참여시키는 교육방법 다양한 방법으로 진행하는 것이 흥미와 동기유발에 효과적이다. 또한 가족교육을 병행하는 것이 바람직하다.

■ 건강교육의 주제

-기본적으로는 회원들이 가지고 있는 정신질환에 대한 교육
-일반적인 건강과 관련된 주제로 하는 교육(감기, 알레르기, 비만 등)
-회원들이 관심 있는 주제를 미리 조사하여 준비하는 것도 좋다.
-필요시 관련분야의 전문가를 초빙하여 교육한다(영양사, 관련 진료과 의사, 운동처방사 등).

〈건강교육 1〉

<table>
<tr><td>제 목</td><td colspan="2">정신분열병이란?</td></tr>
<tr><td>치료목표</td><td colspan="2">1. 정신분열병에 대한 회원들의 지식 정도, 사회적 편견, 고통 정도 등을 파악하고 교육을 통해 병에 대한 정확한 지식과 정보를 제공한다.
2. 감정적 보편성을 획득하고 공감대를 형성할 수 있도록 돕는다.</td></tr>
<tr><td rowspan="2">내 용</td><td>준비물</td><td>교육자료, 필기구</td></tr>
<tr><td>실시방법</td><td>1. 건강교육의 필요성에 대해 언급한다.
2. 회원들이 병에 대해 알고 있는 정도(정신분열병이란 어떤 병인가, 병의 원인, 흔한 정도 등)를 파악한다.
3. 병 때문에 사회에서 느끼는 편견, 불편함에 대해 이야기 하도록 한다.
4. 정신분열병의 진단, 유병률, 원인 등에 대해 설명한다(건강교육 별첨 1).
5. 기타 의문 사항을 질문할 수 있는 질의 · 응답시간을 갖는다.</td></tr>
<tr><td>유의점 및 고려할 사항</td><td colspan="2">* 미리 회원들의 증상이나 특성을 파악하여 설명을 할 때 회원들의 경우를 예로 든다.
* 치료자가 사용하는 언어가 지나치게 전문적인 용어이거나 공격적으로 들리지 않도록 세심하게 배려한다.
* 교육의 효과를 평가할 수 있도록 해야 한다.</td></tr>
<tr><td>응용방법</td><td colspan="2">* 시청각 자료를 사용하면 효과적이다.</td></tr>
</table>

〈건강교육 별첨 1〉

〈정신분열병 교육자료〉

■ 정신분열병이란?

정신분열병은 인구 100명 중 약 1명에서 발병하는 비교적 드물지 않은 병이다. 이는 정신병 중 가장 대표적인 만성 질환으로 10대 후반에서 20대의 젊은 나이에 발병해서 만성화 과정을 밟게 된다. 감각, 생각, 사고, 행동이 서로 조화를 이루지 못하여 결과적으로 삶의 질이 저하되고 사회생활이 힘들어질 수 있는 심각한 병이지만 조기발견과 조기치료를 통해 치료를 받으면 회복, 호전되고 사회로 복귀할 수 있는 병이다.

■ 원인

여러 가지 요인이 복합적으로 작용해서 뇌의 전체적인 기능장애를 초래하는 복잡한 뇌기능장애이다.

1. 스트레스-체질 모형
   원래 취약한 체질을 가지고 있는 사람에게 스트레스가 가해지면서 정신분열병이 발생한다는 것이며 체질이나 스트레스는 생물학적인 요인과 환경적인 요인 모두일 수 있다.
2. 생물학적 요인
   필로폰을 장기적으로 복용하는 사람에게 피해망상 등 정신분열병에서 나타나는 증상들이 생기고 도파민을 차단하는 약물을 통해 증상이 회복된다는 사실이 알려지면서 도파민, 아드레날린, 세로토닌과 같은 신경전달물질이 원인으로 제시되었다.
3. 유전학적 요인
   유전병은 아니지만 유전적인 경향은 있다고 알려져 있다. 부모가 건강할 때 그 자녀가 정신분열병을 나타낼 가능성은 1%이지만 부모 중 한 명이 정신분열병일 때 12%로 확률이 증가하며 양쪽 부모 모두 정신분열병인 경우에는 가능성이 40%로 증가한다.
4. 이 밖에도 정신분석학적인 요인, 학습요인, 가족요인, 사회문화적 요인 등 여러 가지 요인이 제시되고 있다.

〈건강교육 2〉

<table>
<tr><td>제 목</td><td colspan="2">정신분열병의 증상과 진단</td></tr>
<tr><td>치료목표</td><td colspan="2">1. 구체적인 증상에 대해 알고 이를 관리할 수 있도록 돕는다.
2. 진단 과정을 알고 이것을 통해 치료의지, 투약의 순응도를 증진시킨다.</td></tr>
<tr><td rowspan="2">내 용</td><td>준비물</td><td>작성지, 필기구, 교육자료</td></tr>
<tr><td>실시방법</td><td>1. 자신이 경험한 증상이나 직접 경험하지는 않았지만 다른 사람의 경험을 통해 알고 있는 증상에 대해 이야기해 본다.
2. 이전에 경험했던 증상과 현재 경험하고 있는 증상으로 나누어 증상 체크 리스트를 체크한다(건강교육 별첨 2-①).
3. 증상으로 인해 힘들었던 점, 가장 힘들게 느껴지는 증상이나 최근에 심해진 증상, 증상에 대처하는 방법 등에 대해 이야기하도록 한다.
4. 양성증상, 음성증상, 인지증상, 엉뚱한 행동과 말에 대해 설명한다.
5. 병력청취, 심리검사, 감별진단을 위한 뇌파검사, MRI, 임상병리검사들이 이루어짐을 설명한다(건강교육 별첨 2-②).
6. 기타 의문사항을 질문할 수 있는 질의 · 응답시간을 갖는다.</td></tr>
<tr><td>유의점 및 고려할 사항</td><td colspan="2">* 병식이 부족한 회원의 경우 진단 과정에 대해 의문점을 제기할 수 있으므로 병력청취에 대한 자세한 근거를 제시하고 심리검사 결과에 대해 설명하며 신경전달물질 등을 근거로 제시하여 MRI, 뇌파검사, 임상병리검사 결과는 정상일 수 있음을 설명한다.
* 증상에 대해 개방하는 것을 어려워 하는 회원들이 있을 수 있으므로 배려하고, 스스로 표현하지는 않아도 다른 회원의 이야기를 경청한 것에 대해 긍정적인 피드백을 제공한다.</td></tr>
<tr><td>응용방법</td><td colspan="2">* 병원에서는 심리검사 결과지, MRI 소견, 뇌파검사 소견, 임상병리 결과지 등을 참고 자료로 이용할 수 있다.
* 지역사회에서 실시하는 경우 의료진을 초빙해서 교육할 수 있다.</td></tr>
</table>

〈건강교육 별첨 2-①〉

〈증상 체크리스트〉

■ 과도하게 자극적인 감각을 느낀다

□ 색이 너무 밝게 보이거나 강렬해서 자꾸 거슬린다.
□ 너무 많은 잡음과 소리가 들려서 듣고자 하는 말에 집중할 수 없다.

■ 환각

□ 나를 뒤쫓는 사람이 언뜻 보이거나 귀신과 같은 모습을 본다.
□ 다른 사람에게 들리지 않는 목소리가 들린다.
□ 나의 행동을 지시하는 목소리가 들린다.
□ 음식이나 음료수에 독이 들어 있는 듯한 맛이 느껴진다.
□ 뭔가가 내 피부 위를 기어다니는 것이 느껴진다.

■ 망상

□ 나를 해치기 위해 사람들이 음모를 꾸민다.
□ 누군가 나를 감시하고 있거나 미행하고 있다는 생각이 든다.
□ 누군가 나를 독살하려고 한다.
□ 이웃들이 나를 성가시게 한다.
□ 사람들이 내 물건을 맘대로 뒤지고 가져간다.
□ 나는 특별한 능력이나 지식을 소유한 사람이다.
□ 다른 사람들이 나의 생각을 듣거나 읽을 수 있다.
□ 누군가 내 생각과 행동을 조정한다.
□ 뭔가가 내 몸 안에서 움직이고 이상한 감각을 만든다.

■ 음성증상

☐ 다른 사람과 관계를 맺는 것이 어렵다.
☐ 주로 혼자 있기를 원한다.
☐ 무엇이든 계획을 세우거나 하고 싶은 마음이 전혀 없다.
☐ 하루종일 누워 있고 싶다.

■ 주의집중이 어렵다

☐ 종종 감당할 수 없을 만큼 많은 생각이 든다.
☐ 생각을 정리하지 못한 채 혼동을 일으킨다.
☐ 책을 읽고 영화를 볼 때 내용을 이해하는 것이 어렵다.

〈건강교육 별첨 2-②〉

〈정신분열병의 증상과 진단〉

■ 증 상

1. 전구증상
   - 머리와 몸이 아프고 소화가 안 되고 기운이 없다고 호소한다.
   - 성적이 떨어지고 말이 없어지며 친구를 만나지 않으려고 한다.
   - 밤에 잠을 못 자고 무언가 생각에 잠겨 있거나 라디오를 크게 틀어 놓는다.
   - 신경질을 자주 내고 참을성이 없어졌다.
   - 술이나 담배를 남용하고 종교나 철학적인 것에 관심을 갖는다.

2. 양성증상
   환청, 환시, 환후, 환미, 환촉이 나타날 수 있으며 피해망상, 관계망상, 과대망상, 종교망상, 신체망상, 조종망상이 나타날 수 있다.

3. 음성증상
   감정의 둔마, 무어증, 무의욕증, 무쾌감증이 나타날 수 있다.

4. 와해된 언어
   조리에 맞지 않고, 주제와 무관한 이야기를 섞어서 빙빙 돌려 말을 하거나 처음 주제와 전혀 상관없는 엉뚱한 이야기로 샐 수 있다.

5. 와해된 행동
   옷차림에 전혀 신경을 쓰지 않거나 계절이나 상황에 맞지 않는 옷차림을 한다. 사회적으로 부적절한 행동, 공격적이거나 적대적인 행동을 한다.

■ 진 단

망상, 환각, 지리멸렬한 언어, 와해된 행동, 음성증상 중 두 가지 이상이 1개월 이상 지속되며 사회생활, 직업기능의 장해가 발생하고 이러한 증상이 6개월 이상 계속될 때 진단 가능하다.

진단은 환자가 의사에게 호소하는 증상, 가족이나 주변 사람들이 관찰한 내용, 그리고 의사가 직접 관찰한 내용을 통해 이루어지며, 임상심리학자가 시행한 심리평가, 기질적 질환(종양, 간질, 뇌혈관 질환, 뇌염 등)을 감별하기 위한 MRI, 뇌파검사 등을 시행하게 된다.

〈건강교육 3〉

<table>
<tr><td>제 목</td><td colspan="2">정신분열병의 다양한 치료방법</td></tr>
<tr><td>치료목표</td><td colspan="2">1. 회원들이 치료과정에 대해 알고 적극적으로 치료의 주체가 될 수 있도록 돕는다.
2. 다양한 치료방법에 대해 알고 필요한 도움을 받을 수 있도록 돕는다.</td></tr>
<tr><td rowspan="2">내 용</td><td>준비물</td><td>교육자료</td></tr>
<tr><td>실시방법</td><td>1. 그 동안의 경험을 토대로 도움이 되었던 치료방법과 도움이 되지 않았던 치료방법에 대해 이야기해 본다.
2. 다양한 치료방법(약물치료, 면담치료, 재활치료 등)에 대해 설명한다(건강교육 별첨 3).
3. 재활치료의 목표, 효과를 설명하고 적극적으로 참여하도록 격려한다.
4. 기타 의문 사항을 질문할 수 있는 질의응답시간을 갖는다.</td></tr>
<tr><td>유의점 및 고려할 사항</td><td colspan="2">* 도움이 되었던 방법으로 검증되지 않은 치료방법이나 민간요법과 같은 방법에 대해 이야기할 경우 교정이 필요하다.</td></tr>
<tr><td>응용방법</td><td colspan="2">* 회원 개개인이 스스로의 장기적인 치료계획을 세워볼 수 있도록 격려한다.
* 성공적으로 치료가 이루어진 회원의 실제 예를 들어 설명한다.</td></tr>
</table>

〈건강교육 별첨 3〉

〈정신분열병의 치료방법〉

■ 약물치료

도파민, 세로토닌 등 신경전달 물질의 균형을 되찾을 수 있다는 생물학적 가설에 근거하여 약물치료의 필요성을 설명하게 된다. 증상의 호전과 입원 횟수 및 입원 기간을 줄이고 재발을 감소시킬 수 있다. 하지만 약물 복용에도 호전이 없는 난치성 환자가 있을 수 있으며 음성증상에는 효과가 덜 하다는 것, 부작용이 있을 수 있다는 한계점이 있어 다른 여러 치료와 병용이 필요하다.

■ 면담치료

규칙적으로 이루어지는 면담을 통해 정서적 지지를 제공하며 질병에 대한 진단 및 관리를 할 수 있도록 돕는다.

■ 재활치료

낮병원, 정신보건센터, 사회복귀시설 등에 다니면서 재활치료를 받을 수 있다.

1. 낮병원

입원치료와 외래치료의 장점을 살린 치료형태로 일상생활 및 대인관계에 어려움이 있는 환자를 가정이나 사회로 원활하게 복귀시키는 것을 목적으로 하며 낮동안에는 다양한 프로그램을 수행하고 저녁에는 집으로 돌아가게 된다.

2. 사회기술훈련

자기주장훈련, 대인관계훈련, 의사소통훈련, 여가활동, 오락, 약물의 자기 관리, 문제해결 기술훈련을 통해 증상 재발을 줄이고 사회성을 호전시킴으로써 삶의 질을 향상시킬 수 있다.

3. 인지재활치료

환자들의 경우 주의력, 기억력, 언어능력, 개념형성능력, 시공간 구성능력, 계획능력 등과 같은 인지기능이 저하되어 결과적으로 일상생활의 다양한 문제를 해결해 나가는 데 어려움을 겪게 된다. 따라서 인지재활치료를 통해 인지기능을 습득, 연습하고 효율적으로 활용하도록 돕는다.

4. 작업치료

작업치료는 목적 있는 활동과 작업을 통해 치료를 돕는 것을 목적으로 하며 손과 도구를 이용하여 작업함으로써 손의 감각자극을 증진시키고 현실감을 제공하며 도구 사용기술과 공간구성능력, 협응력, 문제해결능력 등 인지기능을 증진시키고 만족감, 자신감, 자존감을 향상시킨다.

5. 직업재활훈련

환자가 사회에서 지속적으로 직업생활을 영위할 수 있도록 훈련시키는 것으로 환자들이 할 수 있는 일을 개발하여 참여시킴으로써 흥미를 가지고 생산적인 일을 할 수 있도록 돕는다. 환자의 직업기능을 평가하고 임시 직장에서의 적응도를 평가한 후 실제 직업기술을 훈련하고 보호 환경에서 취업을 하게 된다. 이후 임시고용 단계를 거쳐 실제 직장을 구하고 직장을 유지할 수 있도록 돕는다.

〈건강교육 4〉

제 목	약물치료	
치료목표	약물치료의 효과와 부작용에 대해 알고 대처할 수 있도록 돕고, 약 복용의 순응도를 증진시킨다.	
내 용	준비물	약 샘플, 회원들이 현재 복용하고 있는 약, 교육자료
	실시방법	1. 약을 복용하면서 경험했던 효과에 대해 이야기하도록 한다. 2. 투약의 목표(환각, 망상, 불안, 불면, 집중력 저하, 위축 등의 증상 완화와 재발 방지)를 설명한다. 3. 현재 복용하고 있는 약을 보면서 회원들이 복용했던 약 또는 현재 복용하고 있는 약의 종류, 용량에 대해 알 수 있도록 교육한다. 4. 약을 복용하면서 경험했던 부작용에 대해 이야기한다. 5. 부작용에 대해 설명한다(건강교육 별첨 4). 6. 부작용이 나타났을 때 치료자가 취하는 방법에 대해 설명한다. 7. 기타 의문 사항을 질문할 수 있는 질의 · 응답시간을 갖는다.
유의점 및 고려할 사항	* 약에 대해 반응이 좋지 않았거나 부작용이 심했던 회원들의 경우 부정적인 의견을 표현할 수 있다. 이때 다른 회원들에게 영향을 미칠 수 있으므로 약이 주는 효과와 약을 먹지 않았을 때 생길 수 있는 문제점에 대해 이야기한다.	
응용방법	* 퀴즈나 질문 형식으로 진행할 수 있다. * 회원 각자의 투약 카드를 만들어 본다.	

〈건강교육 별첨 4〉

〈약물의 부작용과 관리법〉

- **입마름:** 무설탕 사탕을 먹거나 껌을 씹는 것이 도움이 될 수 있으며 물을 조금씩 마시는 것도 좋다.
- **변비:** 물(매일 6~8컵)을 많이 마시고 섬유질이 많은 음식(곡물류, 과일, 야채)을 먹고 운동량을 늘리는 것이 좋으며 지속시에는 추가약을 처방 받는 것이 좋다.
- **어지러움:** 갑자기 일어나면 어지러움을 느낄 수 있으므로 서서히 일어나도록 한다. 먼저 일어나 앉아 잠시 기다린 후 서서히 일어나고 잠시 기다렸다가 움직이는 것이 좋다.
- **졸리움:** 약으로 인해 졸릴 수 있으며 개인마다 특히 졸리게 되는 시간이 약의 복용시간에 따라 달라지게 된다. 활동시간에 맞추어 약 복용시간을 조절하는 것이 도움이 될 수 있다.
- **체중증가:** 약으로 인해 식욕이 증가하면서 체중이 늘어날 수 있다. 정기적으로 운동을 하고 저칼로리의 음식으로 식사량을 조절하는 것이 필요하다.
- **시야 흐림:** 약물치료를 시작한 직후에 일시적인 부작용으로 시야가 흐리게 느껴질 수 있으며 시간이 지남에 따라 호전되지만 지속시에는 주치의와 상의하는 것이 필요하다.
- **이 밖에** 피부 발진, 유즙 분비나 생리 불순, 성기능 장애, 배뇨 곤란, 간질이 나타날 수 있으며 근긴장 이상증(팔다리, 손가락에 경련이 느껴지고 목의 경련, 혀가 굳어지는 느낌, 눈이 위로 올라가는 증상), 백혈구 감소증(백혈구 수치가 정상 이하로 감소하게 되면서 면역력이 떨어질 수 있으므로 정기적으로 혈액검사를 하는 것이 필요하며 고열과 목의 통증이 나타나는 경우에는 주치의에게 알리는 것이 필요함), 이상운동(입맛을 다시거나 입술을 오므리는 행동, 빨거나 씹는 것과 같은 행동 등 혀와 입에 조절이 안 되는 반복적인 행동, 때로는 팔이나 다리에 반복적이고 무의식적인 행동)이 나타날 수 있으며 이런 경우에는 주치의에게 알리고 추가적인 도움을 받아야 한다.

〈건강교육 5〉

<table>
<tr><td>제 목</td><td colspan="2">재 발</td></tr>
<tr><td>치료목표</td><td colspan="2">병의 경과상 재발이 있을 수 있음을 설명하고 효과적으로 예방하고 관리할 수 있도록 돕는다.</td></tr>
<tr><td rowspan="2">내 용</td><td>준비물</td><td>상황 체크 리스트, 경고증상의 체크 리스트, 필기구</td></tr>
<tr><td>실시방법</td><td>1. 자신의 재발경험이나 다른 사람들의 재발경험에 대하여 상황, 경험했던 증상 등을 미리 체크해보고 서로 이야기하도록 한다(건강교육 별첨 5).
2. 재발의 징후가 보였을 때 취했던 행동에 대해 이야기해 본다.
3. 재발의 원인이 될 수 있는 상황에 대해 설명한다.
4. 재발 초기에 나타나는 경고증상에 대해 설명한다.
5. 재발상황에 대해 회원들의 감정을 이해하고 지지해주고 치료자나 주변 사람들에게 도움을 청할 수 있도록 한다.
6. 기타 의문사항을 질문할 수 있는 질의 · 응답시간을 갖는다.</td></tr>
<tr><td>유의점 및 고려할 사항</td><td colspan="2">* 재발에 대해 비관적으로 이야기하는 것은 다른 회원들에게 영향을 미칠 수 있으므로 예방이 가능하고 치료를 통해 효과적으로 관리할 수 있음을 강조한다.</td></tr>
<tr><td>응용방법</td><td colspan="2">* 재발의 경고증상을 알고 회원들에게 도움을 줄 수 있도록 보호자들에게 가족교육을 겸해서 할 수 있다.</td></tr>
</table>

〈건강교육 별첨 5〉

■ 상황 체크리스트

☐ 퇴원을 하거나 치료 프로그램을 마치게 되었다.
☐ 최근에 새 집으로 이사하게 되거나 새 집을 장만하게 되었다.
☐ 상급학교에 진학하거나 복학하게 되었다.
☐ 새로운 사람을 만나거나 새로운 직장을 갖게 되었다.
☐ 최근에 결혼을 하거나 임신을 하게 되었다.
☐ 친한 친구와 의견 충돌로 심하게 다투었다.
☐ 애인이나 배우자와 헤어지게 되었다.
☐ 경제적인 어려움으로 고생하고 있다.
☐ 다른 사람들에게 제대로 대우받지 못하고 있다.
☐ 가족이나 가까운 사람이 사망했다.
☐ 과도한 일로 스트레스를 받는다.

■ 경고증상 체크리스트

☐ 밤에 잠드는 것이 어려워진다.
☐ 주의집중이 힘들다.
☐ TV를 보거나 책을 읽으면서 내용을 이해하기 어렵다.
☐ 건망증이 심해졌다.
☐ 신경이 예민해지고 불안하고 사소한 일에도 짜증이 난다.
☐ 예전에는 편안하게 느껴졌던 사람, 장소, 사물이 두렵게 느껴진다.
☐ 누군가가 자신에 관한 이야기를 하거나 비웃고 있다는 생각이 든다.
☐ 다른 사람들은 듣지 못하는 소리를 듣게 된다.
☐ 약이 처방 받은 날에 비해 많이 남아 있다.
☐ 술이나 담배 양이 늘었다.
☐ 혼자 있는 시간이 늘어났다.

■ 재발을 줄이는 방법

무엇보다도 매일 약을 복용하고 매일 같은 시간에 취침하고 기상하는 등 규칙적인 생활을 하고 스트레스 상황에 잘 대처하는 것이 필요하다. 증상을 스스로 관찰하고 경고 증상이 나타나는 경우 주변 사람들에게 알리고 도움을 구하는 것이 중요하다.

〈건강교육 6〉

<table>
<tr><td>제 목</td><td colspan="2">**위기상황관리**</td></tr>
<tr><td>치료목표</td><td colspan="2">위기상황에 대해 알고 대처할 수 있도록 돕는다.</td></tr>
<tr><td rowspan="2">내 용</td><td>준비물</td><td>작성지, 필기구, 교육자료</td></tr>
<tr><td>실시방법</td><td>1. 위기상황에 대해 설명한다(건강교육 별첨 6-①).
2. 위기상황이라고 느꼈던 경우, 스트레스의 영향에 대해 이야기해 본다.
3. 스트레스를 풀기 위해 시도해 보았던 방법들, 효과가 없었던 방법들, 스트레스를 풀기 위해 시도할 수 있는 방법들(수면, 음악, 대화, 운동 등)에 대해 이야기한다.
4. 자살사고가 나타나거나 폭력적인 행동을 한 경험이 있는지 그리고 그런 상황에서 어떻게 대처했는지 이야기한다.
5. 위기상황에서 주변사람들에게 도움을 청했는지 그리고 그럴 수 없었다면 어떤 이유에서였는지 이야기를 나누어 본다.
6. 지지적인 태도를 보이며 주변의 가족들이나 치료자에게 도움을 청할 수 있음을 주지시킨다.
7. 기타 의문사항을 질문할 수 있는 질의 · 응답시간을 갖는다.</td></tr>
<tr><td>유의점 및 고려할 사항</td><td colspan="2">* 단정적이거나 비난하는 말투로 들리지 않도록 하며 직면하고 논쟁을 하기보다는 지지적인 태도로 도움을 줄 수 있도록 한다.</td></tr>
<tr><td>응용방법</td><td colspan="2">* 도움을 요청할 수 있는 인적자원 리스트 및 연락처를 적어 본다(건강교육 별첨 6-②).
* 역할극(role-play)으로 위기상황을 시연해 본다.</td></tr>
</table>

〈건강교육 별첨 6-①〉

〈위기상황관리〉

■ 위기상황

1. 재발의 조기 경고증상을 보이는 경우
2. 증상이 재발한 경우
3. 폭력적인 행동을 하게 되는 경우
4. 자해나 타해의 위험이 있는 경우

■ 스트레스를 풀기 위해 시도할 수 있는 방법들

1. 친구와 이야기를 한다.
2. 운동하기, 청소하기 등의 활동을 한다.
3. 목욕을 하면서 긴장을 푼다.
4. 지루한 일 대신 영화보기, 십자수, 음악감상 등 기분이 좋아지는 일을 한다.
5. 짧게 잠을 자거나 휴식을 취한다.
6. 소리내어 웃거나 기분 좋은 생각을 한다.
7. 부담이 되는 일을 하기 위해 미리 계획을 세우는 등 시간을 두고 준비한다.
8. 바른 자세로 앉아서 심호흡을 한다.
9. 어렵다고 생각되는 상황을 종이에 적으면서 정리하고 구체적인 해결방법을 찾아본다.

■ 위기예방을 위한 여러 가지 방법들*

1. 조기 경고증상들을 항상 잊지 않는다.
2. 가족이나 친한 친구들에게 증상 관찰을 도와달라고 부탁한다.
3. 주치의가 지시한 대로 약을 먹는다.
4. 비처방약을 포함한 새로운 약을 복용하기 전에 주치의, 간호사, 사례관리자와 상의한다.
5. 규칙적으로 수면을 취한다.
6. 스트레스를 주는 활동을 할 때는 도움을 요청한다.
7. 너무 스트레스가 된다고 느끼는 상황은 피한다.
8. 알코올이나 마약은 복용하지 않는다.
9. 조기 경고증상을 알아차리거나 위기를 피하는 데 도움이 필요하다면 주치의, 간호사, 사례관리자에게 전화한다.

---

*발췌 : 함께하는 정신건강 제6권

〈건강교육 별첨 6-②〉

〈위기상황에서 도움을 줄 수 있는 사람들〉

관 계	이 름	주 소	연락처(전화/H.P)
가 족			
친 구			
주치의			
병원 외래			
낮병원			
정신보건센터, 사회복귀시설			
사례담당자			
기 타			

〈건강교육 7〉

<table>
<tr><td>제 목</td><td colspan="2">커피, 술, 담배, 마약, 기타 약물</td></tr>
<tr><td>치료목표</td><td colspan="2">일상생활에서 자주 접하게 되는 기호식품 및 기타 약물이 병에 미치는 영향에 대해 알고 조절할 수 있도록 돕는다.</td></tr>
<tr><td rowspan="2">내 용</td><td>준비물</td><td>교육자료, 필기구</td></tr>
<tr><td>실시방법</td><td>1. 커피, 술, 담배, 마약, 기타 약물 등을 복용한 경험이 있는지 어떤 경우에 찾게 되는지 어느 정도 복용하고 있는지 이야기 해본다.
2. 커피, 술, 담배, 마약 등이 주는 느낌 , 신체적인 또는 심리적인 영향에 대해 듣고 계속하게 되는 이유에 대해 이야기한다.
3. 커피, 술, 담배, 마약, 기타 약물이 병에 미칠 수 있는 영향(재발, 약의 대사작용, 생활관리)에 대해 교육한다(건강교육 별첨 7).
4. 대처방법과 적당하게 조절하는 방법에 대해 교육한다.
5. 기타 의문사항을 질문할 수 있는 질의 · 응답시간을 갖는다.</td></tr>
<tr><td>유의점 및 고려할 사항</td><td colspan="2">* 대인관계를 위하여 적당한 정도의 조절이 필요하며, 지나친 절제로 인해 오히려 역작용이 있음을 설명한다.</td></tr>
<tr><td>응용방법</td><td colspan="2">* 워밍업이나 본 프로그램으로 OX 퀴즈를 이용할 수 있다.
* 기호식품이나 약물에 관한 잘못된 지식에 대한 Q & A를 진행한다.</td></tr>
</table>

〈건강교육 별첨 7〉

〈커피, 술, 담배, 마약, 기타 약물〉

■ 커피

커피 자체가 정신분열병의 증상을 악화시키지 않지만 지나치게 많은 양의 커피를 마시게 되면 카페인 때문에 신경이 예민해지고 안절부절 못할 수 있다. 카페인은 수면을 방해해서 불면증을 유발할 수 있기 때문에 밤에는 커피를 피하는 것이 좋다. 카페인이 없는 커피를 마시거나 다른 종류의 음료를 대신 마시는 것이 도움이 된다.

■ 술

알코올 중독이나 의존이 되는 경우 정신분열병 증상을 악화시킬 수 있으며 약의 부작용도 증가하고 약효과가 감소되어 재발이 증가하고 예후에도 안 좋은 영향을 미칠 수 있다. 남용하지 않고 적당량을 마실 수 있다면 대인관계와 사회생활에 도움을 줄 수 있음을 설명한다. 하지만 스스로 주량을 조절하지 못한다면 예를 들어 "1주일에 한 번 맥주 1~2잔" 과 같이 구체적인 약속을 통해 제한할 수 있다.

■ 담배

간효소를 늘려 약물대사를 증가시키기 때문에 치료에 필요한 항정신병 약물의 용량을 늘리게 된다. 담배를 피우는 양이 늘어난다면 환자가 불안, 초조 증상을 완화시키기 위한 행동으로 볼 수 있으므로 관찰이 필요하다. 환자가 스스로 통제하는 것이 어렵다면 구체적으로 제한을 해 주는 것이 도움이 된다.

■ 기타 약물(한약, 영양제, 다이어트 식품, 기타 보조식품 등)

복용하고 있는 항정신병 약과 상호작용을 일으킬 수 있으므로 반드시 주치의와 의논한다.

〈건강교육 8〉

<table>
<tr><td>제 목</td><td colspan="2">불안, 불면</td></tr>
<tr><td>치료목표</td><td colspan="2">1. 불안감을 느낄 수 있는 상황에 대해 알고 말로 표현하게 하며 대처 방법에 대해 이야기함으로써 불안감을 줄일 수 있도록 돕는다.
2. 불면을 일으킬 수 있는 경우에 대해 알고 대처할 수 있도록 돕는다.</td></tr>
<tr><td rowspan="2">내 용</td><td>준비물</td><td>작성지, 필기구</td></tr>
<tr><td>실시방법</td><td>〈불안〉
1. 불안을 느낀 경험에 대해 이야기 한다.
2. 불안을 일으킬 수 있는 상황에 대해 이야기해보고 각각의 경우에 대해 대처할 수 있는 방법에 대해 설명한다(건강교육 별첨 8-①).
〈불면〉
3. 불면이 있었던 경험과 불면시 대처했던 방법에 대해 이야기하도록 한다.
4. 불면을 일으킬 수 있는 상황에 대해 교육한다(건강교육 별첨 8-①).
5. 수면을 도울 수 있는 방법에 대해 교육한다.
6. 기타 의문사항을 질문할 수 있는 질의 · 응답시간을 갖는다.</td></tr>
<tr><td>유의점 및 고려할 사항</td><td colspan="2">* 심한 불안이나 불면 증상을 보이는 경우 약물치료가 도움이 될 수 있음을 설명한다.
* 경험에 대해 짧게 이야기 하고 대처 방법에 비중을 두어 설명한다.</td></tr>
<tr><td>응용방법</td><td colspan="2">* 불안이나 불면에 대해 자가 체크할 수 있도록 척도를 제시해도 좋다 (참조: 심리척도핸드북. 고려대학교부설 행동과학연구소편. 학지사).</td></tr>
</table>

〈건강교육 별첨 8-①〉

〈불안, 불면〉

■ 불안을 일으킬 수 있는 상황

1. 경제적으로 어려워지거나 새로운 환경으로 옮긴 경우 등 환경 변화가 있다.
2. 약의 부작용으로 집중하기 어렵고 안절부절 못한다.
3. 피해망상 등 병 자체의 증상으로 공포감을 느낀다.
4. 술이나 마약 등을 복용하고 금단증상이 나타난다.

■ 불면을 일으킬 수 있는 상황

1. 아무런 이유 없이 잠이 오지 않는다.
2. 수면 습관이 좋지 못하거나 생활 리듬이 불규칙하다.
3. 수면 무호흡증, 관절염, 두통, 위궤양 등의 신체적인 장애가 있다.
4. 술, 담배, 카페인 등의 약물을 복용한다.
5. 불안증상이나 우울증상 등을 경험하고 있다.
6. 갑자기 환경이 바뀌었거나 스트레스를 많이 받고 있다.

■ 수면을 도울 수 있는 방법

1. 두통, 관절염, 수면 무호흡증, 위궤양, 불안장애, 우울증 등의 원인이 있는 경우 원인을 치료한다.
2. 카페인으로 인해 수면이 방해될 수 있으므로 취침 전에는 커피, 홍차, 코코아 등을 피한다.
3. 잠드는 시간을 일정하게 하고 생활리듬을 규칙적으로 유지한다.
4. 운동을 규칙적으로 하고 취침 전에는 격렬한 운동을 피한다.
5. 과식을 하거나 굶는 것은 수면을 방해할 수 있다.
6. 술을 마시면 쉽게 잠이 들지만 숙면을 방해하고 자주 깨게 되므로 수면을 위해 술을 마시지 않는다.
7. 침실을 조용하고 어둡게 한다.
8. 낮에 자거나 누워 있는 행동은 피한다.
9. 취침 전에 따뜻한 물로 샤워를 한다.

〈건강교육 9〉

제　　목	우 울	
치료목표	우울감을 표현하여 환기시키고 다른 환자들과 공감대를 형성함으로써 건설적인 방향으로 전환시킨다.	
내　　용	준비물	필기구
	실시방법	1. 우울감을 느꼈던 경험에 대해 이야기해 본다. 2. 감정들에 대해 어떤 식으로 대처했는지 이야기해 본다. 3. 병을 경험하면서 느끼게 되거나 병이 호전되는 과정 중 병식을 갖게 되면서 느끼는 정상적인 우울감과 병적인 우울을 구별할 수 있도록 설명한다. 4. 우울감을 느낄 때 치료자와 상의하고 경우에 따라서는 우울감에 대한 치료가 필요함을 설명하고 치료방법에 대해 이야기한다. 5. 기타 의문사항을 질문할 수 있는 질의 · 응답시간을 갖는다.
유의점 및 고려할 사항	* 우울감에 대해 표현할 때 구체적으로 표현할 수 있도록 돕는다. (예: 당황스러움, 죄책감, 분노, 두려움, 외로움, 무기력감 등) * 우울감을 표현하기 어려워하거나 또는 지나친 우울감이나 절망적인 표현으로 다른 회원들에게 영향을 미칠 수 있는 회원이 있는지 파악하여 표현의 정도를 조절할 수 있도록 한다.	
응용방법	* 우울척도를 활용할 수 있다(참조: 심리척도핸드북. 고려대학교부설 행동과학연구소편. 학지사).	

〈건강교육 10〉

<table>
<tr><td>제 목</td><td colspan="2">비 만</td></tr>
<tr><td>치료목표</td><td colspan="2">1. 체중증가의 원인과 그로 인한 영향에 대해 설명하고 올바른 체중조절을 할 수 있도록 돕는다.
2. 체중조절을 통해 투약의 순응도를 증진시키며 효과적인 건강관리를 할 수 있도록 돕는다.</td></tr>
<tr><td rowspan="2">내 용</td><td>준비물</td><td>줄자, 체중계, 교육자료, 필기구</td></tr>
<tr><td>실시방법</td><td>1. 비만도(건강교육 별첨 10)를 계산해본다.
2. 체중증가로 인해 어떤 심리적, 신체적 변화가 있었는지 이야기해 본다.
3. 체중증가의 원인으로 어떤 가능성을 생각하는지에 대해 이야기한다.
4. 체중증가의 원인(병 자체의 증상인 의욕저하와 약의 부작용인 졸림 등으로 인한 활동량 저하, 투약으로 인한 식욕증가 등)에 대해 설명한다.
5. 비만의 정의, 비만으로 인한 영향에 대해 설명한다(건강교육 별첨 10).
6. 체중조절 방법에 대해 교육한다.
7. 기타 의문사항을 질문할 수 있는 질의 · 응답시간을 갖는다.</td></tr>
<tr><td>유의점 및 고려할 사항</td><td colspan="2">* 체중증가에 대해 수치심을 갖지 않도록 배려해야 한다.
* 체중증가의 원인으로 약이 강조되는 경우 순응도를 저하시킬 수 있으므로 체중증가의 원인을 약에 집중하지 않도록 하고 대신 식욕증가나 의욕이나 흥미 저하로 인한 활동량 저하에 초점을 맞추어 설명한다.</td></tr>
<tr><td>응용방법</td><td colspan="2">* 흔히 먹는 음식의 칼로리 등을 알려 주고 회원들이 스스로 식사량을 조절할 수 있도록 한다.
* 일일 섭취량, 운동량을 계산하고 현재의 체중과 목표체중 등을 계산하고 적절한 섭취량과 운동량을 계산한다.
* 영양사나 운동처방사들이 직접 교육할 수 있다.
* 식사일기, 활동일기 적기 등을 과제로 내줄 수 있다.</td></tr>
</table>

〈건강교육 별첨 10〉

〈비 만〉

■ 비만이란?

비만이란 의학적으로 체내 지방이 비정상적으로 많아진 상태를 말한다.
비만은 고혈압, 당뇨병, 고지혈증, 심장병(관상동맥질환), 뇌졸중, 관절염 등 수많은 질병 발생의 중요한 위험요인일 뿐 아니라 그 자체로도 쉬 피로감, 호흡곤란 등의 증상을 보이며, 일상활동에 지장을 주므로 적극적인 치료가 필요한 질병이다.

■ 비만이 일으키는 위험

1. 평균수명이 단축된다.
2. 당뇨병, 고혈압, 뇌졸중, 심장병 등이 잘 생긴다.
3. 호흡곤란, 수면 무호흡 증후군이 잘 온다.
4. 남성의 경우 대장암과 전립선암, 여성의 경우 자궁암, 난소암, 담낭암과 유방암이 잘 생긴다.
5. 퇴행성 관절염이 잘 생기고 관절염이 빨리 악화된다.
6. 담석증, 지방간이 잘 생기며, 여성의 경우 난산의 위험이 높다.
7. 정신적 스트레스가 심하다.

■ 비만의 판정

체내 지방 분포를 측정하여 남성의 경우 25% 이상, 여성의 경우 30% 이상일 때 비만이라는 진단을 내리게 된다. 하지만 체지방 측정은 그 방법이 쉽지 않고 특수한 장비를 필요로 하기 때문에 일반적으로 비만 판정을 하기 위해 다음과 같은 방법을 이용하고 있다.

1. 표준체중을 이용한 계산법
   표준체중 = (신장−100) × 0.9
   비만도가 120%가 넘으면 비만으로 판정
2. 체질량지수를 이용하는 방법
   체질량지수 = 체중(kg) ÷ 신장(m)^2
   가장 이상적인 체질량 지수는 22 정도이며 27 이상이면 비만으로 판정한다.

■ 비만의 치료

1. 식사요법: 식사요법은 섭취량을 줄여 축적된 지방을 에너지원으로 이용할 수 있도록 하는 것이며 하루 섭취량을 1200~1400kcal 정도로 제한하는 저열량 식사요법이 일반적인 방법이다.
2. 운동요법: 규칙적인 운동은 체내 지방을 소모하는 역할을 할 뿐 아니라 체내 대사율을 올려 지방소비를 늘리고, 식욕을 억제시키는 효과가 있어 체중조절에 필수적인 방법이라 할 수 있다. 환자의 체력 및 건강상태를 고려하여 운동처방을 내리게 되며, 걷기, 달리기, 자전거 타기, 수영, 에어로빅 같은 유산소 운동이 체중조절에 도움이 된다.
3. 행동수정요법: 자신의 잘못된 습관이나 행동을 변화시켜 체중조절 목표를 당성할 수 있게 하는 방법을 말하며 식사일기 쓰기 등이 여기에 해당된다.
4. 약물요법: 비만치료에 사용되는 약물은 식욕 억제제, 열대사 촉진제 등이 있으나 부작용이 있을 수 있다.

〈건강교육 11〉

<table>
<tr><td>제 목</td><td colspan="2">이성관계, 결혼, 임신</td></tr>
<tr><td>치료목표</td><td colspan="2">이성관계, 결혼, 임신에 대해 올바른 지식 및 정보를 제공하고 병이나 투약으로 인한 구체적인 영향, 대처방법을 알게 함으로써 위축되지 않고 자연스럽게 경험할 수 있도록 돕는다.</td></tr>
<tr><td rowspan="2">내 용</td><td>준비물</td><td></td></tr>
<tr><td>실시방법</td><td>1. 이성관계, 결혼, 임신에 대해 궁금한 점, 평상시에 생각하고 있는 내용에 대해 이야기 한다.
2. 잘못된 편견(병을 앓고 있으면 결혼할 수 없다, 결혼하면 병이 낫는다 등)에 대해 교정한다.
3. 병에 미칠 수 있는 긍정적인 영향(심리적 안정 등)과 부정적인 영향(변화로 인한 스트레스, 병에 대해 알리지 않기 위해 투약을 중단하거나 임신기간 동안 투약을 중지함으로써 재발의 가능성 증가 등)에 대해 토의해 본다.
4. 투약으로 인한 영향(일시적인 성기능 장애, 생리 불순, 성욕 저하, 태아에 미치는 영향 등)과 병으로 인한 영향(병에 대해 알리지 않고 결혼한 후 이혼당하는 경우, 재발로 인해 임신을 유지하기 어려움 등)에 대해 설명한다.
5. 임신한 경우 초기에 투약을 유지하는 경우와 중단하는 경우, 중단했을 때의 관리 방법, 출산 후 모유 수유시 투약의 영향에 대해 설명한다.
6. 기타 의문사항을 질문할 수 있는 질의 · 응답시간을 갖는다.</td></tr>
<tr><td>유의점 및 고려할 사항</td><td colspan="2">* 환자들끼리의 결혼은 서로의 병에 대해 잘 이해할 수 있다는 장점이 있지만 자녀가 병에 걸릴 위험성이 높다는 것과 동시에 재발할 경우 자녀 양육의 어려움이 있을 수 있다는 단점이 있음을 객관적이고 중립적인 자세로 설명한다.</td></tr>
<tr><td>응용방법</td><td colspan="2">* 정답이 있을 수 없으므로 집단치료 형식으로 이야기해 보도록 유도한다.
* 성교육 비디오를 이용할 수 있다.
* 이성관계, 결혼, 임신으로 인해 좋은 영향을 가져왔거나 좋지 않은 결과를 가져온 사례를 들어 설명할 수 있다.</td></tr>
</table>

〈건강교육 12〉

<table>
<tr><td>제 목</td><td colspan="2">재 활</td></tr>
<tr><td>치료목표</td><td colspan="2">재활의 중요성을 인식하고 각자 자신에게 맞는 구체적이고 실제적인 방법을 찾아보고 장기적인 계획을 세우는 계기를 마련한다.</td></tr>
<tr><td rowspan="2">내 용</td><td>준비물</td><td>일상생활 시간 계획표(각자의 계획표를 미리 짜 오도록 함), 필기구, 낮병원 주간 계획표(건강교육 별첨 12-①)</td></tr>
<tr><td>실시방법</td><td>1. 발병전과 발병 후 각각의 계획과 발병 후 변화에 대해 이야기해 본다.
2. 일상생활 시간 계획표를 작성한 후 현재 어떻게 생활하고 있는지 발표하고, 회복을 돕기 위해 할 수 있는 활동(취미활동, 학업, 직장생활 등)에 대해 이야기해 본다.
3. 활동을 함으로써 기대되는 점(자신감, 보람, 삶의 질 향상)과 예상되는 어려움(대인관계나 익숙하지 않은 일로 인한 스트레스)에 대해 이야기하도록 한다.
4. 가장 먼저 해 보고 싶은 활동, 활동을 할 수 있는 시간, 활동을 위해 도움을 받을 수 있는 사람이나 방법 등 구체적인 계획을 세워 보도록 한다.
5. 기타 의문사항을 질문할 수 있는 질의 · 응답시간을 갖는다.</td></tr>
<tr><td>유의점 및 고려할 사항</td><td colspan="2">* 재활에 대한 동기가 낮을 수 있고 어려움을 느낄 수 있으므로 치료자는 구체적이고, 다양한 예를 제시할 수 있도록 한다.
* 재활을 위해서는 낙관적이고 긍정적인 마음가짐을 가지고 현실적인 상황을 고려하며 인내와 끈기가 필요하다는 것을 강조한다.</td></tr>
<tr><td>응용방법</td><td colspan="2">* 두 시간으로 나누어 첫 번째 시간에는 대략적인 계획을 세우고 두 번째 시간에는 정보를 수집하여 구체적인 계획을 세우는 등으로 진행할 수 있다.
* 구체적인 활동을 하고 있는 회원들의 예를 들어 설명한다.
* 재활기관, 취미활동을 위한 단체를 소개할 수 있다.
* 직업의 중요성에 대해 설명하고, 직업재활의 경우 필요한 과정(직업재활이 가능한가에 관한 평가→기술훈련→임시직장에서의 적응도 평가→보호 환경에서의 취업→임시고용→실제적인 직장에 취업→직장을 유지하는 기간 동안의 평가와 도움)과 기관에 대한 정보를 제공할 수 있다.</td></tr>
</table>

〈건강교육 별첨 12-①〉

〈낮병원 주간 계획표〉

삼성서울병원 낮병원

<table>
<tr><th></th><th>월</th><th>화</th><th>수</th><th>목</th><th>금</th><th>토</th></tr>
<tr><td>~10:00</td><td colspan="5">등원 및 투약</td><td rowspan="4">가족교육
및
모임
(월1회)</td></tr>
<tr><td rowspan="2">10:00~10:30</td><td colspan="5">체조</td></tr>
<tr><td>차모임
(주간계획)</td><td>차모임
(산책)</td><td>차모임
(음악감상)</td><td>차모임
(외출준비)</td><td>차모임
(신문읽기)</td></tr>
<tr><td>10:30~~11:30</td><td>집단치료
DNSP</td><td>인간관계
훈련
SN</td><td>게슈탈트
치료
PN</td><td>집단치료
DNSP</td><td>사회기술
훈련
SN</td></tr>
<tr><td>11:30~12:30</td><td>인지재활
치료
PN</td><td>자치회의
/
원예치료
DNSPO</td><td>작업치료
ON</td><td>미술요법
VNS</td><td>요 리
NS</td><td rowspan="5">치료자
회의
수요일
8A~9A
토요일
8A~9A</td></tr>
<tr><td>12:30~13:30</td><td colspan="5">점 심 식 사</td></tr>
<tr><td>13:30~14:30</td><td>음악요법
VNS</td><td>건강교육
DN</td><td>작문요법
N</td><td rowspan="3">사회적응
훈련
(원외
외출)
DNS</td><td>자율시간
NS</td></tr>
<tr><td>14:30~15:30</td><td>운동요법
NS</td><td>무용동작
치료
VNS</td><td>회원
프로그램
/
연극치료
NS</td><td rowspan="2">금주정리 및
내주계획
/
개인면담
VNS</td></tr>
<tr><td>15:30~16:00</td><td>정리 및
개인면담
/
귀가</td><td>정리 및
개인면담
/
귀가</td><td>정리 및
개인면담
/
귀가</td></tr>
</table>

매달 첫째주 수요일 오후는 노래방, 셋째주 수요일 오후는 비디오 감상

♧ 참석치료진 D: 주치의, N: 간호사, S: 사회복지사, P: 임상심리학자, V: 자원봉사자, O: 작업치료사

♧ 월중행사: 비디오 감사 / 노래방 / 야유회 시행

게슈탈트 기법을 활용한 자각 프로그램

제 3 장

게슈탈트 기법을 활용한 자각 프로그램

■ 게슈탈트의 개념 및 목적

1. 게슈탈트(Gestalt)

게슈탈트란 독일어로 전체, 형태, 모습 등을 의미한다. 게슈탈트 심리학자들에 의하면 개체는 어떤 자극을 볼 때 그것들을 하나하나의 부분으로 보지 않고 완결, 근접성, 유사성의 원리에 의해 자극을 하나의 의미있는 전체, 즉 게슈탈트로 만들어 지각하는 경향이 있다고 한다.

개인에게 있어서도 개체는 자신의 욕구와 감정들을 분리된 것이 아닌 하나의 의미있는 전체로 조직해서 지각하며, 이를 게슈탈트라고 한다(김정규, 1995; 이영이, 2003).

2. 게슈탈트 심리치료의 목표

게슈탈트 치료는 '지금-여기에' 집중하는 실존적 심리치료이다. 치료의 목표는 환경과의 접촉에서 생기는 개인의 자각을 확장하여, 지금까지 알아차리지 못하고 억압되어 왔던 부분들을 통합하는 것이다. 또한 자신의 욕구와 행동에 대한 책임을 자각하고, 자기에게 있는 유기체적 힘을 발견하여 자립적으로 환경과 적절하게 상호교류하면서 살아가도록 한다. 즉, 다른 사람의 기대에 맞추어 살아가려고 노력하는 것이 아니라, 자신의 모습을 있는 그대로 이해하고 수용하며, 진정한 자기로 살아가고 스스로 책임지는 실존적 삶을 추구하는 것이다(김정규, 1995; 이영이, 2003).

3. 게슈탈트 심리치료의 기법

게슈탈트 상담기법은 현재 감정의 자각, 신체 자각, 환경 자각, 언어 자각, 과장하기, 빈의자 기법, 자아부분들의 대화 등으로 매우 다양하며, 예술치료 기법들도 활용될 수 있다. 예술치료 기법에서는 시 쓰기, 연극 시연, 인형놀이, 동작치료, 찰흙작업, 그림 그리기 등 다양한 미디어를 활용하여 자각과 통합을 촉진한다.

■ 본 프로그램의 목적

게슈탈트의 개념과 기법들을 활용하여 회원들이 자신의 신체, 욕구, 감정, 환경 등의 자각을 통해 전체로서의 '나'를 이해하도록 돕는 데 있다.

■ 고려사항

1. 나를 자각하고 나의 부분을 통합하는 과정은 어렵고도 힘든 과정이다. 따라서 회원들이 너무 부담감을 가지지 않도록 다양한 기법을 활용할 필요성이 있다. 그러나 기법이나 재미에만 치중하느라고 자칫 목적을 잃지 않도록 주의해야 한다.
2. 앞으로 제시되는 각 프로그램들을 한 회기로 끝낸다면 나를 자각하는 데 어려움이 있을 수 있다. 자신을 충분히 느끼고 자각할 수 있도록 하기 위해서, 한 프로그램을 여러 회기 동안 진행할 필요가 있다는 점을 명심하여야 한다.

〈게슈탈트 1〉

<table>
<tr><td>제 목</td><td colspan="2">Self-Drawing을 통한 자기 탐색</td></tr>
<tr><td>치료목표</td><td colspan="2">특정한 이미지(image)로 자신을 자유롭게 표현하고 자신에 대한 본인의 지각과 타인의 지각 사이의 유사성 및 차이점을 인식한다.</td></tr>
<tr><td rowspan="2">내 용</td><td>준비물</td><td>도화지, 채색도구(크레파스, 색연필, 사인펜, 파스텔 등), 필기구</td></tr>
<tr><td>실시방법</td><td>1. 게슈탈트(gestalt)의 개념과 본 프로그램의 목적, 진행과정에 대해 설명한다(개론 참조).
2. 회원들에게 도화지와 크레파스를 나눠준 후 자신을 표현할 수 있는 그림을 제한 시간 없이 자유롭게 그리게 한다.
3. 그림을 완성한 이후에는 도화지의 뒷면에 방금 그린 이미지가 자신의 어떤 모습을 표현한 것인지, 느낌은 어떤지 등을 자유롭게 적게 한다.
4. 모든 회원들이 그림을 완성하면 진행자가 걷어서 그림을 섞는다.
5. 무작위로 섞은 그림을 한 장씩 보면서 회원들이 자유롭게 느낌을 이야기하도록 한다. 진행자는 그림을 그린 사람이 의도한 이미지와 다른 사람이 받아들이는 느낌에 어떤 차이가 있는지를 인식할 수 있도록 돕는다.
6. 소감을 나누고 마무리한다.</td></tr>
<tr><td>유의점 및 고려할 사항</td><td colspan="2">* 그림에 대한 객관적인 기술에 그치지 말고, 그림에서 느껴지는 이미지나 느낌에 대해 이야기하도록 격려한다.
* 자신의 이미지를 표현하기 어려워할 경우, 그림을 그리기 전에 동그라미나 삼각형, 사각형 등의 간단한 도형을 먼저 그리게 하고 주어진 도형을 활용하여 연상되는 이미지로 자신을 표현하도록 한다. 잡지나 신문 등의 그림을 활용하여도 좋다.</td></tr>
<tr><td>응용방법</td><td colspan="2">* 성격, 외모 등의 구체적인 주제를 제시하는 것도 좋다.
* 나 소개하기: 둘씩 짝지어 자신을 소개한 후, 다른 사람들에게 자기 짝을 소개해 준다. 서로 소개하면서 느낌이 어떠했는지에 대해 이야기해 본다.</td></tr>
</table>

〈게슈탈트 2〉

<table>
<tr><td>제 목</td><td colspan="2">Mirroring을 통한 자기 탐색</td></tr>
<tr><td>치료목표</td><td colspan="2">거울 속에 비친 자신의 모습을 보면서 유발되는 감정을 자유롭게 표현하고, 그러한 자신을 바라보는 타인의 느낌을 듣고 유사점 및 차이점을 인식한다.</td></tr>
<tr><td rowspan="2">내 용</td><td>준비물</td><td>거울(손거울 혹은 전신거울)</td></tr>
<tr><td>실시방법</td><td>1. 회원들과 진행자가 모두 둥글게 앉은 뒤 한 회원에게 손거울을 보도록 준다.
2. 거울을 보는 회원은 거울 속에 비친 자신의 모습에서 현재 느껴지는 감정을 표현해 본다. 이 때 머리를 매만지거나 얼굴을 돌려볼 수도 있으며 거울을 가까이 당겼다 멀리 밀었다 할 수도 있다.
3. 한 회원이 거울을 보는 동안 다른 회원들은 거울을 보고 있는 회원을 집중하여 관찰하고 그 때의 느낌을 느껴본다.
4. 거울보기가 끝나면 관찰했던 회원들은 거울의 주인공에 대한 느낌이나 생각을 이야기하고 거울의 주인공을 보는 동안 자신에게 느껴지는 감정을 이야기하도록 한다.
5. 거울을 가진 회원은 스스로에 대해 느꼈던 감정과 다른 회원들이 자신에 대해 느끼는 감정 간의 유사성이나 다른 점에 대해 이야기하고 서로의 느낌을 나눈다.
6. 소감을 나누고 마무리한다.</td></tr>
<tr><td>유의점 및 고려할 사항</td><td colspan="2">* 거울을 보면서 충분히 탐색할 수 있는 시간을 준다.
* '어디 잘못된 곳이 없나 살펴보는 것 같았다'는 등의 피상적인 이야기에 그치지 말고, 거울을 보면서 느껴졌던 감정에 대해 이야기해 보도록 돕는다. 예를 들어, "처음에는 현재 자신의 모습에 대해 실망하는 것처럼 보였지만, 시간이 좀 지나자 뭔가 결심을 한 듯이 보였다."
* 과거의 이미지 외에 '지금, 여기에(here & now)' 감정을 느껴보도록 격려한다.</td></tr>
<tr><td>응용방법</td><td colspan="2">* 거울을 볼 때, 둘씩 짝을 지어 한 사람이 상대방의 여러 모습을 거울로 비추어 보여주도록 한다. 거울보기가 끝난 후, 거울을 볼 때 느낌이 어떠했는지, 상대방은 왜 그곳을 비춰준 것 같은지 등에 대해 서로 이야기를 나누어 본다.
* 거울되기: 둘씩 짝지어 마주보고, 한 사람이 표정이나 동작을 하면 짝이 그대로 따라한다. 상대가 자신의 표정 혹은 동작을 따라하는 것을 보면서 느낀 점을 함께 나눈다.</td></tr>
</table>

〈게슈탈트 3〉

<table>
<tr><td>제 목</td><td colspan="2">목소리 녹음을 통한 자기 탐색</td></tr>
<tr><td>치료목표</td><td colspan="2">자신의 목소리를 녹음하고 직접 들어보면서 자신이 느끼는 감정과 상대방이 자신에 대해 지각하고 느끼는 것이 어떻게 다른지 비교해 본다.</td></tr>
<tr><td rowspan="2">내 용</td><td>준비물</td><td>녹음기, 녹음 테이프</td></tr>
<tr><td>실시방법</td><td>1. 회원들과 치료자가 모두 둥글게 앉은 뒤 녹음 테이프에 남기고 싶은 메시지를 자유롭게 생각해 보도록 한다.
2. 한 사람씩 돌아가면서 준비된 녹음기에 1~2분간 생각해둔 메시지를 마이크에 대고 녹음한다. 이 때 다른 회원들은 녹음을 하고 있는 회원을 보면서 느껴지는 감정에 집중하도록 한다.
3. 녹음이 모두 끝나면 녹음 테이프를 처음부터 다시 듣고, 목소리의 주인공에 대한 감정을 자유롭게 이야기한다.
4. 목소리의 주인공인 회원은 녹음할 당시의 느낌과 녹음된 목소리가 어떻게 다른지를 느껴본다.
5. 다른 회원들이 목소리를 듣고 느낀 점을 이야기하면, 목소리의 주인공은 자신의 생각과 감정을 정리하여 말해 본다.
6. 한 회원씩 돌아가면서 목소리를 들어보고 같은 절차를 반복한다.
7. 소감을 나누고 마무리한다.</td></tr>
<tr><td>유의점 및 고려할 사항</td><td colspan="2">* 녹음하는 내용에 대해서는 특별한 규제가 필요하지 않으나, 충분히 자신의 목소리를 듣고 느낄 수 있도록 몇 분간의 녹음은 필요하다.
* 지나치게 민감한 회원의 경우 녹음을 꺼려할 수 있으므로, 프로그램의 취지에 대한 충분한 설명이 필요하다.
* 녹음을 어려워할 경우, 노래부르기나 간단한 인사말을 녹음하도록 한다.</td></tr>
<tr><td>응용방법</td><td colspan="2">* 회원들의 라포 정도와 기능 수준을 고려하여 녹음하는 내용의 주제를 정하는 것도 좋다. 예를 들어, ‘내가 가장 기뻤을 때’, ‘내가 가장 슬펐을 때’ 등 감정을 표현할 수 있는 주제가 적당하다.
* 둘씩 짝을 지어 둘의 대화를 녹음한 후, 서로에 대한 느낌과 다른 회원들이 느꼈던 감정을 비교해 본다.</td></tr>
</table>

〈게슈탈트 4〉

<table>
<tr><td>제 목</td><td colspan="2">행동 및 신체 접촉을 통한 감정 자각하기</td></tr>
<tr><td>치료목표</td><td colspan="2">비언어적인 행동 및 신체 접촉을 통해 자신의 감정을 자각하여 표현하고 타인의 감정을 자각한다.</td></tr>
<tr><td rowspan="2">내 용</td><td>준비물</td><td></td></tr>
<tr><td>실시방법</td><td>〈워밍업〉
약 5분간 낮병원 내를 천천히 걸으면서 의도적으로 상대방의 어깨나 몸에 가볍게 부딪히도록 하고 그 때의 기분을 자연스럽게 느껴보도록 한다.
〈본프로그램〉
1. 신체 접촉이 익숙해지면, 두 명씩 짝을 지어 서로 손을 잡는다.
2. 한 사람은 눈을 뜨고 파트너와 잡은 손을 자유롭게 움직이도록 하고, 다른 한 사람은 눈을 감은 채 파트너가 이끄는 대로 따라하면서 유발되는 감정을 느껴보도록 한다.
3. 2의 절차와 동일하나 이번에는 눈을 뜬 사람이 파트너의 어깨에 손을 얹고 파트너의 신체변화 및 감정을 느껴보도록 한다.
4. 차례를 바꾸어 동일하게 반복한다.
5. 눈을 감았을 때와 눈을 감지 않았을 때의 기분의 차이를 표현하도록 한다
6. 소감을 나눈다.</td></tr>
<tr><td>유의점 및 고려할 사항</td><td colspan="2">* '생각' 보다는 '감정' 을 표현하도록 격려한다.
* 눈을 감고 환경 및 신체적 감각을 느끼는 것은 다소 위협적인 작업일 수 있기 때문에 회원들이 편안함을 느낄 수 있도록 충분한 워밍업이 필요하다.
* 프로그램에 익숙해졌다면, 파트너끼리 등을 대고 앉아 눈을 감은 채로 자신의 감정과 타인의 감정을 알아차리도록 해 보는 것도 좋다.</td></tr>
<tr><td>응용방법</td><td colspan="2">* 장님 안내하기: 둘씩 짝을 지어 한 사람은 눈을 감는다. 눈을 뜬 사람은 눈을 감은 파트너를 안내하여 주변을 한바퀴 돌아본다. 차례를 바꾸어 해보고, 눈을 감았을 때와 떴을 때의 느낌이 어떻게 다른지, 상대방은 어떤 느낌인 것 같았는지 등에 대해 이야기를 나눠본다.
* 변화하는 환경과 감정 자각하기: 한 명이 주변 환경 자극을 변화시키고 (예: 음악을 튼다, 문을 닫는다), 다른 회원들은 눈을 감은 채 청각, 촉각, 후각으로 느껴지는 환경변화를 느껴본다. 알아차린 변화들을 회원들과 나눠보고, 그때 느껴지는 자신의 감정과 느낌을 이야기해 본다.</td></tr>
</table>

〈게슈탈트 5〉

<table>
<tr><td>제 목</td><td colspan="2">인간 조각하기</td></tr>
<tr><td>치료목표</td><td colspan="2">신체동작을 통해서 자신과 타인의 현재 감정을 자각하고 표현한다.</td></tr>
<tr><td rowspan="2">내 용</td><td>준비물</td><td>오디오, 음악 테이프 혹은 CD</td></tr>
<tr><td>실시방법</td><td>1. 눈을 감은 상태에서 음악을 들으며, 현재 나의 모습이나 감정을 생각하는 시간을 준다.
2. 약 5분 정도 생각한 후, 둘씩 짝을 짓는다(A–B)(게슈탈트 별첨 5).
3. A회원은 나의 현재 상태를 가장 잘 나타내는 동작을 취하도록 한다. 어떤 동작도 좋으며, 어떤 공간을 이용해도 좋다.
4. B회원은 A회원을 잘 보고 있다가, 상대가 어떠한 느낌인지, 어떠한 모습인지를 상상해 보도록 한다.
5. A회원을 인형조각(혹은 마네킹)으로 가정하고, B회원은 A회원의 포즈를 원하는 대로 바꾸어 준다.
6. A와 B가 입장을 바꾸어 동일 절차를 다시 한 번 반복한다.
7. 동작을 취한 회원은 어떠한 느낌이나 상태를 표현한 것인지 동작이 바뀌었을 때 느낌이 어떻게 달라졌는지에 대해서 설명하고, 동작을 바꿔준 회원은 어떤 상태를 표현한 것이라고 느꼈는지, 어떤 의도로 동작을 바꿔준 것인지 등에 대해 서로 이야기를 나눈다.
8. 소감을 나누고 마무리한다.</td></tr>
<tr><td>유의점 및 고려할 사항</td><td colspan="2">* 포즈는 반드시 정지동작일 필요는 없으며, 움직이는 동작도 가능하다.</td></tr>
<tr><td>응용방법</td><td colspan="2">* 둘씩 짝을 지어 A가 먼저 감정을 말로 표현하면, B가 그 감정상태를 나타내도록 A를 조각해 준 다음, 서로의 감정을 나눠본다.
* 거울되기: 둘씩 짝을 지어 한 회원이 자유롭게 자신의 감정을 행동으로 표현하고 상대방은 그 행동을 거울처럼 따라한다. 같은 행동에 대해 표현한 사람과 거울이 된 사람이 어떻게 느꼈는지를 함께 이야기해 본다.</td></tr>
</table>

〈게슈탈트 별첨 5〉

〈'인간 조각하기' 의 예〉

여러 가지 방법을 통해 둘씩 짝을 짓는다(A–B). 현재 자신의 상태나 느껴지는 감정을 떠올리고, 어떠한 행동으로 표현할지를 생각해 본다. A가 먼저 자신의 상태나 느낌을 행동으로 표현하고, B는 A를 관찰한다. 만약 A가 행동으로 표현하기를 어려워한다면 진행자는 약간의 예를 들어주어도 좋다.

"어떤 동작도 가능하며, 어떤 공간을 활용해도 좋습니다. 어떤 사람들은 책상 위에 올라가서 서기도 하고, 어떤 사람들은 발을 동동 구르며 제자리에서 뛰기도 합니다."

A: (잠시 생각하더니, 일어서서 프로그램실의 구석으로 걸어가더니 쪼그리고 앉아 있다.)

B: (A를 가만히 지켜보더니, A를 일으켜 세우고 가운데로 끌고 와서 양 손을 허리에 얹어 준다.)

A는 고쳐진 동작을 잠시 느껴보도록 하고, B도 A를 다시 관찰한다. 이제 다시 제자리로 돌아와 서로의 느낌에 대해 나누는 시간을 갖는다.

진행자: 자, A는 어떤 감정이나 상태를 표현한 것인지, B는 어떻게 느꼈는지에 대해 한번 이야기해 봅시다.

A: 저는 요즘 무얼해도 자신이 없어요. 제가 아주 쪼그라들어서 작은 존재가 되어 있는 느낌이에요. 아무 것도 할 수 없을 것처럼 말이예요. 그래서 구석으로 가서 쪼그리고 앉아 있었어요.

B: 제가 보기에 A는 아주 힘들어 보였어요. 자신감도 없어 보였구요. 그래서 일단은 혼자만 있지 말고 함께 하자는 의미에서 A를 가운데로 끌고 왔어요. 그리고 자신감을 가지라고 허리에 손을 올려 주었지요.

진행자: B가 행동을 바꿔주었을 때 A는 어떻게 느꼈나요?

A: 조금은 힘이 나는 것 같았어요. 구석에 쪼그리고 앉아 있을 때는 정말로 아무 것도 할 수 없을 것 같았는데, 가운데로 와서 허리에 손을 올리니까 더 당당한 느낌이 들고... 아무튼 좀더 자신이 있어 졌어요. 행동이 조금 바뀌었을 뿐인데, 기분은 많이 달라요.

이제 A와 B가 차례를 바꾸어 동일한 절차를 반복해 본다. 모든 절차가 끝난 후에 서로의 느낌을 물어볼 수도 있다. 하지만 좀 더 생생한 느낌을 표현하기 위해서는 한 사람이 동작을 취한 후에 서로의 느낌을 나누는 것도 좋다.

〈게슈탈트 6〉

<table>
<tr><td>제 목</td><td colspan="2">이완훈련</td></tr>
<tr><td>치료목표</td><td colspan="2">신체를 긴장시키고 이완시키는 과정을 통해서 자신의 신체 감각을 느껴보고, 불안감을 해소하도록 한다.</td></tr>
<tr><td rowspan="2">내 용</td><td>준비물</td><td>오디오, 음악테이프 혹은 CD</td></tr>
<tr><td>실시방법</td><td>1. 이완훈련의 목적(불안해소)에 대해 간단하게 설명한다.
2. 복식호흡을 연습한다(게슈탈트 별첨 6).
3. 이완기법을 연습한다. 각 근육을 긴장시키고(각 7초씩) 이완시키는(각 7초씩) 과정을 반복하면서, 긴장했을 때와 이완했을 때의 느낌이 어떻게 다른지 비교해 본다(게슈탈트 별첨 6). “오른손 → 왼손 → 오른팔 → 왼팔 → 오른발과 다리 → 왼발과 다리 → 양쪽 허벅지 → 가슴 → 어깨 → 눈 → 모든 근육 → 상상”
4. 소감을 나누고 마무리한다.</td></tr>
<tr><td>유의점 및 고려할 사항</td><td colspan="2">* 모든 절차를 실시하는 데는 시간이 많이 소요되어 지루해질 염려가 있으므로 유의한다.
* 이완을 돕기 위해 편안한 음악을 준비하는 것이 좋다. 이완훈련에 집중하기 위해서는 조용한 경음악이 좋으며, 활용 가능하다면 자주적이지 않은 영상을 제시하는 것도 효과적이다.
* 이완훈련은 한번에 끝내기보다는 여러 번 연습하고 반복하여 실시하는 것이 효과적이다.</td></tr>
<tr><td>응용방법</td><td colspan="2">* 이완훈련은 다른 프로그램의 워밍업으로 활용하면 좋다. 단, 시간이 오래 걸리므로 시간 배분에 유의해야 한다.</td></tr>
</table>

〈게슈탈트 별첨 6〉

〈이완훈련〉

■ 복식호흡 연습

복식호흡부터 연습해 보겠습니다. 지시를 잘 듣고 따라해 주시기 바랍니다.

ㅁ편안한 자세로 앉아서, 스크린을 주시하고, 진행자의 지시에 따라 호흡을 해봅시다.

ㅁ가슴은 가만히 두고 배로 숨을 쉽니다.

ㅁ숨을 들이쉬면서 마음 속으로 '하나, 둘, 셋' 을 세고, 한 박자를 쉬고, 숨을 내쉬면서 '편안하다' 하고 마음 속으로 말합니다.

ㅁ몸의 긴장을 풀고 부드럽게 호흡하면서 정상적인 호흡 횟수와 깊이를 유지합니다. 이 때 무리하게 호흡하지 않도록 합니다.

복식호흡을 하면서 혹시 어려운 점이 있었습니까?

■ 이완기법 연습

지금부터는 이완기법을 연습해 보겠습니다. 지시를 잘 듣고 따라해 주시기 바랍니다.

ㅁ자, 눈을 감고 깊이 숨을 쉬어 봅시다. 복식 호흡을 하면서 부드럽게 숨을 쉬십시오(약 10초).

ㅁ오른쪽 주먹을 꼬옥 쥐어서 근육을 긴장시켜 봅시다(약 7초 후, 혹은 속으로 일곱까지 수를 센 다음). 자, 오른손의 근육을 편안하게 이완시키시고, 근육을 긴장시켰을 때와 풀어주었을 때의 느낌을 비교해 보십시오(약 7초 후). 이번에는 왼손입니다. 왼쪽 주먹을 꼬옥 쥐어서 긴장시켜 봅시다(약 7초 후). 자, 왼손을 편안하게 이완시키시고, 왼손 근육을 긴장시켰을 때와 풀어주었을 때의 느낌이 어떻게 다른지 비교해 보십시오(약 10초 후).

ㅁ이번에는 오른쪽 팔 근육입니다. 팔을 들어 굽히고 팔에 힘을 주어 보세요(약 7초 후). 오른쪽 팔 근육을 편안하게 풀어주세요. 팔을 긴장시켰을 때와 풀어주었을 때의 느낌을 비교해 보십시오(약 10초 후). 같은 방법으로 왼쪽 팔 근육을 긴장시켰

을 때와 이완시켰을 때의 느낌이 어떻게 다른지 비교해 보십시오(약 10초 후).

- 이제 오른 발과 다리의 근육을 긴장시킬 차례입니다. 오른쪽 발을 들고 발끝을 쭉 뻗어봅시다. 발과 다리의 근육에 힘이 들어가고 긴장된 것을 느껴야 합니다(약 7초 후). 자, 이제 편안하게 풀어주시고, 긴장되었을 때와 이완되었을 때의 차이를 음미해 보십시오(약 10초 후). 같은 방식으로 왼쪽 발과 다리의 근육을 긴장시켜 봅시다(약 7초 후). 자, 이제 편안하게 이완시키고, 긴장했을 때와 이완했을 때의 차이를 깊이 음미해 보십시오(약 10초 후).
- 이번에는 양쪽 허벅지 근육을 긴장시켜 봅시다. 두 다리를 모아 들고 허벅지를 서로 눌러주세요. 근육의 긴장을 느끼세요(약 7초 후). 네, 이제 편안하게 풀어 주시고, 다리가 긴장되었을 때와 이완되었을 때를 비교해 보십시오(약 10초 후).
- 이제 가슴의 근육을 긴장시켜 봅시다. 깊이 숨을 들이쉰 다음 멈추십시오(여기서는 7초보다 조금 길어도 좋다). 자, 숨을 내쉬면서 편안하게 이완시켜 봅시다. 가슴의 근육이 긴장되었을 때와 이완되었을 때의 차이를 음미해 봅시다(약 10초 후).
- 이완이 점점 깊어 갑니다. 자신의 호흡을 관찰해 보십시오. 아주 규칙적으로 호흡하고 계십니다. 한 번 들이쉴 때마다 이완이 깊어갑니다. 한 번씩 내쉴 때마다 편안한 이완의 느낌이 온몸 구석구석 퍼져갑니다.
- 자, 이제는 어깨를 긴장시켜 봅시다. 어깨를 귀까지 올려주세요(약 7초 후). 자, 이제 어깨 근육을 편안하게 풀어주십시오. 어깨 근육을 긴장시켰을 때와 이완시켰을 때의 차이점을 음미해 보십시오(약 10초 후).
- 자, 눈의 근육을 긴장시켜 봅시다. 눈을 꼭 감고 계세요(약 7초 후). 자, 편안하게 눈의 근육을 풀어주시고, 눈의 근육을 긴장시켰을 때와 이완시켰을 때를 비교해 보십시오(약 10초 후).
- 자, 이제 지금까지 연습했던 모든 근육을 한꺼번에 긴장시키도록 하겠습니다. 주먹, 팔, 다리, 허벅지, 어깨, 가슴, 눈 등 모든 근육을 한꺼번에 긴장시켜 보십시오(하나, 둘, 셋, 넷–2초 간격). 자, 이제 모든 근육의 힘을 다 빼세요. 온몸이 이완되는 것을 느껴보세요.
- 더욱 깊은 이완 상태로 들어가도록 도와드리겠습니다. 하나부터 다섯까지 세겠습니다. 제가 세는 동안, 점점 더 깊게, 그리고 편안하게 이완되고 풀어져서 아주 고요한 휴식 상태로 들어갈 것입니다. 하나(내쉴 때, 약 5초 후), 둘(약 5초 후), 셋(약 5초 후), 넷(약 5초 후), 다섯, 아주 깊고 고요한 휴식 상태입니다.
- 편안한 이완 상태를 유지하면서 이번에는 호흡에 주의를 기울여 보십시오. 조용히 복식호흡을 계속 하십시오(약 20초 후).

ㅁ복식호흡을 계속하시면서 한 번 상상해 보십시오. 바닷가 모래밭에 따스한 햇살을 받으며 누워 있습니다. 부드럽고 따뜻한 모래가 느껴집니다. 파도 소리가 들립니다. 파도가 밀려왔다가 부서집니다. 파도가 또 와서 부서집니다. 싱그러운 바다 내음이 느껴집니다(약 1분 후). / 목욕탕에 혼자 몸을 담그고 있는 자신을 그려봅시다. 물은 알맞게 따뜻하고 수증기가 보이고. 목까지 따뜻한 물에 담그고 있습니다(약 1분 후).

ㅁ자, 이제 깨어날 시간입니다. 다섯에서 하나까지 세겠습니다. 지금부터 점점 정신이 들 것입니다. 둘에 눈을 떠주세요. 하나를 셀 때는 평소의 각성 상태로 돌아갑니다. 다섯(약 2초 후), 넷(약 2초 후), 셋(약 2초 후), 둘(약 2초 후), 하나. 아주 상쾌한 느낌입니다.

ㅁ갑자기 몸을 움직이지 마시고 천천히 움직이십시오.

이완기법을 하면서 혹시 어려운 점이 있었습니까?

Craske MG, Barlow DH(1990) : Therapist's Guide for the MAP Program. Center for Stress and Anxiety Disorders, University at Albany State University of New York.

〈게슈탈트 7〉

<table>
<tr><td>제 목</td><td colspan="2">안 쓰는 손으로 글씨 쓰기</td></tr>
<tr><td>치료목표</td><td colspan="2">익숙한 것과 익숙하지 않은 것에 대한 감각, 느낌을 느껴보고, 이를 매개로 어린 시절의 감정을 떠올려 본다.</td></tr>
<tr><td rowspan="2">내 용</td><td>준비물</td><td>작성지, 필기구</td></tr>
<tr><td>실시방법</td><td>1. 먼저 익숙한 손으로 이름 등의 짧은 글을 써 보도록 한다(예를 들어, 오른손잡이는 오른손으로, 왼손잡이는 왼손으로 글을 써 본다).
2. 사용하지 않는 손으로도 이름을 써 본다.
3. 익숙한 손과 익숙하지 않은 손으로 글씨를 쓸 때의 느낌에 대해 이야기해 본다.
4. 이제, 글을 배우는 시점의 어린 시절로 돌아간다고 설명하고, 익숙하지 않은 손으로 어린 시절로 돌아가 그때의 입장에서 경험을 글로 적어본다.
5. 어린 아이의 입장에서 자신이 적은 글을 발표한다.
6. 글을 적으면서 느꼈던 어린 시절의 감정과 왼손으로 글씨를 쓰면서 느꼈던 감정에 대해 이야기해 본다.
7. 소감을 나누고 마무리한다.</td></tr>
<tr><td>유의점 및 고려할 사항</td><td colspan="2">* 현재 입장에서 어린 시절을 회상하며 쓰는 글이 아니라, 어린 시절로 돌아가 어린 아이의 입장에서 글을 쓰는 것임을 주지시킨다.
* 그림이 있는 종이를 이용하는 것도 어린 시절을 회상하는 데 유용하다(게슈탈트 별첨 7-①).</td></tr>
<tr><td>응용방법</td><td colspan="2">* 그림일기(게슈탈트 별첨 7-②)
* 본 회기는 신체감각과 감정인식을 연결시키는 프로그램으로 활용할 수 있다.</td></tr>
</table>

reference: 최윤미(1996). 심리극 -무대 위로 뛰어 올라간 우리들의 이야기- 중앙적성출판사.

〈게슈탈트 별첨 7-①〉

어린 시절에

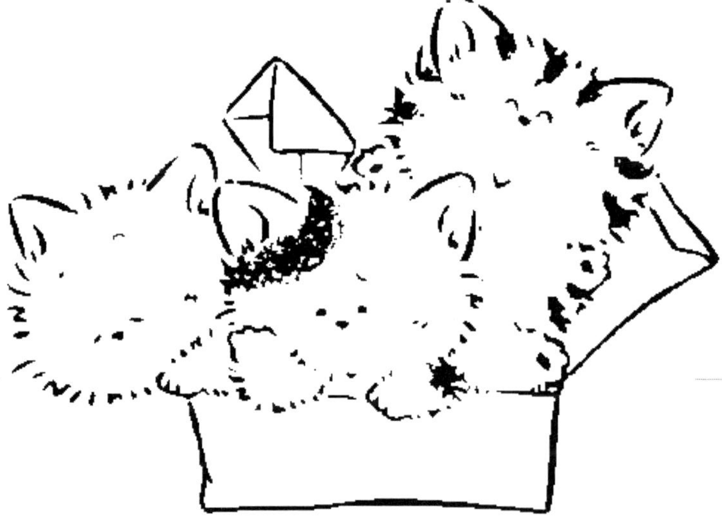

〈게슈탈트 별첨 7-②〉

200 년 월 일 날씨:

〈게슈탈트 8〉

<table>
<tr><td>제 목</td><td colspan="2">기분 달력</td></tr>
<tr><td>치료목표</td><td colspan="2">지나칠 수 있는 자신의 감정을 돌아보고 인식한다.</td></tr>
<tr><td rowspan="2">내 용</td><td>준비물</td><td>작성지, 필기구, 채색도구(크레파스, 색연필, 사인펜, 파스텔 등)</td></tr>
<tr><td>실시방법</td><td>1. 작성지를 나누어 준다(게슈탈트 별첨 8).
2. 지난 일주일을 떠올려 보고, 그날 어떤 일이 있었는지, 그때의 감정이 어떠했는지를 느껴보는 시간을 갖는다.
3. 그때의 감정을 상징하는 색을 정하고 해당 요일에 칠해본다.
4. 자신의 일주일 달력을 다른 회원들에게 보여주고, 그날의 감정을 설명해 본다.
5. 소감을 나누고 마무리한다.</td></tr>
<tr><td>유의점 및 고려할 사항</td><td colspan="2">* 특정 일주일간의 감정을 표현한 것이므로, 너무 오랜 회기 동안 진행을 하면(예를 들어 본 프로그램을 2~3회기 동안 진행하게 되면) 그때의 감정을 회상하여 표현하는 것이 어려울 수 있으므로 주의한다.</td></tr>
<tr><td>응용방법</td><td colspan="2">* 감정을 색으로 표현하는 것 외에, 감정을 상징하는 것을 간단히 그려보도록 하는 것도 프로그램에 활기를 줄 수 있다.
* 하루의 감정을 시간대별로 표현해 볼 수 있다.</td></tr>
</table>

〈게슈탈트 별첨 8〉

기분 달력

요일	아침	점심	저녁
월			
화			
수			
목			
금			
토			
일			

〈게슈탈트 9〉

<table>
<tr><td>제 목</td><td colspan="2">인생 채색하기</td></tr>
<tr><td>치료목표</td><td colspan="2">지나칠 수 있는 자신의 감정을 돌아보고 인식한 후, 현재의 감정과 연결시켜 본다.</td></tr>
<tr><td rowspan="2">내 용</td><td>준비물</td><td>색종이, 도화지, 채색도구(크레파스, 색연필, 사인펜, 파스텔 등), 오디오, 음악테이프 또는 CD</td></tr>
<tr><td>실시방법</td><td>1. 회원들과의 논의를 통해, 색종이의 기본 색에 감정을 부여한다(예: 빨간색은 정열, 노란색은 즐거움, 파랑은 안정 등).
2. 도화지를 나눠준 후, 그 종이가 각각의 인생을 상징하는 것임을 설명한다.
3. 조용한 음악이 흐르는 상태에서 자신의 지난 인생을 돌이켜 보는 시간을 갖는다.
4. 도화지에 자신이 살아오면서 느꼈던 감정들을 채색하여 표현한다. 색을 칠하는 데 특별히 정해진 규칙은 없다. 시간대에 따라 직선으로 표현할 수도 있으며, 원으로 그릴 수도 있다.
5. 자신이 그린 '인생 채색'에 대해 설명하고 함께 나누는 시간을 갖는다. 진행자는 설명을 듣는 회원들이 경청하고 정서적 지지를 하도록 유도한다.
6. 소감을 나누고 마무리한다.</td></tr>
<tr><td>유의점 및 고려할 사항</td><td colspan="2">* 어린 시절부터 현재까지의 감정을 떠올리는 작업이므로, 자신을 개방할 준비가 안 되었거나 라포가 형성되지 않은 회원에게는 부담스러운 과제가 될 수도 있다. 이 프로그램을 위해서는 회원들이 자신의 감정이나 힘든 점을 표현할 수 있도록 충분한 워밍업이 이루어져야 하며, 라포 형성이 된 후 실시하는 것이 좋다.
* 실제 진행에서는 색에 한 가지 감정만을 부여하는 것이 어려울 수 있으므로, 논의를 통해 한 가지 색에서 느껴지는 감정에 대해 이야기를 한 후 그 중에서 선택하여 채색하게 하는 것도 좋다.</td></tr>
<tr><td>응용방법</td><td colspan="2">* 인생감정 곡선: 색이 아닌 높낮이가 있는 곡선으로 이제까지의 감정을 나타내도록 한다.</td></tr>
</table>

〈게슈탈트 10〉

<table>
<tr><td>제 목</td><td colspan="2">고쳐 쓰고 싶은 페이지</td></tr>
<tr><td>치료목표</td><td colspan="2">과거의 부정적인 감정을 인식하고, 표현하여 해소하도록 한다.</td></tr>
<tr><td rowspan="2">내 용</td><td>준비물</td><td>작성지(일기장 모양으로 편집된 종이면 더욱 좋다), 필기구, 오디오, 음악테이프 혹은 CD</td></tr>
<tr><td>실시방법</td><td>1. 이제까지 살아온 인생을 한 권의 일기장이라고 가정하고 일기를 읽어보는 시간을 가질 것이라고 설명한다.
2. 잠시 눈을 감고 음악을 들으며, 자신의 일기장을 읽고 생각하는 시간을 갖는다. 이때 일기장 내용 중 고치고 싶은 부분이 있는지 생각해 보도록 한다.
3. 일기장의 내용 중, 고치고 싶은 부분을 수정하여 구체적으로 적어보도록 한다(게슈탈트 별첨 10).
4. 실제 당시의 상황과 감정이 어떠했는지 함께 이야기해 본다.
5. 고친 일기를 읽어 본다.
6. 일기를 쓰면서 느낀 감정을 함께 나눈다.
7. 소감을 나누고 마무리 한다.</td></tr>
<tr><td>유의점 및 고려할 사항</td><td colspan="2">* 자신을 개방할 준비가 안 되었거나 라포가 형성되지 않은 회원에게는 부담스러운 과제가 될 수도 있다. 이 프로그램을 위해서는 회원들이 자신의 감정이나 힘든 점을 표현할 수 있도록 충분한 워밍업이 이루어져야 하며, 라포 형성이 된 후 실시하는 것이 좋다.
* 다른 사람에게 이야기하기 어려운 주제일 수도 있으므로, '지금, 여기'(here & now)에서 주제를 나누고 프로그램이 끝난 후에는 다른 회원들이 더 이상 언급하지 않도록 한다.
* 상대방의 일기를 들으면서 상대방에게 정서적 지지를 표현해 보도록 한다.</td></tr>
<tr><td>응용방법</td><td colspan="2">* 이 프로그램은 감정과 욕구를 연결시킬 수 있는 프로그램이 될 수 있다.
* 상상일기: 아직 일어나지 않은 미래의 일기를 써보도록 한다. 이때 자신이 원하는 상황과 함께 느끼고 싶은 감정에 초점을 맞추어 표현해 본다.</td></tr>
</table>

〈게슈탈트 별첨 10〉

_________년 _____월 _____일

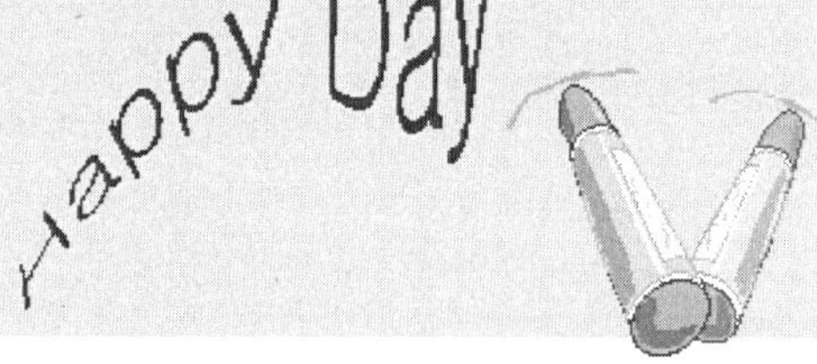

〈게슈탈트 11〉

제　목	욕구 그래프 그리기	
치료목표	인간의 기본적인 욕구에 대해 이해하고 자신의 욕구를 인식한다.	
내　용	준비물	Maslow의 욕구위계설 설명 용지(게슈탈트 별첨 11-①), 간단한 설문지(게슈탈트 별첨 11-②), 그래프 용지(게슈탈트 별첨 11-③), 필기구, 채색도구(크레파스 혹은 색연필 등)
	실시방법	1. 욕구는 우리가 행동하게 하는 힘이 될 수 있음을 설명하고, 자신의 욕구를 인식하는 것이 자신을 이해하는 데 도움이 된다는 것을 설명한다. 이해를 돕기 위해 Maslow의 욕구위계설에 대한 간단한 설명을 읽어본다(게슈탈트 별첨 11-①). 2. 자신은 어떤 욕구가 가장 높을 것인지에 대해 예상해 본다. 3. 욕구위계설에 따른 다섯 가지 욕구에 대한 간단한 설문을 작성한 후, 욕구별로 점수를 계산한다. 4. 각 욕구별로 점수에 따른 그래프를 그려본다(그래프의 예; 게슈탈트 별첨 11-③). 5. 처음에 가장 높을 것이라고 생각했던 욕구와 실제 제일 높은 점수를 기록한 욕구를 발표하고, 자신이 그린 그래프에 대해 설명하는 시간을 갖는다. 6. 소감을 나누고 마무리한다.
유의점 및 고려할 사항	* 욕구위계설에 따르면 '하위단계의 욕구가 어느 정도 만족되어야 다음 수준의 욕구가 생겨난다' 고 하지만, 위계에 너무 초점을 두지 않도록 유의한다. 예를 들어, 다른 사람들보다 '생리적 욕구' 가 높게 나온 회원이 열등하다고 느끼지 않도록 주의해야 한다. * 자신이 원하는 것인지, 아니면 현재 그렇게 하고 있는 것인지를 확실하게 하지 않으면 점수에 오차가 있을 수 있다는 점을 유의한다.	
응용방법	* 과거, 현재, 미래의 욕구를 생각해 보고 비교해 본다. * 각 욕구를 나타낸다고 생각하는 색으로 그래프를 그려본다.	

〈게슈탈트 별첨 11-①〉

〈Maslow의 욕구위계설〉

매슬로우는 인본주의 심리학자로서 인간동기에 대한 종합적인 이론을 제시하였다. 그는 동기는 강도와 중요성에 따라 위계적으로 배열되어 있다고 가정하였다.

1. 생리적 욕구

생리적 욕구는 인간의 욕구 중 가장 기본적이고 강한 욕구이다. 즉, 선천적, 본능적, 생리적인 것과 관련을 맺고 있는 욕구이다. 생리적 욕구에는 음식물, 물, 산소, 수면, 성, 보온, 활동의 욕구 등이 있다.

2. 안전욕구

확실성, 예측성, 질서, 안전을 보장받고 싶어하는 욕구이다. 어린아이들은 낯선 사람들을 피하려는 안전욕구가 나타날 수 있고, 성인의 경우에는 의식주를 해결할 수 있는 직업을 얻고 싶어하는 것, 저축이나 보험에 가입하는 행동 등으로 나타날 수 있다. 또한 전쟁, 질병, 상해, 천재지변 등의 위기를 피하려고 노력하고, 위기를 당했을 때 그것을 극복하려고 적극적으로 노력하는 데에서도 잘 나타난다.

3. 애정과 소속욕구

다른 사람과 애정적 관계를 맺으며, 어떤 집단에 소속되고 싶은 욕망을 말한다.

4. 자존욕구

자기존중과 중요한 다른 사람으로부터 존중을 받고자 하는 욕구의 두 가지로 구성되어 있다. 자기존중은 자신의 능력 등이 포함되며, 존중을 받고자 하는 욕구는 다른 사람으로부터의 인식, 수용, 주목, 지위, 평판, 명성 등이 포함된다. 자존욕구의 만족은 자신감, 자기존경, 유용감, 가치감을 갖게 하며, 충족되지 못하면 좌절감, 열등감, 무력감, 자기비하를 초래하게 된다.

5. 자아실현 욕구

자아실현이란 자신의 잠재가능성을 최대한으로 실현시키도록 노력하려는 욕구이다. 자아실현은 예술가적, 과학자적, 정치가적인 노력 등 거창한 형태로만 나타나는 것이 아니라, 부모, 운동선수, 학생, 선생님, 노동자 등 각자가 자신의 위치에서 최선을 다함으로써 잠재력을 실현해 나가는 것을 말한다.

매슬로우는 초기에는 욕구의 5단계설을 만들었으며, 나중에 인지적 욕구와 심미적 욕구를 추가하였다. 인지적 욕구는 지속적으로 지적 호기심을 갖고 이것을 체계화시키고 분석하여 관련성을 찾으려는 욕구이다. 심미적 욕구는 가장 상위의 욕구로서 완벽한 것, 진실한 것, 정의로운 것을 포함하고 있다.

이옥형, 이종숙, 임선빈(1993). 교육 심리학. 집문당.

〈게슈탈트 별첨 11-②〉

〈욕구 설문지〉

■ 3단계 욕구 찾기 게임

* 구성된 설문지의 욕구 분류가 <게슈탈트 별첨 11-①>에서 설명된 것과 조금 다릅니다. 이점 유의하여 프로그램을 진행하시기 바랍니다.

우리가 행동하게 하는 힘을 욕구라고 한다. 욕구에는 생리적 욕구, 안전 욕구, 애정과 소속 욕구, 자존 욕구, 자아실현 욕구 등 다섯 가지가 있다. 우리는 자신에게 부족한 욕구를 충족시키기 위해 행동을 한다. 즉, 욕구란 "내가 어떤 행동을, 어떻게, 얼마만큼 할 것인가를 결정하는 과정"이다. 나에게 어떤 욕구가 높은지를 체크해 봄으로써 내가 어떤 사람인가를 이해하는 데 도움이 될 것이다.

1단계: 욕구 측정하기

1. 생리적 욕구/안전 욕구 (총점:)

	전혀 그렇지 않다	별로 그렇지 않다	때때로 그렇다	자주 그렇다	언제나 그렇다
1. 돈이나 물건을 절약하는가?	1	2	3	4	5
2. 외모를 단정하게 가꾸는 데 관심이 있는가?	1	2	3	4	5
3. 건강유지에 관심을 가지고 있는가?	1	2	3	4	5
4. 부득이한 경우가 아니면 모험을 피하고 싶은가?	1	2	3	4	5
5. 쓸 수 있는 물건을 버리지 않고 간직하는가?	1	2	3	4	5

2. 애정과 소속의 욕구 (총점:)

	전혀 그렇지 않다	별로 그렇지 않다	때때로 그렇다	자주 그렇다	언제나 그렇다
1. 친구를 위한 일에 시간을 내는가?	1	2	3	4	5
2. 사람들과 함께 있는 것을 좋아하는가?	1	2	3	4	5
3. 다른 친구가 나를 좋아해 주기를 바라는가?	1	2	3	4	5
4. 다른 친구들에게 친절하게 대하는가?	1	2	3	4	5
5. 아는 사람과 가깝고 친밀하게 지내는가?	1	2	3	4	5

3. 자존 욕구 (힘과 성취의 욕구) (총점:)

	전혀 그렇지 않다	별로 그렇지 않다	때때로 그렇다	자주 그렇다	언제나 그렇다
1. 내가 하는 공부나 일에 대해 사람들로부터 인정을 받고 싶은가?	1	2	3	4	5
2. 친구나 다른 사람에게 무엇을 하라고 잘 지시하는가?	1	2	3	4	5
3. 사람들에게 칭찬 듣는 것을 좋아하는가?	1	2	3	4	5
4. 내 분야에서 최고의 사람이 되고 싶은가?	1	2	3	4	5
5. 어떤 집단에서든 지도자가 되고 싶은가?	1	2	3	4	5

4. 자유의 욕구 (총점:)

	전혀 그렇지 않다	별로 그렇지 않다	때때로 그렇다	자주 그렇다	언제나 그렇다
1. 부모님이나 선생님이 내게 어떻게 하라고 지시하는 것이 싫은가?	1	2	3	4	5
2. 내가 원하지 않는 일을 하라고 하면 참기 어려운가?	1	2	3	4	5
3. 누구에게나 인생을 살고 싶은 대로 살 권리가 있다고 믿는가?	1	2	3	4	5
4. 내가 하고 싶은 일을 하고 싶을 때 하는가?	1	2	3	4	5
5. 모든 사람은 자유롭다고 믿는가?	1	2	3	4	5

5. 즐거움의 욕구 (총점:)

	전혀 그렇지 않다	별로 그렇지 않다	때때로 그렇다	자주 그렇다	언제나 그렇다
1. 큰 소리로 웃기를 좋아하는가?	1	2	3	4	5
2. 유머를 사용하거나 듣는 것이 즐거운가?	1	2	3	4	5
3. 뭐든지 유익하고 새로운 것을 배우는 것이 즐거운가?	1	2	3	4	5
4. 흥미있는 게임이나 놀이를 좋아하는가?	1	2	3	4	5
5. 영화나 비디오 보기를 좋아하는가?	1	2	3	4	5

---

http://www.nais.co.kr/~labbi/test/yoekgoo.htm

〈게슈탈트 별첨 11-③〉

〈욕구 그래프 그리기〉

II단계: 욕구도표 그리기

방법: I 의 총점을 도표에 막대로 그린다.

점 수	욕 구				
25					
20					
15					
10					
5					
	생리적 안전 욕구	애정 소속 욕구	자존 혹은 힘과 성취욕구	자유 욕구	즐거움 욕구

〈게슈탈트 12〉

<table>
<tr><td>제 목</td><td colspan="2">마술가게</td></tr>
<tr><td>치료목표</td><td colspan="2">자신의 심리적 동기(사랑, 인정, 소속, 금력, 권력, 명예, 성취에 대한 욕구 등)를 인식함으로써 자기를 이해한다.</td></tr>
<tr><td rowspan="2">내 용</td><td>준비물</td><td>욕구 카드(게슈탈트 별첨 12-②)</td></tr>
<tr><td>실시방법</td><td>1. 회원들에게 '마술가게'에 대해 설명한다(게슈탈트 별첨 12-①).
2. 진행자는 마술가게의 주인이 되어 '가치' 및 '욕구'와 관련되는 추상적인 내용의 카드를 책상 위에 늘어놓는다.
3. 회원들은 가게의 손님이 되어 욕구 카드를 구경하러 온다. 회원들이 원하는 욕구가 있다면 살 수 있는데, 욕구를 사기 위해서는 꼭 필요한 이유를 설명하여 주인을 설득한 후 대가를 지불하여야 한다. 대가는 버리고 싶은 자신의 가치 혹은 욕구가 될 수 있다(예를 들어, 지나친 욕심, 높은 의존성, 완벽주의의 성향 등).
4. 소감을 나누고 마무리한다.</td></tr>
<tr><td>유의점 및 고려할 사항</td><td colspan="2">* 대가를 지불할 때 다양한 행동적 기법을 활용하면 유용하다. 예를 들어, 욕구를 사는 회원은 '자신이 버리고 싶은 가치 혹은 욕망'을 진행자가 (가상으로) 들고 있는 보자기에 넣는 시늉을 하거나, 똘똘 뭉쳐서 창밖으로 버리는 시늉을 한다.
* 욕구를 사야 하는 이유를 설명하기 어려워하거나 대가를 지불하는 것을 어려워하는 회원의 경우, 진행자가 미리 준비한 질문 쪽지(욕구나 감정 등을 말하도록 유도한 질문들; 게슈탈트 별첨 12-③)를 뽑아 답하고 욕구를 사가도록 하는 것도 좋다.</td></tr>
<tr><td>응용방법</td><td colspan="2">* 가치관 경매(인간관계 14) 참조</td></tr>
</table>

〈게슈탈트 별첨 12-①〉

〈마술가게(Magic Shop)〉

심리극(psychodrama)의 기법 중 하나로, 이후 진행될 심리극의 준비활동으로 활용되기도 한다. 마술가게에서의 진행자는 이야기꾼으로서 분위기를 이끌어 나가야 한다. 연극, 마법, 모험스러운 분위기를 조성하고, 어떤 반응이라도 괜찮다고 느끼게 할 가벼운 주문을 거는 것이다.

> "여기는 아주 특별한 마술가게입니다. 단지 물물교환을 하죠. 여러분의 마음을 내놓으시고 여러분에게 필요한 여러 마음, 예를 들어 친절, 유머, 욕심, 봉사정신, 사랑 등 무엇이든지 가져가실 수 있습니다. 이 마술가게는 여러분의 상상 속에 존재하지만 아주 큰 힘을 가지고 있죠. 시작할까요?"

이 마술가게 기법은 그 동안 자신이 추구하던 모습에 대해 다시 한 번 통찰할 수 있는 기회를 제공한다.

- 이화여자대학교 교육심리학과 심리극회(1996). 22nd PSYCHODRAMA.
- 최윤미(1996). 심리극 -무대위로 뛰어 올라간 우리들의 이야기- 중앙적성출판사.

〈게슈탈트 별첨 12-②〉

〈욕구 카드〉

사 랑	아름다움
주변의 인정	착한 마음씨
가 족	든든한 친구
자신감	화 술
안정감	기 쁨
만족감	건 강
융통성	대처능력
행 복	지 혜

〈게슈탈트 별첨 12-③〉

〈질문 쪽지〉

만일 당신이 초능력이 있어 다른 사람의 생각과 비밀을 알 수 있다면 누구를 선택하겠습니까?	당신에게 마법의 양탄자가 있어 어디든지, 어느 차원의 세계든지 갈 수 있다면 어디로 가시겠습니까?
지금 가장 하고 싶은 것은?	어떤 일을 선택할 때가 가장 어렵습니까?
하루 동안 투명인간이 될 수 있다면 무엇을 하시겠습니까?	속으로 감추고 있는 감정이 있다면 그것은?
어제 혹은 오늘 나의 의지대로 한 일 중에 잘못한 일이 있다면?	내 모습 중 가장 마음에 들지 않는 부분은? 왜?
내가 정말 무시하고 싶은 것은?	동물로 태어난다면 어떤 동물로 태어나고 싶습니까? 왜?
다른 사람과 3주 동안 위치를 바꿀 수 있다면 누구와? 왜?	세 가지 소원을 말하세요.

〈게슈탈트 13〉

제　　목	욕구 그리기	
치료목표	그림을 통해 자신의 욕구를 인식하고 표현한다.	
내　　용	준비물	도화지, 채색도구(크레파스, 색연필, 사인펜, 파스텔 등)
	실시방법	1. 마술사가 오늘 하루 동안, 원하는 무엇이든 이룰 수 있는 기회를 마련해 주었음을 설명한다. 2. 자신이 원하는 것이 무엇인지 잠시 생각할 시간을 가진다. 3. 생각한 욕구를 그림으로 표현해 보도록 한다. 4. 그림을 섞어 놓고 한 장을 뽑은 뒤 누구의 그림인지, 어떤 욕구를 표현한 것 같은지 추측해 본다. 5. 그림을 그린 사람에게 그림을 건네주고, 어떤 욕구를 표현한 것인지에 대한 설명을 듣는다. 6. 그림을 그린 회원이 설명을 한 후, 다른 사람의 해석(어떤 욕구라고 생각하는지)을 들을 때 어떤 감정이 들었는지 함께 나누도록 한다. 7. 소감을 나누고 마무리한다.
유의점 및 고려할 사항	* 원하는 것은 구체적인 것 외에 추상적인 것도 될 수 있음을 강조한다.	
응용방법	* 그림을 그리기 어려워할 경우에는 잡지 등을 이용하여 표현하도록 한다.	

〈게슈탈트 14〉

<table>
<tr><td>제 목</td><td colspan="2">10년 후의 명함 만들기</td></tr>
<tr><td>치료목표</td><td colspan="2">10년 후의 자신의 모습을 상상해 봄으로써 구체적인 자신의 욕구를 인식하도록 한다.</td></tr>
<tr><td rowspan="2">내 용</td><td>준비물</td><td>도화지, 채색도구(크레파스, 색연필, 사인펜, 파스텔 등)</td></tr>
<tr><td>실시방법</td><td>1. 10년 후의 자신의 모습에 대한 명함을 만드는 시간이라는 것을 설명하고, ‘미래에 어떠한 사람이 되고 싶다.’는 것도 일종의 욕구임을 설명한다.
2. 10년 후에 어떠한 모습이 되었으면 좋겠는지 생각해 보는 시간을 갖는다. 이때, 직업만을 생각할 필요는 없으며 자신의 욕구를 반영한 것이면 더 좋겠다는 점을 강조한다(예: 행복한 사람 홍길동.).
3. 글과 그림을 넣어 도화지에 커다란 명함을 제작해 본다.
4. 자신의 명함 내용 및 그림을 설명하고, 이에 대한 서로의 느낌을 나눈다.
5. 소감을 나누고 마무리한다.</td></tr>
<tr><td>유의점 및 고려할 사항</td><td colspan="2">* 명함이라고 해서 직업적인 것에 국한하지 않고, 현재의 욕구를 반영할 수 있는 명함을 제작해야 한다. 예를 들어, 현재 대인관계에 문제를 가지고 있는 회원은 ‘대인관계의 전문가 홍길동’이라는 명함을 만들 수 있다.
* 명함을 그리기 어려워 하는 회원의 경우, 실제 명함 샘플(sample)을 제시하는 것도 도움이 된다.</td></tr>
<tr><td>응용방법</td><td colspan="2">* 명함 뒤에 경력사항을 적어보도록 하는 것도 욕구를 표현하는 데 도움이 된다.
* 미래의 이력서 쓰기(게슈탈트 별첨 14)</td></tr>
</table>

〈게슈탈트 별첨 14〉

〈이력서(응용)〉

사 진	**미 래 의 이 력 서**		
	성 명	㉥	주민등록번호
	생년월일	20 년 월 일생 (만 세)	
주 소			
년 월 일	경 력 사 항		

〈게슈탈트 15〉

<table>
<tr><td>제 목</td><td colspan="2">나는 누구일까요?</td></tr>
<tr><td>치료목표</td><td colspan="2">자신을 상징화시켜 표현하여 욕구, 감정 등 전체로서의 나의 모습을 인식한다.</td></tr>
<tr><td rowspan="2">내 용</td><td>준비물</td><td>작성지, 필기구</td></tr>
<tr><td>실시방법</td><td>1. 진행자는 회원들에게 작성지를 나누어 준다.
2. 제시된 작성지에 자신을 나타내는 항목들을 기록한다(자신을 나타내는 색, 자신을 나타내는 동물, 자신의 인생관을 표현한 노래, 자신과 닮은 역사 혹은 영화 속 인물 등; 게슈탈트 별첨 15).
3. 작성지를 접어 상자에 모은다.
4. 한 사람이 작성지를 뽑아서 읽으면 다른 사람들은 그것을 쓴 사람이 누구인지를 추측해 보고, 왜 그 사람이라고 생각했는지에 대해 이야기해 본다.
5. 맞추면 작성지를 쓴 사람에게 종이를 돌려주고, 각 항목에 대한 설명을 들어 본다.
6. 작성지의 주인공은 자신이 쓴 내용과 다른 사람들의 평가가 어떠한 점에서 같은지 혹은 다른지에 대해 설명해 보고, 이에 대한 느낌을 함께 이야기해 본다.
7. 소감을 나누고 마무리한다.</td></tr>
<tr><td>유의점 및 고려할 사항</td><td colspan="2">* 자신을 상징하여 나타낼 수 있는 질문을 선택하는 것이 좋으며, 이전 게슈탈트 프로그램 시간에서 표현되었던 것들이면 회원들이 더 이해하기 쉽다.
* 질문에 대한 답만을 간단하게 읽는 데 그치지 말고, 왜 그 답을 쓰게 되었는지에 대해 설명하도록 격려한다.</td></tr>
<tr><td>응용방법</td><td colspan="2">* 자신을 나타내는 항목들은 다양하게 변화시킬 수 있다.
* 〈인간관계 별첨 8〉을 활용하여 자신을 표현하게 할 수도 있다.
* 〈게슈탈트 1〉처럼 그림으로 작성할 수도 있다.</td></tr>
</table>

〈게슈탈트 별첨 15〉

〈나는 누구일까요〉

1. 당신을 가장 잘 나타내는 색깔은?

2. 당신의 성격 중 한 면을 비유할 수 있는 동물은?

3. 당신의 인생관을 잘 나타내는 노래는?

4. 당신과 유사한 점이 있는 역사 속 혹은 영화 속 인물은?

〈게슈탈트 16〉

<table>
<tr><td>제 목</td><td colspan="2">나와 대화하기- 빈 의자 기법</td></tr>
<tr><td>치료목표</td><td colspan="2">이제까지 자각한 나의 모습을 통합하여 전체로서의 나를 인식한다.</td></tr>
<tr><td rowspan="2">내 용</td><td>준비물</td><td>의자</td></tr>
<tr><td>실시방법</td><td>1. 앞에 빈 의자를 하나 두고, 회원들은 의자를 중심으로 반원으로 둘러 앉는다.
2. 나와 대화하는 시간을 갖게 될 것이라고 설명한다.
3. 빈 의자에는 자기 자신이 앉아 있다고 생각하고, 자신에게 하고 싶은 말을 생각해 본다.
4. 자기에게 하고 싶은 말이 생각난 사람은 빈 의자를 향해 이야기를 해 본다.
5. 자신과의 대화를 더 나눠 보고 싶은 사람을 주인공으로 하여 간단한 심리극(psychodrama)을 진행한다.
6. 극에 대한 소감을 나눈다. 이때, 다른 사람들은 주인공을 지지하는 말이나 자신의 경험을 이야기해야 하며, 주인공에 대한 비판이나 평가는 삼가야 한다. 또한 극에서 다룬 이야기는 극이 끝난 후에는 다시 언급하지 않도록 한다.
7. 소감을 나누고 마무리한다.</td></tr>
<tr><td>유의점 및 고려할 사항</td><td colspan="2">* 책상 없이 빙 둘러앉는 것이 효과적이며, 무대 및 조명, 잔잔한 음악이 있으면 더 효과적이다.
* 자발적으로 이야기하는 분위기가 조성되면 좋으나, 회원들의 특성상 자발적인 이야기가 어려울 경우에는 돌아가면서 이야기를 해 보는 것도 좋다.
* 심리극 진행을 위해서는 진행자가 심리극 혹은 게슈탈트 치료에 경험이 있는 사람이어야 한다. 완전한 극을 만들기는 어렵다고 하더라도, 빈의자 기법을 활용하여 회원들의 감정, 욕구 등을 표현하도록 하는 것은 효과적이다.
* 본 회기는 여러 회기에 걸쳐서 이루어지는 것이 바람직하다.</td></tr>
<tr><td>응용방법</td><td colspan="2">* 다양한 주제의 활용이 가능하다. 가령 빈의자를 놓고 생각을 할 때, 무언가를 선택해야 하는 상황이라든지, 화가 났던 상황 등 감정이나 욕구를 자각하고 표현할 수 있는 어떤 상황을 설정해도 좋다. 또한 자신에게 의미 있는 사람과 대화하는 회기를 설정하는 것도 가능하다. 다양한 주제들을 응용하여 여러 회기가 진행될 수 있다.
* 연극치료 별첨 15-①, ② 참조: 사이코드라마, 소시오드라마의 몇 가지 기법들</td></tr>
</table>

사회기술훈련

제 4 장

1. 대화기술
2. 칭찬하기
3. 감사하기
4. 긍정적인 감정 표현하기
5. 부정적인 감정 표현하기
6. 자기주장 1
7. 자기주장 2
8. 요청(요구)하기
9. 사과하기
10. 거절하기
11. 타협 및 협상하기
12. 문제해결기술 1
13. 문제해결기술 2
14. 일상생활 내 난처한 상황 연습
15. 자기관리기술

사회기술훈련

■ 사회기술훈련이란?

사회기술은 자신의 감정과 욕구를 상대에게 정확히 전달하거나 표현함으로써 대인관계에서 자신의 목표를 성취할 수 있게 해주는 모든 기술이다(Liberman, 1982). 정신과 환자들은 사회기술 학습 기회의 결여, 장기간의 투병생활로 인한 사회적 접촉의 부족, 증상으로 인한 사회적 관계의 제약 및 인지적 손상, 자신감의 결여 등으로 인해 사회기술이 저하되어 있어서 사회복귀나 원만한 대인관계를 형성하는 데 어려움이 많고, 대처기술의 부족으로 인해 스트레스에 취약하여 재발의 위험성이 높다. 훈련을 통한 사회기술의 향상은 정신과 환자들이 원만한 대인관계를 형성 · 유지 · 발전시키고, 지역사회 내 적응과 독립적인 삶을 증진시키는 데 매우 필요하다.

■ 사회기술훈련의 이론적 배경

1. 인본주의 : 인간은 자율적이며 자신의 잠재력을 스스로 실현하는 창조적인 유기체이다.

2. 행동주의 : 부적절한 사회기술은(행동) 체계적으로 교정하여 증상의 해소나 건설적인 행동으로 바꿀 수 있다
3. 사회학습이론 : 사회기술은 인간관계의 상호작용과 동일시, 모델링 등을 통해서 학습할 수 있다.

■ 사회기술훈련의 과정

1. 모임의 목적, 참가자 소개- 참여동기의 촉진
2. 사회기술의 세부영역 구체화
3. 구체적인 세부기술 교육
4. 유사한 상황의 역할 시연
5. 피드백과 사회적 강화를 통한 교정 또는 모델링
6. 역할연기의 재시연
7. 과제부여

■ 진행시 유의점

1. 현재 그리고 지금(Here and Now) 상황으로 진행한다.
2. 피드백은 매우 구체적으로 주어 행동의 교정에 초점을 둔다.
3. 긍정적인 피드백을 더 많이 주고 강화한다.
4. 진행자는 매우 적극적인 자세로 분위기를 돋우며 활발하게 진행한다.

〈사회기술훈련 1〉

제 목	**대화기술**	
치료목표	대화기술의 구체적 방법을 익혀서 연습함으로써 타인과 상황에 맞는 대화를 할 수 있도록 한다.	
내 용	준비물	화이트보드(칠판)
	실시방법	1. 간단한 게임이나 이완 등으로 워밍업을 실시한다. 2. 사회기술훈련의 목적, 어떻게 진행될 것인지, 어떤 점에 주의를 기울여야 하는지 등에 대해 소개한다. 3. 평소 대화를 하면서 어려웠던 점에 대해 이야기 나눈다. 4. 대화를 시작/유지/종결하는 기술에 대해 설명한다. (사회기술훈련 별첨 1-①, 1-②) 5. 역할극(role play)을 통해 긍정적, 교정적인 피드백을 준다. 6. 일상생활에서 대화기술을 연습해 보도록 과제를 부여하고, 소감을 나누며 종결한다.
유의점 및 고려할 사항	* 세부항목을 3회로 나누어서 시행한다(대화의 시작 / 유지 / 종결). * 일부 회원들은 어떤 상황에서 어떤 질문이 적절한지 잘 판단하지 못할 수 있다. 따라서 역할극을 통해 상황에 맞는 적절한 질문이 무엇인지 구체적으로 가르칠 필요가 있다. * 집단 프로그램이지만, 회원들 개개인의 능력이나 증상을 고려하여 각각 다른 수준의 목표를 설정하고 피드백 수준을 조정하도록 한다. * 일상생활 속에서 반복적으로 연습하는 것이 중요함을 강조한다.	
응용방법		

〈사회기술훈련 별첨 1-①〉

〈대화기술 교육자료 1〉

■ 대화기술의 요소

1. 받아들이는 기술

어떤 상황에서 연관된 사회적 정보를 경청하고 정확하게 파악하는 데 필요한 기술 ; 듣기(listening)

잘 듣는 훈련은 다른 사람이 말한 것을 이해하기 위해서 중요하다 (Barker 1971). 효과적인 듣기는 대화를 지속하도록 강화해 준다. 잘 들으려면 비언어적인 행동, 즉 눈맞춤, 얼굴표정, 눈썹 치켜 뜸, 고개 끄덕임 같은 요소에도 주의를 기울여야 한다.

2. 진행하는 기술

어떤 반응을 보일지를 결정하는 단계로 어떤 해결책을 생각해내고 이를 계획하는 데 필요한 기술

3. 보내는 기술

말하고자 하는 내용과 그것을 전달하는 표현방법에 필요한 기술

① 언어적 요소(talking)

대부분의 사람들은 일상생활에 관해 많이 말하며, 자신들이 포함되어 행해진 일에 대해서 이야기한다. 대화는 보통 일반적인 진술과 정보의 전달로 시작된다. 그리고 표현하고자 하는 것에 대한 의견, 태도, 감정을 말하게 된다.

② 비언어적 요소(표정, 자세 등)

언어의 내용도 중요하지만 표현하는 방법도 중요하다. 이는 감정적인 톤, 고저, 크기, 속도, 명확성, 강조, 유창함 등을 포함한다. 같은 문장을 말해도 목소리의 톤과 강조하는 단어에 따라 부인되거나 중요성이 강해지는 등 다른 의미를 전달한다.

〈사회기술훈련 별첨 1-②〉

〈대화기술 교육자료 2〉

■ 대화를 시작하기 좋은 주제

1. 날씨 (예: "오늘 날씨가 참 좋죠?" "오늘 무척 춥네요." "장마가 언제 끝날까요?")
2. 뉴스, 시사 (예: 뉴스 등에서 이슈가 되는 사건사고, 환경오염 등의 사회적 이슈, 연예인에 대한 가십거리 등)
3. 외모 (예: "오늘 옷이 참 화사하세요." "헤어스타일이 잘 어울리시네요")
4. 안부 (예: "몸이 안 좋으시다더니, 괜찮으세요?")

■ 대화를 유지하기 위해 필요한 기술

1. 대화 도중 주제와 관련된 질문을 하며 가능한 개방형 질문을 한다.
2. 적절한 화제전환이 필요하다.
3. 상대방이 자신의 말을 관심 있게 듣고 있는지, 대화를 계속 나누고 싶어하는지를 관찰하고 판단한다.
4. 상대방의 말을 경청하고 있음을 나타낸다(표정, 적절한 호응, 눈맞춤).

■ 대화를 종결하는 기술

1. 상대방이 하던 말을 끝낼 때까지 기다려준다.
2. 비언어적 제스처를 사용하여 대화를 마치고자 하는 의미를 전달한다.
   (예: 다른 곳을 잠깐 쳐다보기, 시계 보기 등)
3. 종결의 말을 사용한다.
   (예: "같이 이야기하게 되어서 기뻤습니다." "이제는 그만 일어나 봐야 되겠습니다." "즐거웠습니다" 등)
4. 대화를 마쳐야 하는 이유를 설명하고 다음 기회에 더 이야기할 것을 제의한다.

〈사회기술훈련 2〉

<table>
<tr><td>제 목</td><td colspan="2">칭 찬 하 기</td></tr>
<tr><td>치료목표</td><td colspan="2">칭찬하기의 구체적 방법과 기술을 배우고 연습한다.</td></tr>
<tr><td rowspan="2">내 용</td><td>준비물</td><td>화이트보드(칠판)</td></tr>
<tr><td>실시방법</td><td>1. 간단한 게임이나 이완 등으로 워밍업을 실시하고 새로운 회원이 있을 경우 사회기술훈련에 대해 소개한다.
2. 지난 시간 배운 것에 대해 간단히 복습한다.
3. 상대방에 대한 칭찬은 인관관계를 맺고, 유지하는 기본 기술임을 설명하고, 가능한 자주 사용해야 하는 좋은 기술임을 상기시킨다.
4. 칭찬기술에 대해 설명한다.
- 정중하고 진지한 태도 / 미소짓는 표정.
- 무엇에 대해 칭찬하고 싶은지 구체적으로 표현한다.
- 너무 잦은 칭찬은 오히려 역효과가 날 수 있으므로, 대화 중에 너무 여러 번 같은 말을 반복하지 않는다.
5. 역할극을 통해 칭찬기술을 연습하고, 진행자나 다른 회원들은 긍정적, 교정적 피드백을 준다.
6. 실천과제를 부여하고 소감을 나누며 종결한다.</td></tr>
<tr><td>유의점 및 고려할 사항</td><td colspan="2">* 눈에 보이는 외모에서 행동, 성격 등으로 단계적으로 범위를 넓혀 가거나 각 회원의 기능을 고려하여 칭찬의 수준을 다르게 적용시킨다.
* 칭찬하기와 더불어 칭찬을 받아들이는 태도도 중요하다는 것을 강조한다(고맙다는 인사, 칭찬을 받았을 때의 감정 표현하기).
진행자는 회원의 역할극을 보고 칭찬을 받아들이는 태도에 대한 수정도 해 주어야 한다.</td></tr>
<tr><td>응용방법</td><td colspan="2">* 역할극 방법을 여러 가지로 바꾸어 시행할 수 있다.
예〉 두 명씩 짝지어 서로 칭찬하기, 릴레이식으로 칭찬하기, 평소 칭찬하고 싶었던 회원 칭찬하기 등.</td></tr>
</table>

〈사회기술훈련 3〉

<table>
<tr><td>제 목</td><td colspan="2">감 사 하 기</td></tr>
<tr><td>치료목표</td><td colspan="2">감사하기의 구체적 방법과 기술을 배우고 연습한다.</td></tr>
<tr><td rowspan="2">내 용</td><td>준비물</td><td>화이트보드(칠판)</td></tr>
<tr><td>실시방법</td><td>1. 간단한 게임이나 이완 등으로 워밍업을 실시하고 새로운 회원이 있을 경우 사회기술훈련에 대해 소개한다.
2. 지난 시간 배운 것에 대해 간단히 복습한다.
3. 상대방에 대한 감사는 인간관계를 맺고, 유지하는 기본 기술임을 설명하고, 가능한 자주 사용해야 하는 좋은 기술임을 상기시킨다
4. 감사기술에 대해 설명한다(사회기술훈련 별첨 3).
5. 역할극을 통해 감사기술을 연습하고 진행자나 회원들로부터 피드백을 받는다.
6. 실천과제를 부여하고 소감을 나누며 마친다.</td></tr>
<tr><td>유의점 및 고려할 사항</td><td colspan="2">* 감사하기와 더불어 상대방의 감사를 받아들이는 태도도 중요하므로 역할극을 한 후 이에 대한 교정도 해주어야 한다.</td></tr>
<tr><td>응용방법</td><td colspan="2">* 워밍업으로 회원들끼리 그동안 고마웠던 일을 떠올려 보도록 하고, 그에 대한 감사를 표현하게 하면, 회원들 간에 긍정적인 관계를 가질 수 있도록 하는 동시에 진행자는 각 회원의 감사 기술에 대한 평가를 할 수 있다.</td></tr>
</table>

〈사회기술훈련 별첨 3〉

〈감사하기 교육자료〉

■ 감사하기의 구체적 기술

1. 정중하고 진지한 태도로 감사한다.
   ; 허리는 살짝 굽히는 것이 좋으며, 과장된 행동은 하지 않는 것이 좋다.

2. 무엇에 대해 감사하고 싶은지 구체적으로 표현한다.

3. 감사의 마음을 즉각적으로 표현한다. 너무 오랜 시간이 지나면 감사의 말을 할 수 없게 되는 경우가 많다.

4. 공손한 어투를 사용한다. 너무 크거나 높은 목소리를 내지 말고 말끝을 살짝 내린다.

5. 표정에서도 감사를 나타낸다
   ; 얼굴표정은 비언어적인 의사소통의 가장 중요한 수단이다(Ekman & Friesen, 1975). 얼굴표정은 사람에게 관심, 이해, 선호의 정도를 의사소통할 수 있으며, 타인에게 피드백을 주는 데 가장 효과적인 방법이다. 예를 들면, 눈썹을 치켜뜸으로써 흥미와 놀라움을 표현하고 입술을 꼭 다물거나 눈살을 찌푸림으로써 반대의 뜻을 나타낼 수 있다. 살짝 미소를 머금음으로써 기분좋음을 드러낸다.

6. 상대의 눈을 본다.
   ; 눈맞춤(eye contact)은 다른 사람을 쳐다보고 집중한다는 사실을 말해준다.

7. 너무 잦은 감사 또는 필요 이상의 과다한 감사 표현은 오히려 역효과가 날 수 있다.

<사회기술훈련 4>

<table>
<tr><td>제 목</td><td colspan="2">긍정적인 감정 표현하기</td></tr>
<tr><td>치료목표</td><td colspan="2">감정표현의 중요성을 알고, 긍정적인 감정들을 적절하게 표현하는 방법을 배우고 연습한다.</td></tr>
<tr><td rowspan="2">내 용</td><td>준비물</td><td>감정카드(사회기술훈련 별첨 4)</td></tr>
<tr><td>실시방법</td><td>1. 간단한 게임이나 이완 등으로 워밍업을 실시하고 새로운 회원이 있을 경우 사회기술훈련에 대해 소개한다.
2. 지난 시간 배운 것에 대해 간단히 복습한다.
3. 긍정적 감정에는 어떤 것이 있으며, 어떤 때에(상황에서) 느끼는지, 어떻게 표현했는지 이야기한다.
4. 한 사람씩 나와서 감정 카드를 뽑고, 카드에 적힌 감정을 말과 표정으로 보여 주거나 상황을 설정하여(본인이 경험한 상황이면 좋음) 역할극을 한다.
5. 감정표현, 상대의 긍정적/부정적 감정 표현에 대한 반응에 대해 피드백을 준다.
6. 실천과제를 부여하고, 소감을 이야기하며 마친다.</td></tr>
<tr><td>유의점 및 고려할 사항</td><td colspan="2">* 다양한 감정카드가 필요하다. '표정이 그려진 카드' 혹은 '단어카드'로 제시될 수 있다.
* 무조건 감정을 억누르고 참는 것보다 밖으로 표현하는 것이 긍정적임을 설명한다.
* 감정을 표현할 때 언어적인 방법보다는 비언어적인 방법, 즉 표정을 활용하는 것이 좋다. 연습을 위해 손거울을 준비하면 좋다.
* 자신의 감정을 표현하는 것뿐 아니라 상대방의 감정표현에 적절히 반응하도록 하는 것도 중요하다.</td></tr>
<tr><td>응용방법</td><td colspan="2">* 워밍업으로 활용하면 좋다.
* 감정카드를 가지고 감정을 표현하는 연습을 한 뒤, 다음 회기에서 역할극을 통해 특정상황 내에서 적절한 반응을 하도록 교정해 줄 수도 있다.</td></tr>
</table>

〈사회기술훈련 별첨 4〉

〈감정카드 Ⅰ〉

기 쁨	만족감
즐거움	행복감
신 남	고마움
보 람	뿌듯함
후련함	사랑스러움
설 렘	자랑스러움
흐뭇함	안심(안도)

〈사회기술훈련 5〉

<table>
<tr><td>제 목</td><td colspan="2">부정적인 감정 표현하기</td></tr>
<tr><td>치료목표</td><td colspan="2">부정적인 감정들을 적절하게 표현하는 방법을 배우고 연습한다.</td></tr>
<tr><td rowspan="2">내 용</td><td>준비물</td><td>감정카드(사회기술훈련 별첨 5)</td></tr>
<tr><td>실시방법</td><td>1. 간단한 게임이나 이완 등으로 워밍업을 실시하고 새로운 회원이 있을 경우 사회기술훈련에 대해 소개한다.
2. 지난 시간 배운 것에 대해 간단히 복습한다.
3. 부정적 감정에는 어떤 것이 있으며, 어떤 때에(상황에서) 느끼는지, 어떻게 표현했는지 이야기한다.
4. 한 사람씩 나와서 감정 카드를 뽑는다(사회기술훈련 별첨 5).
5. 카드에 적힌 감정을 말과 표정으로 보여주거나 상황을 설정하여(본인이 경험한 상황이면 좋음) 역할극을 한다.
6. 감정표현, 상대의 긍정적/부정적 감정표현에 대한 반응에 대해 피드백을 준다.
7. 실천과제를 부여하고, 소감을 이야기하며 마친다.</td></tr>
<tr><td>유의점 및 고려할 사항</td><td colspan="2">* 긍정적인 감정 표현하기를 먼저 실시한 후 실시한다.
* 다양한 감정카드가 필요하다(다양한 감정을 A4색지에 인쇄하여 오림).
* 부정적 감정을 느끼는 것은 지극히 정상적임을 강조하고, 무조건 부정적 감정을 억누르고 참는 것보다 바람직한 방법으로 표현할 수 있고, 이것이 대인 관계의 유지 발전에 도움이 된다는 점을 충분히 설명한다.
* 자신의 감정을 표현하는 것뿐 아니라 상대방의 감정표현에 적절히 반응하도록 하는 것도 중요하다.</td></tr>
<tr><td>응용방법</td><td colspan="2">* 감정카드를 가지고 감정을 표현하는 연습을 한 뒤, 다음 회기에서 역할극을 통해 특정상황 내에서 적절한 반응을 하도록 교정해 줄 수도 있다.</td></tr>
</table>

〈사회기술훈련 별첨 5〉

〈감정카드 Ⅱ〉

불 안	억울함
슬 픔	두려움
후 회	서운함
우 울	죄책감
분 노	실망함
실 망	좌절감
짜 증	지루함

〈사회기술훈련 6〉

<table>
<tr><td>제 목</td><td colspan="2">자기주장 1</td></tr>
<tr><td>치료목표</td><td colspan="2">주장하는 방법에는 소극적 / 자기주장적 / 공격적 방법이 있다는 것을 배우고 차이점이 무엇인지를 구별할 수 있도록 한다.</td></tr>
<tr><td rowspan="2">내 용</td><td>준비물</td><td>칠판이나 화이트보드, 작성지, 필기구</td></tr>
<tr><td>실시방법</td><td>1. 간단한 게임이나 이완 등으로 워밍업을 실시하고 새로운 회원이 있을 경우 사회기술훈련에 대해 소개한다.
2. 지난 시간 배운 것에 대해 간단히 복습한다.
3. 주장행동의 유형에 대해 설명한다(사회기술훈련 별첨 6-①).
4. 작성지를 풀어보고 발표한다(사회기술훈련 별첨 6-②, 6-③).
5. 진행자는 정답을 알려주고 회원들이 이해할 수 있도록 자세하게 풀어서 설명해준다.
6. 소감을 이야기하며 마친다.</td></tr>
<tr><td>유의점 및 고려할 사항</td><td colspan="2">* 2~3회 정도로 나누어 단계적으로 진행해 나가는 것이 좋다.
* 첫 회기 때 충분한 설명이 이루어진 후 실제로 응용하도록 한다.
* 작성지(사회기술훈련 별첨 6-②)를 풀고 답을 알려주는 형식이 퀴즈의 형식을 빌리는 것이므로, 회원들이 정답을 맞추는 데에만 집착하지 않도록 한다. 중요한 것은 경쟁이 아니라, 주장 유형의 차이점을 알고, 구별하도록 연습하는 것임을 강조한다.</td></tr>
<tr><td>응용방법</td><td colspan="2">* 주장행동에 대한 구분이 잘 이루어지는 그룹에서는 별첨된 양식 중 하나만 활용하여도 되고, 두 회로 나누어 순서대로 진행해 나갈 수도 있다.</td></tr>
</table>

〈사회기술훈련 별첨 6-①〉

〈주장행동 교육자료〉

■ 주장행동이란?

자기주장행동은, 자신이 표현하고 싶은 권리, 욕구, 의견 등을 다른 사람의 권리를 침해하지 않고 표현하는 것이다.

사람이 자기주장 없이 행동을 계속하면, 부당하거나 싫은 요구를 거부하고 자신의 감정을 표현하는 데 실패하며, 누군가가 자신을 비난할 때 자신을 보호할 수 없게 된다. 주장하는 행동은 단순히 거부하거나 부정할 때만 필요한 것이 아니라 대부분의 사회적 상호작용에서 필요하다.

주장적이라는 것은 공격적인 것과는 다르다. 오히려 공격적인 사람은 주장적인 행동을 배울 필요가 있다. 또한 자신의 의견을 제안하고 권리를 지키기 위하여 자기주장을 하려면 자신의 올바른 감정을 표현하는 것이 중요하다.

■ 자기주장행동의 구분

소극적 행동 ←——————— 주장적 행동 ———————→ 공격적 행동

■ 주장행동의 내용과 방법

자기표현적 요소	상대방 고려적 요소
① 하고 싶은 말을 참지 않고 말한다. ② 구체적이고 직접적으로 말한다. ③ 하고 싶은 말을 대화 초반에 한다. ④ 솔직하게 말한다. ⑤ 다른 사람을 통하지 않고 직접 상대에게 전한다. ⑥ 마음에 없는 지나친 사과나 변명을 하지 않는다. ⑦ 상대가 이해하지 못하거나, 동의하지 않을 때는 되풀이하여 이야기할 필요도 있다.	① 말하기 전에 잠시 생각하는 시간을 가진다. ② 상대의 말은 경청한다. ③ 자신의 말이 진리가 아니라, 자신의 입장에서 한 말이란 점을 밝힌다. ④ 상대방의 감정을 예측해 본다. ⑤ 이유를 충분히 설명한다. ⑥ 상대의 나이나 지위를 고려하여 예의를 갖춘다.

〈사회기술훈련 별첨 6-②〉

〈 주장행동 구별하기 〉

■ 다음 장면에 관한 반응 내용을 보고 그것이 다음 세 가지 중 어떤 행동에 해당하는지 번호를 선택하세요.

1. 수동적(소극적) 행동　2. 주장적 행동　3. 공격적 행동

장　면	반　응	답
오래전 친구가 찾아와서 보험을 들어달라고 하는데, 나는 전혀 필요가 없다.	"본지가 언젠데, 필요할 때만 찾아와서 이러는 거야?!"	
초면인데, 상대방이 내가 못 먹는 (순대국)을 먹으러 가자고 한다.	"(순대국)을 좋아하시나 봐요, 전 별로 좋아하진 않지만...전 신경쓰지 마세요"	
친구들이 배가 나왔다며 계속 놀리는 게 기분이 나쁘다.	"악의가 없다는 건 아는데, 듣기 좋은 말은 아닌 것 같애. 난 배에 콤플렉스가 있으니까 그만해주면 좋겠어"	
어머니가 기분이 안좋으신지, 말투가 퉁명스럽고 나의 시선을 회피한다.	눈치를 살피며 되도록 마주치지 않으려고 노력한다.	
남편이 퇴근해서 소파에서 TV만 보고 있다.	"그놈의 TV를 내다 버리든지 해야지, TV보려고 집에 왔어요?!"	
가까운 친척이 (카메라)를 빌려달라고 하는데, 그 친척은 빌려간 물건을 잘 돌려주지 않는다.	"이 물건은 내가 너무 아끼는 거라서 빌려주기가 어려울 것 같네요. 미안합니다"	
오늘은 너무 피곤해서 일찍 집에 가서 쉬려고 맘먹고 있는데 친구가 식사를 하러 가자고 한다.	"좀 피곤한데......그래...가지 뭐."	
주말에 친구들과 오랜만에 약속이 있는데, 직장상사가 그 시간에 심부름을 부탁한다.	"어떡하죠? 들어드리고 싶은데, 벌써 일주일 전부터 그 시간에 약속이 되어 있습니다."	
백화점에서 옷을 구입했는데, 집에 가서 입어보니 색이 마음에 들지 않아서 교환하고 싶다.	"죄송합니다. 어제 옷을 샀는데, 이 색이 마음에 들지 않아서 다른 것으로 바꾸고 싶은데 그래 주시겠어요?"	
축구를 보러갔는데 화장실에 갔다 온 사이 다른 사람이 내 자리에 앉아 있다.	싸움이 싫기 때문에 조금 쳐다보다가 그 사람이 눈치를 못 채자 다른 자리를 찾아본다.	

〈사회기술훈련 별첨 6-③〉

〈 주장행동 표현하기 〉

■ 다음을 세 가지 주장의 형태로 표현해보세요

1. 수동적(소극적) 행동	2. 주장적 행동	3. 공격적 행동

◆ 복잡한 수퍼에서 계산을 하기 위해 줄을 섰는데 어떤 부인이 바로 앞에서 미안하다는 말도 없이 새치기를 하였다. 나도 시간이 없다.

1.

2.

3.

◆ TV시청을 하는데 다른 가족이 자신이 보고 싶은 것을 보려고 한다. 나는 다른 프로그램을 보고 싶다.

1.

2.

3.

◆ 평소에 알고 지내던 사람이 부쩍 나에게 장난을 자주 건다. 상대방은 친하게 지내고 싶어서 그런다고 하지만 나는 편하지가 않다.

1.

2.

3.

◆ 한달 전 친구가 10만원을 빌려가서 계속 갚지 않고 있다. 오늘은 마침 그 돈이 급히 필요해서 그 친구를 만나 돈을 돌려 받으려고 한다.

1.

2.

3.

〈사회기술훈련 7〉

<table>
<tr><td>제 목</td><td colspan="2">자기주장 2</td></tr>
<tr><td>치료목표</td><td colspan="2">세 가지 주장행동의 구분에 대한 학습을 바탕으로, 자신의 주장방법을 알고, 실생활에서 소극적 / 공격적 주장보다는 자기주장적 행동양식을 사용할 수 있도록 연습한다.</td></tr>
<tr><td rowspan="2">내 용</td><td>준비물</td><td>화이트보드(칠판), 상황양식</td></tr>
<tr><td>실시방법</td><td>1. 간단한 게임이나 이완 등으로 워밍업을 실시하고 새로운 회원이 있을 경우 사회기술훈련에 대해 소개한다.
2. 지난 시간 배운 것에 대해 간단히 복습한다.
3. 자신은 평소 어떠한 주장양식을 자주 사용하는지 이야기해 본다.
4. 상황을 설정하여 역할극을 통해 피드백을 받고 필요할 때에는 반복 연습한다.
5. 실생활에서 연습해볼 수 있도록 실천과제를 부여한다.
6. 소감을 이야기하며 마무리한다.</td></tr>
<tr><td>유의점 및 고려할 사항</td><td colspan="2">* 실생활의 다양한 상황들에 대해 주장행동을 할 수 있도록 반복해서 연습하는 것이 중요하다는 것을 강조한다.
* 회원 본인의 실제 경험 또는 현재 문제가 되는 상황에 적용해 보는 것이 바람직하지만, 진행자는 만약을 대비해 흔히 일어날 수 있는 상황을 준비해둔다.</td></tr>
<tr><td>응용방법</td><td colspan="2">* 세 가지 주장행동 중 자신은 평소 어떤 편에 속한 행동을 해왔는지 평가하기 위해 자기주장척도를 활용할 수 있다(사회기술훈련 별첨 7).
* 상황에 따라 2~4회 정도로 나누어 단계적으로 진행할 수 있다.</td></tr>
</table>

〈사회기술훈련 별첨 7〉

〈자기주장 척도(Assertiveness Scale: Rathus)〉

■ 질문을 읽고 보기에서 해당되는 번호를 찾아 쓰세요.

-2	-1	0	1	2
매우 그렇지 않다	다소 그렇지 않다	그저 그렇다	다소 그렇다	매우 그렇다

참 고 : * 표시는 역전환 점수

1. 대부분의 사람들이 나보다 더 주장적이고 자기표현을 잘하는 것 같다.*(　　)
2. 나는 '부끄러움' 때문에 데이트를 신청하거나 받아들이는 데 망설여진다.*(　　)
3. 음식점에서 주문한 음식이 마음에 들지 않을 때, 종업원에게 음식에 대한 불만 사항을 이야기한다.(　　)
4. 비록 나의 감정이 상하는 일이 있더라도 상대의 감정을 상하게 하지 않으려고 조심한다.*(　　)
5. 만약 판매원이나 점원이 나에게 여러 가지 물건을 보여주면서 애를 썼다면 그것이 내가 꼭 원하는 것이 아니어도 '안사요.' 라고 말하기 어렵다.*(　　)
6. 누군가가 나에게 무엇인가 하기를 요청할 때 나는 그 이유를 알고 싶다고 말한다.*(　　)
7. 나는 유익하고 활발한 토론을 기대할 때가 많다.(　　)
8. 나는 대부분의 다른 사람들처럼 현 위치에서 더욱 발전하려고 애쓴다.(　　)
9. 자신을 정당화하기 위해, 사람들은 가끔 나를 이용하려고 한다.*(　　)
10. 나는 처음 보는 사람이나 낯선 사람들에게 말을 건네는 것을 좋아한다.(　　)
11. 나는 종종 마음에 끌리는 이성에게 무슨 말을 해야할지 모를 때가 있다.*(　　)
12. 나는 공공기관이나 사무실로 전화하는 것을 주저한다.*(　　)
13. 개별면접보다 편지나 글로써 학교나 직장에 지원하는 것이 편리하다.*(　　)
14. 나는 구입한 물건을 바꾸는 것이 난처하다고 느낀다.*(　　)
15. 만약 가까운 가족(친척)이 나를 귀찮게 한다면 나는 괴로운 심정을 표현하기보다는 꾹 참는 편이다.*(　　)

16. 나의 말이 하찮게 들리지나 않을까 두려워하여 질문하는 것을 피해왔다.*(　　)
17. 나는 때때로 논쟁이 벌어지면 내가 정신이 없을 정도로 동요되지 않을까 두려워진다.*(　　)
18. 만약 유명하고 존경받는 강연자가 내가 생각하기에 틀린 말을 한다면 나의 생각이나 의견을 기꺼이 말할 것이다.(　　)
19. 나는 판매원과 물건 값에 대해 실랑이하는 것을 피한다.*(　　)
20. 내가 중요하고 가치 있는 일을 했을 때 나는 다른 사람들이 그것을 알도록 노력한다.(　　)
21. 나는 나의 감정에 대해 개방적이고 솔직하다.(　　)
22. 만약 누군가가 나에 대해 근거 없이 나쁜 소문을 퍼뜨리고 다닌다면, 가능한 한 빨리 그 사람을 만나서 확인하겠다.(　　)
23. 나는 '아니오.' 라고 거절하기 어려울 때가 있다.*(　　)
24. 나는 나의 감정을 표현하기보다는 억누르는 편이다.*(　　)
25. 나는 음식점이나 상점의 형편없는 서비스에 대한 불만을 얘기한다.(　　)
26. 누군가가 나에게 잘했다고 칭찬을 하면 즉시 무슨 말을 해야할지 망설여진다.*(　　)
27. 극장이나 강연회에서 옆에 앉은 사람들이 크게 말하면 조용히 해달라고 요구하거나 다른 곳에 가서 이야기하라고 부탁할 것이다.(　　)
28. 줄을 서 있는데 누군가가 새치기를 한다면 나는 그 사람과 다툴 것이다.(　　)
29. 나는 나의 의견을 즉각적으로 표현한다.(　　)
30. 나는 어떤 말도 즉시 이야기할 수 없을 때가 많다.*(　　)

사회 기술 훈련

채점 방법 및 해석

점수는 각 항목을 합하여 결정되고 −60점~+60점 사이에 분포한다. * 붙어 있는 항목들은 역으로 채점한다. −점수는 주장성이 없음을 +점수는 주장성을 반영한다.

〈사회기술훈련 8〉

<table>
<tr><td>제 목</td><td colspan="2">요청(요구)하기</td></tr>
<tr><td>치료목표</td><td colspan="2">자연스럽게 부탁하고 요청하는 방법을 배우고 연습한다.</td></tr>
<tr><td rowspan="2">내 용</td><td>준비물</td><td>화이트보드(칠판)</td></tr>
<tr><td>실시방법</td><td>1. 간단한 게임이나 이완 등으로 워밍업을 실시하고 새로운 회원이 있을 경우 사회기술훈련에 대해 소개한다.
2. 지난 시간 배운 것에 대해 간단히 복습한다.
3. 평소 무엇을 부탁하거나 요구하는 상황에서 어려움을 느낀 적이 있는지, 어떤 방법으로 요청했는지에 대해 이야기를 나눈다.
4. 요청기술을 연습해야 하는 필요성에 대해 이야기를 나눈 후 진행자가 정리해준다(스트레스를 받지 않으면서도 원하는 것을 얻을 수 있게 된다).
5. 요청의 단계나 주의점에 대해 교육한다(사회기술훈련 별첨 8).
6. 역할극 후 피드백을 준다.
7. 소감을 나눈다.</td></tr>
<tr><td>유의점 및 고려할 사항</td><td colspan="2">* 요청시 소극적/공격적이 아닌 자기주장적 방법을 쓰도록 자기주장에 관련된 회기를 먼저 진행한 후 연결하여 진행하는 것이 좋다.</td></tr>
<tr><td>응용방법</td><td colspan="2">* 진행자가 상황을 제시할 수도 있고, 회원들이 제시한 상황으로 진행할 수도 있다(사회기술훈련 별첨 8).</td></tr>
</table>

〈사회기술훈련 별첨 8〉

〈요청하기 교육자료〉

■ 요청의 기술

1. 눈맞추기(eye contact)
2. 태도는 공손하지만 당당하게(너무 굽실거릴 필요는 없다)
3. 불평하는 소리로 받아들여지거나 불쾌하지 않도록.
4. 상대방이 어떻게 해주기를 원하는지 정확하게 이야기한다.
5. 요청의 이유를 밝힌다.
6. 다음과 같은 말을 사용하는 것이 좋다.
   "실례지만(죄송하지만)…"
   "만약 …을 해 주신다면 정말 감사하겠습니다"
7. 상대방이 요청을 들어줄 경우 자신의 기분이 어떠할 것인지 말한다.

〈요청의 상황 예시〉

- 레스토랑에서 돈까스를 주문했는데 함박스테이크가 나왔다. 돈까스로 교환을 요구하고 싶다.
- 한달 전 친구가 5만원을 빌려가서 갚지 않고 있다. 오늘은 마침 그 돈이 급히 필요하여 그 친구를 만나 돈을 돌려받으려고 한다.
- 공부를 하는데 식구들이 옆에서 TV를 보며 떠들어서 방해가 된다.
- 같은 방을 쓰는 친구(동생)가 자주 방을 어지럽힌다. 깨끗이 정리를 해달라고 말하고 싶다.
- (직장에서) 업무나 지시사항이 잘 이해되지 않는다.
- 약국에서 약을 산 후 집으로 돌아오는 길에 거스름돈을 적게 받았다는 사실을 알게 되었다.
- 무거운 짐을 들고 있어 힘들다. 옆에 있는 동료에게 같이 좀 들자고 말하고 싶다.
- 친구에게 **을 같이 하자고 말한다(쇼핑, 식사, 운동…)
- **을 빌려달라고 부탁하기(옆집에서 망치 빌리기, 친구에게 카메라 빌리기 등)
- 낮병원 회원에게 라디오 소리를 낮춰달라고 요청하는 상황

〈사회기술훈련 9〉

<table>
<tr><td>제 목</td><td colspan="2">사 과 하 기</td></tr>
<tr><td>치료목표</td><td colspan="2">사회생활에 있어서 사과의 필요성을 인지하고 사과의 말 먼저 꺼내기, 적절한 태도로 사과하기, 상대방의 사과를 받아들이는 기술 등을 연습한다.</td></tr>
<tr><td rowspan="2">내 용</td><td>준비물</td><td>화이트보드(칠판)</td></tr>
<tr><td>실시방법</td><td>1. 간단한 게임이나 이완 등으로 워밍업을 실시하고 새로운 회원이 있을 경우 사회기술훈련에 대해 소개한다.
2. 지난 시간 배운 것에 대해 간단히 복습한다.
3. 사과하기의 필요성에 대해 이야기를 나누어본 후 진행자가 정리한다.
– 사회생활을 하다보면 아무리 조심스럽게 행동해도 타인에게 피해를 입히거나, 불쾌감을 주는 경우가 생길 수 있다. 그 때는 그 상황을 무시하거나 얼버무리기보다는 오히려 가능한 빨리 상대방에게 먼저 사과함으로써 그 상황을 훨씬 매끄럽게 해결할 수 있고, 폭넓은 대인관계를 맺을 수 있게 된다.
4. 바람직한 사과의 방법에 대해 토의한 후 교육한다.
5. 역할극 후 피드백을 준다.
6. 실천 과제를 부여하고 소감을 이야기한다.</td></tr>
<tr><td>유의점 및 고려할 사항</td><td colspan="2">* 사과해야 할 상황에서 하지 못했던 경험을 들어보고, 어떤 이유에서 하지 못했는지에 대한 이야기를 나누면 더욱 훈련의 필요성을 느끼고 자발적이고 적극적으로 참여할 수 있다.</td></tr>
<tr><td>응용방법</td><td colspan="2">* 역할연기 방법은 여러 가지 형태로 진행될 수 있다.
예: 두 명씩 짝지어 상황 연기 / 보조치료자와 회원이 짝지어 상황연기</td></tr>
</table>

〈사회기술훈련 10〉

제 목	거 절 하 기	
치료목표	다양한 거절 상황에서 공손하지만 분명하게 거절의 의사를 밝힐 수 있도록 거절 기술을 연습한다.	
내 용	준비물	화이트보드(칠판)
	실시방법	1. 간단한 게임이나 이완 등으로 워밍업을 실시하고 새로운 회원이 있을 경우 사회기술훈련에 대해 소개한다. 2. 지난 시간 배운 것에 대해 간단히 복습한다. 3. 거절하는 상황이나 이유에 대한 이야기를 나눈다. (예: 바빠서, 해줄 능력이 없어서, 해주고 싶지 않아서) 4. 거절 기술에 대해 설명한다. – 상대방을 바라보고, 부드러운 표정을 띤다. – 차분하지만 분명하게 말한다. – "미안하지만…","들어드리고 싶지만.." 등의 말을 덧붙이는 것이 좋다. – 필요시 거절의 이유를 밝힌다. 5. 예전에 거절하기 힘들었던 상황이 있으면 이야기해 보도록 하고 적절한 예를 골라 역할극을 한 후 피드백을 받는다. 6. 거절은 다소 높은 수준의 사회기술이 요구되는 어려운 기술이지만 꼭 필요한 것이므로 연습이 필요하다는 점을 강조하고, 때로는 거절하는 것이 부적절한 경우가 있다는 점을 상기시킨다. (예: 자신이 속한 집단에서 규칙을 지키는 문제 등) 7. 참여하면서 느낀 점이나 소감을 이야기한다.
유의점 및 고려할 사항	* 거절하는 것이 부정적인 결과를 초래할 수도 있다는 점을 알려주어야 한다. 이런 경우에는 '거절기술' 보다는 '타협기술'을 사용하도록 권유한다.	
응용방법	* 진행자가 미리 상황쪽지를 준비하여 쪽지를 뽑아 역할연기를 시행해도 된다(사회기술훈련 별첨 10).	

〈사회기술훈련 별첨 10〉

〈거절의 상황 예시〉

- 상사나 윗사람이 내가 하기 힘든 과도한 요구를 한다.

- 외판원이 영어회화 테이프(또는 다른 물품)를 사라고 한다. 돈은 있으나 나는 전혀 사고 싶은 마음이 없다.

- 어머니가(부인이) 옷을 사주었는데 고맙긴 하지만 솔직히 별로 마음에 들지 않는다. 바꾸고 싶다고 말하고 싶다.

- 친구가 내가 해놓은 숙제를 보여 달라고 한다. 매번 내것을 베끼는 친구가 얄밉고 내가 노력해서 한 것을 쉽게 보여주고 싶지는 않다.

- 내 물건을 잘 망가뜨리는 친구가 이번에는 내가 아끼는 녹음기를 빌려달라고 하는데 거절하고 싶다.

- 친구가 자리가 좁다며 앞으로 당기라고 한다. 내 자리도 좁기 때문에 비켜줄 수가 없는 상황이다.

- 저녁식사 후 친구와 만나기로 한 약속이 있어 나가려고 하는데 어머니가 심부름을 시킨다.

- 친구가(동료가) 모처럼 영화를 보자고 하는데 나는 매우 피곤한 상황이라 집에 가서 쉬고 싶다.

〈사회기술훈련 11〉

제　　목	타협 및 협상하기	
치료목표	대화기술이나 주장방법을 활용하여 타협의 과정을 익히고 연습한다.	
내　　용	준비물	화이트보드(칠판)
	실시방법	1. 간단한 게임이나 이완 등으로 워밍업을 실시하고 새로운 회원이 있을 경우 사회기술훈련에 대해 소개한다. 2. 지난 시간 배운 것에 대해 간단히 복습한다. 3. 때때로 어떤 일을 할 때 의견이 맞지 않을 수 있고, 그런 경우에는 타협기술이 필요함을 설명한다. 4. 타협기술에 대해 설명한다(사회기술훈련 별첨 11). 5. 미리 준비한 상황을 제시해 주거나 회원들의 경험을 바탕으로 역할극을 시행하여 피드백을 받고 타협하는 기술을 연습한다. 6. 소감을 이야기한다.
유의점 및 고려할 사항	* 타협 및 협상은 쉽지 않은 것이므로 어렵게 느끼는 것이 당연할 수 있다는 점을 이야기하고 꾸준한 연습이 필요함을 강조한다. * 역할극 시 사소한 태도나 말에 대해서도 긍정적인 피드백을 충분히 제공한다.	
응용방법	* 거절하기와 관련시켜 진행할 수 있다.	

〈사회기술훈련 별첨 11〉

〈타협하기 교육자료〉

■ 정의

타협이란 모든 것을 자기 마음대로 하거나 가지는 것이 아니라, 일부는 얻고 일부는 포기하는 것을 말한다. 타협의 목표는 서로가 받아들일 수 있는 해결책을 찾는 것이다.

■ 타협 및 협상의 방법과 절차

1. 자신의 관점을 간략하게 설명한다.
2. 상대방의 입장을 인정하면서 부드럽게 주장한다(자기주장적 행동).
3. 상대방의 관점을 경청한다. 상대방의 의견을 무시하거나 무조건 반대하는 것이 아니라는 점을 알려주는 것은 중요하다.
4. 상대방의 생각을 되물어 확인해야 오해를 막을 수 있다.
5. 타협안을 제시한다.

〈사회기술훈련 12〉

<table>
<tr><td>제 목</td><td colspan="2">문제해결기술 1</td></tr>
<tr><td>치료목표</td><td colspan="2">생활 속에서 일어날 수 있는 다양한 문제들에 대해 인식하고, 문제를 단계적으로 해결해 나갈 수 있도록 교육하고, 훈련한다.</td></tr>
<tr><td rowspan="2">내 용</td><td>준비물</td><td>화이트보드(칠판), 상황 제시 양식</td></tr>
<tr><td>실시방법</td><td>1. 간단한 게임이나 이완 등으로 워밍업을 실시하고 새로운 회원이 있을 경우 사회기술훈련에 대해 소개한다.
2. 지난 시간 배운 것에 대해 간단히 복습한다.
3. 문제해결방법에 대해 설명한다(사회기술훈련 별첨 12-①).
4. 미리 준비한 양식을 풀어보며 문제해결과정을 연습한다(사회기술훈련 별첨 12-②, 12-③).
5. 발표를 하면서 제시된 문제에 대한 의견을 나눈다.
6. 소감을 이야기한다.</td></tr>
<tr><td>유의점 및 고려할 사항</td><td colspan="2">* 본 회기에서는 문제해결의 단계와, 각 과정에서 고려할 점에 대한 이해에 중점을 둔다.
* 양식을 나누어주고 한 회원이 사례를 큰소리로 읽게 함으로써 주의를 집중시킬 수 있다.
* 문제해결 연습지 #1에서는 문제를 파악하고, 가능한 많은 대안을 설정하기에 중점을 두어 연습하도록 하고, #2에서는 최선책을 찾고 실현 가능한 계획 세우기에 초점을 맞추어 진행한다.
* 각 문제에 대해 굉장히 구체적인 해결방안을 이야기 해야 한다.</td></tr>
<tr><td>응용방법</td><td colspan="2">* 한 회에 진행되기에는 무리가 있으므로 참여 인원의 기능과 수를 고려하여 2~3회로 나누어서 진행한다.</td></tr>
</table>

〈사회기술훈련 별첨 12-①〉

〈 문제해결과정 교육자료〉

1. 문제정의
   - 문제가 무엇인지 정확하게 파악한다.
     예) 늦잠을 잔다(거의 정오가 되어서 일어난다).

2. 목표설정
   - 문제와 관련하여 바꾸어나가야 할 것 또는 새로 시행하거나 없애야 하는 것을 정한다.
     예) 일찍 일어난다 – 매일 아침 8시에 기상한다

3. 해결방법(대안)의 설정
   - 되도록 많은 방법을 생각해 본다.
     예) 가족들의 도움, 알람시계, 낮동안에 여러 가지 활동을 하여 일찍 잠자리에 든다, 약시간 조절 등등

4. 최선책 결정
   - 문제(목표)에 우선순위를 정한다; 가장 시급한 것 / 생활에 주는 영향이 큰 것
   - 각각의 대안(방법)들 검토; 각각의 장단점을 생각해 본다 / 실천이 가능한 것(실현가능성이 있는 것) / 쉬운 방법

5. 계획세우기
   - 선택한 해결책을 실행하는 데 필요한 자원과 어려움을 고려해서 계획을 세운다.
   - 실천 가능하도록 현실적으로 설정한다.
   - 기간을 설정한다.
     예) 1주일 동안 30분씩 일어나는 시간을 당긴다.

6. 실천

7. 검토 및 반성

〈사회기술훈련 별첨 12-②〉

〈문제해결과정 연습지 #1〉

■ 다음 사례를 보고 생각해봅시다.

사례1 A씨는 항상 늦게 일어난다. 그 전날 밤늦게까지 비디오를 보고 인터넷을 하다가 뒤늦게 잠자리에 들기 때문에 아침에 일찍 일어나기가 힘들다. 늦게 기상을 하면 가족들은 모두 각자의 볼일을 보러 나가고 없기 때문에 마치 자신이 혼자 있는 것처럼 느껴지고 가족들이 자신에게 무관심하다고 생각한다. 낮에는 특별한 일이 없으면 낮잠을 자거나 밥을 시켜 먹는다. 집에 돌아온 가족들은 어질러진 집을 보고 화를 내거나 밥을 시켜 먹었다고 꾸중을 하지만, A씨는 혼자서 밥 먹기도 싫고 밥을 차려먹는 것에도 익숙하지 않아서 자꾸 시켜먹게 된다. 자신의 입장을 이해해주지 못하는 가족들과는 더이상 이야기하기 싫어서 저녁 식사 후 함께 TV를 보거나 과일을 먹자는 권유에도 A씨는 자기 방에서 혼자 있는 시간이 많다.

1. 위 사례에는 어떤 문제가 있습니까?

   ①

   ②

   ③

2. A씨가 목표로 삼아야 할 것은 무엇인가요?

   ①

   ②

   ③

3. 목표를 달성하기 위한 대안을 생각해봅시다(문제해결방법)

   ①

   ②

   ③

4. 각 해결 대안에서 최선책을 고른다면?

5. 실천계획을 세워봅시다.

〈사회기술훈련 별첨 12-③〉

〈문제해결과정 연습지 #2〉

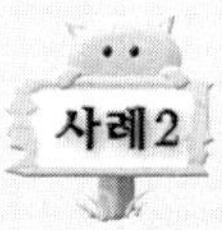

B씨는 직장에서 동료들과 다투는 일이 잦다. B씨 생각에 직장동료들은 항상 B씨 의견에 반대를 하는 것 같다. 회의가 끝나면 항상 기분이 우울하고 짜증이 나서 그 다음 일에도 지장이 많고 회사로 걸려오는 친구나 아내의 전화에도 이유없이 트집을 잡게 된다. 곰곰이 생각해보면 동료들의 의견이 틀린 것도 아닌데 내 의견이 안받아들여졌다는 점에 감정이 상한다. 그런 일이 생기면 다음에는 참아야지 하는 생각을 하지만, 막상 자존심이 상하면 생각과는 다른 심한 말과 행동이 나오게 된다. 금방 후회가 되지만 이미 엎질러진 물이다. 이런 일이 반복되다보니 동료들과도 서먹해지고 직장생활도 흥미가 떨어진다. 회사를 그만두고 싶기도 한다. 일은 일이고 동료들과 잘 지내고 싶은 마음이 간절하다.

1. 위 사례에서 나타난 B씨의 문제는 무엇입니까?

①

②

③

④

2. 1번에서 생각했던 문제들에 대해 우선순위를 정해보세요.

3. 1순위의 것을 목표로 삼고 그 목표를 달성하기 위한 방법을 생각해봅시다.

①

②

③

④

4. 각 해결대안에서 최선책을 고른다면?

5. 구체적인 실천계획을 세워보세요

〈사회기술훈련 13〉

<table>
<tr><td>제 목</td><td colspan="2">문제해결기술 2</td></tr>
<tr><td>치료목표</td><td colspan="2">문제해결 과정의 학습을 바탕으로, 자신의 문제를 생각해 보고 여러 가지 대안을 모색하며 해결과정에 맞추어 문제를 해결해 볼 수 있도록 한다.</td></tr>
<tr><td rowspan="2">내 용</td><td>준비물</td><td>작성지</td></tr>
<tr><td>실시방법</td><td>1. 간단한 게임이나 이완 등으로 워밍업을 실시하고 새로운 회원이 있을 경우 사회기술훈련에 대해 소개한다.
2. 지난 시간 배운 것에 대해 간단히 복습한다.
3. 현재 자신의 문제를 중심으로 작성지를 기록한다(사회기술훈련 별첨 13).
4. 작성한 것을 바탕으로 발표하고, 다같이 해결과정을 모색해 본다.
5. 실천과제를 부여하고, 소감을 나눈다.</td></tr>
<tr><td>유의점 및 고려할 사항</td><td colspan="2">* 한 회당 1~2명의 문제를 가지고 구체적으로 피드백을 주며 진행하도록 한다.
* 진행자는 사전에 회원들이 작성한 양식을 가지고 여러 가지 방법을 생각해 보고, 회원들 사이에 다양한 의견이 나오지 않을 때 보조치료자 등을 활용하여 적절한 방법을 제시해 줄 수 있어야 한다.
* 문제 인식, 대안 모색도 중요하지만 실천의 중요성도 강조한다.
* 해결방법에 대한 토의 중 필요할 경우 역할극을 시행하는 것이 좋다.</td></tr>
<tr><td>응용방법</td><td colspan="2"></td></tr>
</table>

〈사회기술훈련 별첨 13〉

〈문제해결〉

이름 : ________________

1. 최근 당신이 해결하고 싶은 문제는 무엇입니까?

2. 그 문제가 어떤 것인지 좀더 구체적으로 생각해 보세요.

3. 구체적인 목표를 설정해 봅시다.

4. 그 목표를 달성하기 위한 해결방법들을 최대한 많이 생각해 보세요.

5. 당신이 생각한 여러 방법들 중에서 가장 최선책은 어떤 것입니까?

6. 실천하기 위한 계획을 세워봅시다.

〈사회기술훈련 14〉

<table>
<tr><td>제 목</td><td colspan="2">일상생활 내 난처한 상황 연습</td></tr>
<tr><td>치료목표</td><td colspan="2">일상생활 내에서 벌어질 법한 다양한 상황들에 부딪혔을 때 어떻게 대처할지에 대해서, 이때까지 배운 지식과 경험을 토대로 연습해 보는 시간을 갖는다.</td></tr>
<tr><td rowspan="2">내 용</td><td>준비물</td><td>상황제시 양식</td></tr>
<tr><td>실시방법</td><td>1. 간단한 게임이나 이완 등으로 워밍업을 실시하고 새로운 회원이 있을 경우 사회기술훈련에 대해 소개한다.
2. 대처하기 곤란했거나 난처했던 경험에 대해 이야기해 본다. 어떤 상황이었으며 그 때 어떻게 행동했는지 구체적으로 이야기하도록 한다.
3. 다양한 상황을 제시한 후 어떻게 대처할 것인지에 대해 토의한다.
4. 회원들의 의견에 대해 적절하게 피드백을 준다.
5. 필요 시 역할극을 하도록 하며, 수정된 방법으로 다시 한 번 시행한다.
6. 소감을 이야기한다.</td></tr>
<tr><td>유의점 및 고려할 사항</td><td colspan="2">* 다양한 상황제시가 필요하다.
* 제시되는 상황은 구체적이어야 하고, 일상생활에서 흔히 일어남직한 일들로 구성한다(사회기술훈련 별첨 14).</td></tr>
<tr><td>응용방법</td><td colspan="2">* 다양한 상황이 있을 수 있으며, 상황을 미리 제시해 주지 않고 회원들의 경험을 물어보아 실제 있었던 경험을 바탕으로 시행할 수도 있다.</td></tr>
</table>

〈사회기술훈련 별첨 14〉

〈난처한 상황의 예〉

- 물건을 사려고 하는데(물건을 골라놓고 나서) 확인해보니 지갑이 없을 때
- 식사를 하러 가는데 서로 의견이 다를 때
- 나와 친한 사람 두 명이 서로 시비가 붙어 흥분한 상황일 때
- 주인의 허락도 받지 않고 친구가 내 라디오를 가져가서 고장 내 버렸을 때
- 실수로 아는 사람 옷에 커피를 엎질렀는데, 사과를 했는데도 계속 불쾌한 얼굴일 때
- 공식석상에서 내 상사(또는 동료, 가족)의 바지 지퍼가 열려 있는 것을 보았을 때
- 택시를 타서 한참을 달린 후 돈이 모자라다는 것을 알았을 때
- 중요한 행사를 앞두고 정장을 입었는데 동료가 실수로 내 옷을 더럽혔을 때
- 내일까지 꼭 제출해야 할 보고서(숙제)를 거의 다했는데, 컴퓨터가 이상이 생겨 저장한 것이 날아가 버렸을 때

〈사회기술훈련 15〉

제 목	자기관리기술	
치료목표	일상생활을 유지하는 데에 필요한 기술을 습득, 활용하도록 돕는다.	
내 용	준비물	화이트보드(칠판)
	실시방법	1. 간단한 게임이나 이완 등으로 워밍업을 실시하고 새로운 회원이 있을 경우 사회기술훈련에 대해 소개한다. 2. 자기관리기술은 어떤 것이며, 필요성과 중요성에 대해 이야기를 나눈다. 3. 자기관리기술의 주제 중 하나를 정하여 교육을 한다. ① 식사예절 – 같이 식사하는 사람에게 식사 권하기, 식탁에서의 대화, 식사 후 자리정리, 식당에서의 예절(음식별 예절, 메뉴선택과 주문 등) ② 위생관리 – 욕실에서의 개인위생(목욕, 구강관리, 생리적 현상에 대한 처리(여성회원의 경우 생리대 구입 및 처리), 화장실 사용의 에티켓 등 ③ 생활계획 짜기 – 생활 스케줄 짜기, 여가활동 및 취미활동 등 ④ 꾸미기 – 의복(계절과 상황에 맞는 옷과 악세사리), 머리손질, 화장과 면도 등 ⑤ 정보관리 – 필요한 정보 얻기(전화, 신문, 인터넷 등), 다이어리 작성(필요한 정보 메모하기, 다이어리 활용법) 등 ⑥ 금전관리(사회기술훈련 별첨 15-①) 4. 자신의 경우는 어떻게 하고 있는지에 대해 이야기를 나누고 프로그램을 통해 느낀 점이나 생각한 점을 이야기한다.
유의점 및 고려할 사항	* 교육을 할 때에는 최대한 구체적으로 자세하게 설명하도록 한다. * 위에서 제시한 6가지 교육내용 중 한 회당 한 가지 주제씩 다룬다. * 회원들의 전반적인 기능이나 상황을 고려하여 적절한 수준으로 교육하도록 한다. * 생활에서 실천할 수 있도록 실천 과제를 준다.	
응용방법	* 각 주제에 해당하는 외부 강사를 일일 초빙하여 교육할 수도 있다. * 일상생활 수행점검표(사회기술훈련 별첨 15-②)를 이용하여 일상생활 관리를 점검할 수 있다.	

〈사회기술훈련 별첨 15-①〉

〈금 전 관 리〉

이름 : ________________

1. 용돈규모

2. 용돈의 사용처

3. 금전 마련

4. 돈의 보관

5. 나의 금전사용습관

6. 금전출납부

날짜	내용	수입	지출	잔 액

〈사회기술훈련 별첨 15-②〉

〈삼성서울병원 낮병원 회원 일상생활 수행점검표〉

년　　월　　일, 이름 : ____________

행동영역	번호	세 부 행 동	○	△	×
개인위생	1	세수와 양치질은 매일 2회 이상 한다			
	2	2일에 한 번 이상 머리를 감고,1주일에 한 번 이상 목욕을 한다			
	3	매일 아침 면도를 한다(남) / 매일 아침 화장을 한다(여)			
	4	머리 빗질을 잘하며 손질한다			
	5	계절과 장소에 맞는 옷을 깨끗하고 단정하게 입는다			
가사활동	6	잠자리 정돈은 직접한다			
	7	내 방 청소는 내가 한다			
	8	세탁이나 옷정리를 직접 하거나 돕는다			
	9	식사준비나 설거지를 하거나 돕는다			
식사	10	정해진 시간에 다른 사람들과 함께 먹는다			
	11	식사예절을 지킨다			
돈관리	12	필요한 물건은 직접 산다			
	13	용돈은 계획적으로 적절하게 사용한다			
낮병원 활동	14	대중교통수단을 이용한다			
	15	일주일에 1회 이상 결석, 지각, 조퇴하지 않는다 (결석: X / 지각, 조퇴: △)			
	16	약물을 규칙적으로 복용한다			
	17	회원 및 치료자를 만났을 때 반갑게 인사한다			
	18	집단활동 진행 중 무단으로 자리를 떠나지 않는다			
	19	집단활동 진행에 맞추어 적극적으로 참여한다			
	20	사용한 컵, 쓰레기는 스스로 치우고 개인사물을 잘 관리한다			
대인관계	21	대화 시 시선을 맞추고 남의 이야기를 경청한다			
	22	목소리의 크기와 속도를 적당히 조절하며 대화한다			
	23	자발적으로 화제꺼리를 내놓는다			
	24	가족들과 잘 어울리며 문제를 터놓고 상의한다			
	25	친구나 친척에게 전화를 걸거나 만나서 소식을 주고받는다			
합계					

연극치료

제 5 장

1. 연기훈련
2. 운동경기 마임으로 표현하기
3. 즉흥 연기
4. 사물 사용하여 표현하기
5. CF만들기
6. 대본읽기
7. 뮤직비디오 (립싱크)
8. 남성 Vs 여성 베스트 3
9. 과장해서 표현하기
10. 동화구연
11. 감정의자
12. 인간벽화
13. 대인관계도 만들기
14. 무인도
15. 꿈가게

연극치료

■ 연극치료의 개념

연극이라는 방법을 활용하여 치료를 촉진시키고 좀더 만족스러운 재사회화를 이루기 위한 프로그램이다. 흔히 알고 있는 심리극(사이코드라마)도 연극치료의 한 형태라고 볼 수 있다.

■ 연극치료의 효과

1. 상상하지 못했던 기발한 생각들과 순발력 있는 연기를 통해 재미있고 즐거운 분위기 속에서 웃음을 유발하고, 스트레스 해소의 기회를 제공한다.
2. 많은 인원이 무대로 나와 연기를 함으로써 집단의 친밀성을 높이고 소극적인 회원의 자연스러운 활동 참여를 유도하여 자발성과 자신감을 증진시킨다.
3. 자신이 미처 깨닫지 못했던 잠재력을 개발하고 창의성을 도모한다.
4. 연극의 다양한 기법을 활용하여 자기 표현력을 향상시킨다.

■ 유의점

1. 팀 배분 / 짝(pair)짓기

회원의 적극성, 기능을 고려하여 적절히 섞되, 억지로 짝을 지어주지 말고 최대한 자연스럽게 구성한다. 워밍업 시간을 이용해 자리를 섞어주는 것도 좋은 방법이다.

2. 최대한 편안한 복장으로 임하도록 한다.
3. 보조진행자의 역할
   1) 프로그램의 목적과 방법을 회원들이 이해하기 쉽게 시연을 보인다.
   2) 팀 내에서 역할을 정하거나 대사를 정할 때 최대한 회원 중심으로 논의, 진행되도록 한다. 역할을 지정해 주거나 대사를 정해 주는 일은 삼가되 회원들이 미처 생각하지 못하는 아이디어를 낼 수 있도록 하며 역할이 고루 배분될 수 있도록 조정한다.
4. 조명, 음악의 활용

시연하기 전 조명이 켜지면서 음악이 잔잔히 깔리면 극적인 분위기 조성에 도움이 된다. 조명이 여의치 않을 경우 음악만으로도 극의 효과가 커진다.

5. 본 프로그램이 원활히 진행되기 위해서는 충분한 워밍업이 이루어지는 것이 좋다. 워밍업의 목적은 신체적 워밍업, 집단의 신뢰감(친밀감) 형성, 자발성 향상 등이다.

■ 연극치료에서 자주 활용하는 워밍업 기법

1. 내가 좋아하는 시간

바닥에 커다란 시계가 있다고 가정하고 회원들에게 자기가 좋아하는 시간의 위치에 가서 서게 한다. 예를 들어 3시를 좋아하면 숫자 3의 위치에 서고 7시를 좋아하면 숫자 7의 위치에 서면 된다. 시계는 12시간을 나타낼 수 있기 때문에 오전과 오후 시간이 겹치게 된다. 자기가 좋아하는 시간의 위치에 가서 서게 되면 회원들에게 그 시간에 서게 된 이유에 대해서 질문한다. '싫어하는 시간' 으로 바꾸어 진행해도 좋다.

2. 몸으로 인사하기

그룹 내에서 두 사람씩 짝을 짓게 한 후 다음과 같은 활동을 지시한다. 짝을 바꾸어가면서 시행한다. 활동의 내용은 진행자가 새로운 내용으로 수정하거나 개발할 수 있다.

활동 예) 서로 안마를 해주며 즐거웠던 경험나누기
서로 등을 맞대고 싫어하는 사람에 대해서 이야기하기
서로 이마를 맞대고 장래의 꿈에 대해서 이야기하기
어깨동무하고 자신의 고민에 대해서 이야기하기
팔베게를 하고 부모님에 대해서 이야기 나누기 등등

3. 목소리로 감정 표현하기

모두가 원을 만들어 선다. 진행자는 워밍업을 위해 목소리를 키우는 훈련을 하겠다고 얘기하고, 숫자가 올라가면서 목소리가 점점 커져야 한다고 설명한다. 진행자가 먼저 '나는 하나요' 라고 말하면서 시작하고 옆의 사람은 그보다 더 크게 '나는 둘이요' 라고 말하고, 그 옆 사람은 더 큰 목소리로 '나는 셋이요' 라고 말한다. 이렇게 해서 점점 목소리를 키워나가고, 중간에 목소리가 작아졌으면 다시 시킨다. 이렇게 훈련이 되면, 목소리의 크기 대신에 감정을 넣어 슬픈 감정, 기쁜 감정, 화난 감정을 표현하게 한다. 즉, 숫자가 늘어날 수록 점점 더 슬퍼지고, 기뻐지고, 화가 나게 되는 것이다. 감정이나 목소리가 최대한 올라갔을 때 거꾸로 점점 작아지게 하는 방법도 있다.

4. 나의 고향

바닥에 가상의 우리나라 지도가 있다고 상상하게 한다. 서울은 이쪽 부산은 저쪽으로 방향을 정하고 자신의 고향에 가서 서게 한다. 자신의 출신지역 위치에 선 후, 서로 위치를 확인하고 그곳에서의 생활은 어땠는지를 얘기해 본다.

5. 소시오메트리(Sociometry)-현재 내 기분

바닥에 0에서 100까지 수치가 매겨진 상상의 자가 있으며 0점은 최악의 기분, 100점은 최상의 기분을 나타낸다고 가정한 후 현재 자신의 기분점수가 몇 점인지를 생각해 보고 그 기분의 위치에 가서 서게 한다. 같은 점수는 줄을 맞추어 한 줄로 서면 된다.

진행자는 회원들이 표현한 기분점수를 물어 왜 그 점수의 기분을 느끼는지를 확인한다. 이를 통해 회원들의 역동을 알 수 있다.

6. 칭찬 선물하기

회원들 각각에게 선물을 하나씩 하되, 그것을 동작으로 표현하여 주도록 하고 받는 사람은 그것이 무엇인지 알아맞추어 본다. 선물을 하는 사람은 그것이 무엇인지, 왜 그것을 주고 싶었는지 설명한다. 물건도 좋고, 미소나 감정 등 눈에 보이지 않는 것이어도 좋다.

7. 가족의 입장에서 자기 소개하기

가족 중 한 사람의 입장이 되어 자신을 소개해본다. 예를 들어, 한 회원이 어머니 입장에서 자기 소개를 한다면, "안녕하세요. 저는 낮병원 회원 ○○의 엄마 되는 사람입니다. 우리 ○○는 키도 크고 눈도 크지요. 요즘 아침에 일어나기를 힘들어 해서..내가 깨운다고 애를 먹는답니다. 물도 뿌리고 이불도 들치고..별별 방법을 다 쓰지요. ○○는 낮병원 회원 중에 ××랑 제일 친한 것 같더라구요..."와 같이 내 이야기를 남의 입장에서 하도록 한다.

8. 가자! ~으로

진행자가 '가자! ○○○으로'라는 구호를 외치면 ○○○라는 장소에서 이루어지는 행동을 전체가 하면 된다. 예를 들어, '가자! 목욕탕으로'라고 하면 회원들은 각자 자신이 목욕탕에 있는 것처럼 행동하면 된다. '가자! 학교로', '가자! 백화점으로' 등 장소를 바꾸어 가면서 진행한다.

〈연극치료 1〉

<table>
<tr><td>제 목</td><td colspan="2">연 기 훈 련</td></tr>
<tr><td>치료목표</td><td colspan="2">연기훈련을 통해 신체를 이완하고 상상력을 자극하며 친밀한 관계를 형성한다.</td></tr>
<tr><td rowspan="2">내 용</td><td>준비물</td><td>오디오, 조용한 음악 CD 또는 테이프</td></tr>
<tr><td>실시방법</td><td>1. 신체와 정신을 이완하고 풍부한 감성을 경험하도록 연습하는 연기훈련 방법들 중 비교적 난이도가 낮은 것을 선택한다(연극치료 별첨 1).
2. 진행자가 훈련 내용에 대해 자세하게 설명을 하고, 시연한 후에 회원들 모두가 같이 해보도록 한다.
3. 소감을 이야기하며 종결한다

〈진행의 예〉
1. 이완훈련 : 명상하기(5분)
2. 동작훈련 : 하늘땅(5분) → 벽돌들기(5분) → 느린동작(5분) → 빠른동작(5분) → 시이소(5분)
3. 느낌 및 소감 나누기 (10분)</td></tr>
<tr><td>유의점 및 고려할 사항</td><td colspan="2">* 동작을 크게 취할 수 있도록 한다.
* 최대한 편안한 복장으로 참여한다.
* 각 개인당 움직일 수 있는 공간을 최대한 확보해 주어야 편안하고 자유롭게 활동할 수 있다.
* 공간이 충분히 확보되지 않을 경우에는 집단에서 할 수 있는 방법보다는 혼자서 할 수 있고 큰 공간이 필요 없는 방법들을 선별하여 적용한다.
* 이완훈련시 조용한 음악을 틀어주면 좋다.</td></tr>
<tr><td>응용방법</td><td colspan="2">* 하나의 기법에 좀더 오랜 시간을 할애하여 여러 번 반복하여 동작이 익숙해지도록 충분히 연습하는 것도 좋다.
* 위에서 제시된 방법 이외에도 다양한 연기훈련 방법을 사용하여 시행할 수 있다(연극치료 별첨 1 참조).</td></tr>
</table>

〈연극치료 별첨 1〉

〈연기훈련 자료〉

■ 벽돌들기

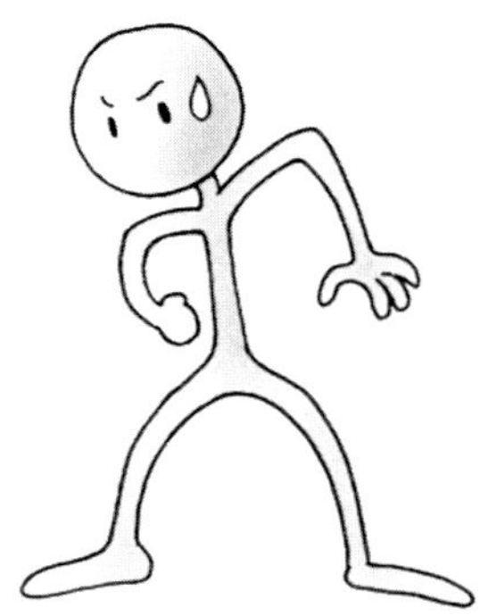

상상으로 1, 3, 5, 10, 20kg의 벽돌을 각각의 손에 든다. 조금씩 무게를 늘려가며 무게감을 상상해 보고 표현하도록 한다. 무게가 많아질수록 몸의 기울기, 손의 쥐는 모양이 달라질 것이다. 다음은 오른손과 왼손에 각기 다른 무게의 벽돌을 들어본다. 다음은 벽돌이 아니라 똑같은 무게의 쇠구슬을 들어본다. 다음은 같은 부피 또는 같은 무게의 종이뭉치를 들어본다.

이와 같이 드는 대상을 바꾸면서 구체적으로 자신이 손에 들고 있는 것의 무게와 질감을 느낄 수 있어야 하며, 단순히 손으로만 드는 것이 아니라, 근육 하나하나의 움직임이 온몸에 전달되도록 온 몸을 사용하여 표현한다.

■ 실끌어올리기

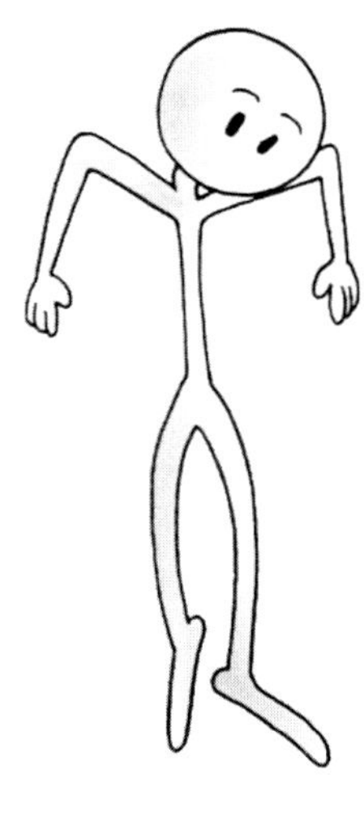

"팔꿈치-손목-손가락-팔"의 순서로 마치 실이 연결되어 끌어올리는 듯한 동작으로 스트레칭시킨 다음, 한순간 무너지듯 "와우"하며 한숨을 내쉬며 주저앉는다.

마치 팔, 다리가 실로 막대에 연결된 꼭두각시 인형처럼 움직여본다.

■ 하늘땅

제자리에서 발을 적당한 넓이로 벌리고 바른 자세를 유지한 상태에서 팔을 최대한 높이 뻗어 마치 거인과 같이 되어 최대한의 공간을 채운 후 힘을 뺀다.
두번째는 난장이가 된 것처럼 몸을 최대한 작게하여 바닥에 웅크린다. 이와 같이 커지고 작아지고를 반복한다. 몇 차례의 반복이 끝나면 이번에는 몸이 커지고 작아지는 것에 맞추어 목소리를 낸다.
이 훈련은 참여 회원들이 스스로 공간의 일부로 변화되기 위한 기본적인 작업으로서 몸과 목소리가 커지고 작아지는 것을 반복하면서 상대적인 공간의 크기와 자신의 존재에 대하여 고찰하도록 한다.

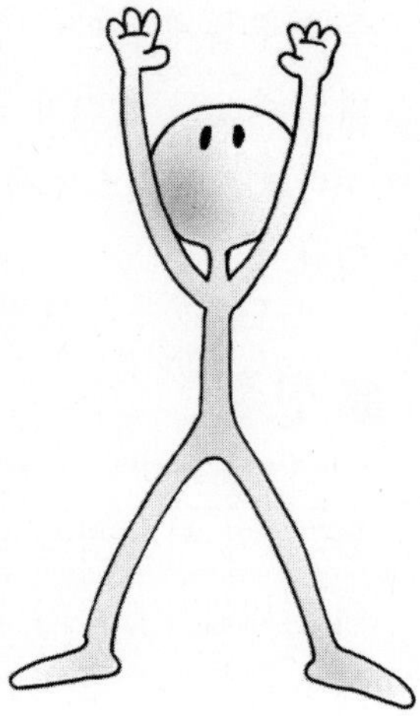

■ 벽밀기

양 옆, 앞, 위의 방향으로 벽을 밀어내는 동작을 천천히 취한다.

■ 시이소

두 명의 회원이 서로 마주 서서 발끝을 맞대고 있다. 서로 손을 잡고 한 명은 바닥에 앉고 다른 한 명은 서 있다. 서로 약간씩 당기면서 무릎이 닿지 않도록 한다. 이 상태에서 앉은 회원은 일어나고 선 회원은 앉는다. 만일 서로간의 힘의 분배가 정확하지 않다면 일어서고 앉는 움직임은 부드럽지 못하거나 넘어질 것이다. 반드시 서로의 발끝을 모아야 하며 힘의 조절에 의하여 균형을 유지해야 한다.

■ 느린 동작

다양한 종류의 상황 설정 후 느린 동작을 훈련한다. 아주 간단한 걸음걸이부터 시작해서 강한 바람 속을 뛰는 것까지 최대한 느린 동작으로 자유롭게 무대를 돌아다닌다.

■ 빠른 동작

다양한 상황 설정 후 행동을 가장 빠르게 진행해 본다. 가장 빠른 동작으로 무대를 자유롭게 돌아다니다가 다른 회원과 마주치면 인사를 하고 대화를 한다. 물론 말의 속도도 빨라야 한다. 빠르게 돌아다니고 여러 사람과 부딪히며 이야기를 나누다보면 자연스럽게 몸이 부딪히게 되고, 웃음이 터져 나오는 상황을 연출할 수 있다.

■ 진주

동그랗게 서서 팔을 교차시켜 옆으로 쭉 펴고 상대방의 손바닥을 마주대고 있다. 이 상태에서 모두가 목걸이에 꿰어 있는 진주라고 상상한다. 목걸이가 되어 무대의 이곳저곳을 움직인다. 그러다가 지휘자가 그 진주(회원 중 하나)를 빼내서 줄을 끊고 땅에 떨어지게 한다면 다른 진주들도 땅에 떨어질 것이다. 회원들은 줄이 끊어진 이후의 상태를 표현해야 한다.

■ 일렬로

아무런 질서 없이 그냥 이곳저곳을 왔다갔다 움직이다가 진행자가 '키순서대로'를 외치면 최단 시간 내에 모든 배우들이 키 순서대로 일렬로 선다. 진행자는 일정한 시간 간격으로 외칠 것이 아니라 템포를 바꾸어 외치는 순간을 조절한다. 단순하게 배우들의 순발력을 요구하는 '옷 색깔의 밝고 어둡고' 등으로 교차하면서 각 배우들이 자신이 소유한 것을 하나씩 꺼내게 한 다음 그 중에서 가장 작은 것을 가진 사람부터 서게 하는 것이나 2명 혹은 서너 명 씩 짝을 짓게 할 수 있다. 또한 '마름모꼴(삼각형)을 만드세요' 등과 같은 순간적인 판단력을 요구하는 주문 혹은 '고양이(아이, 자전거) 흉내를 내며 일렬로' 등과 같이 표현력을 요구하는 주문을 할 수도 있다. 물론 진행자가 주문을 외친 시간부터 줄을 서는 시간은 언제나 최단 시간이며, 주문의 실행이 끝나면 다시 모든 상황을 잊어버리고 순순하게 자신의 충동에 따라 자유스럽게 움직이는 상태로 돌아가야 한다.

「연기훈련지침서- 연기훈련 백서른두가지」, 김균형 편역, 예니출판사

〈연극치료 2〉

<table>
<tr><td>제 목</td><td colspan="2">**운동경기 마임으로 표현하기**</td></tr>
<tr><td>치료목표</td><td colspan="2">동작과 표정으로만 여러 가지 상황을 표현함으로써 자신감과 자기표현력, 창의성을 증진시킨다. 또한 의사소통에 있어서 비언어적 요소의 중요성을 인식시킨다.</td></tr>
<tr><td rowspan="2">내 용</td><td>준비물</td><td>오디오, 흥겨운 음악</td></tr>
<tr><td>실시방법</td><td>1. 간단한 워밍업을 실시한다. 너무 빠르지 않으면서 흥겨움을 줄 수 있는 음악을 틀면 좋다.
- 얼굴근육 이완(눈, 눈썹, 볼, 입 등 움직이기), 호흡훈련, 간단한 마임 기본동작(연극치료 별첨1) 등.
2. 말로 설명하지 않고, 바디랭귀지로 운동경기를 표현해 본다. 진행자가 먼저 시연해 준 후 회원들이 차례로 표현한다.
3. 다른 회원들은 무엇을 표현한 것인지 알아맞힌다.
4. 처음에는 한 사람씩 다음은 두 명, 세 명, 아홉 명(한팀), 두 팀으로 점점 함께 표현하는 인물 수를 늘려 진행한다.
예: 1인(스키, 수영) / 2인(테니스, 탁구) / 3인 이상(농구, 축구, 배구 등)
5. 소감을 나누면서 종결한다.</td></tr>
<tr><td>유의점 및 고려할 사항</td><td colspan="2">* 진행자가 쉽게 생각하기 힘든 다양한 종목들을 미리 준비해서 연습해 두면 진행의 느슨함을 막을 수 있다.
예: 경보, 뜀틀, 펜싱, 봅슬레이, 철인3종경기, 투포환, 복싱(권투), 씨름, 썰매타기, 수중발레, 조정경기(카누), 핸드볼, 미식축구, 하키 등</td></tr>
<tr><td>응용방법</td><td colspan="2">* 바디랭귀지로 표현할 수 있는 주제는 다양하므로, 주제를 바꾸어 진행이 가능하다.
예: 음식(요리) ; 짜장면, 피자, 송편(만두), 설렁탕, 김밥 등 / 동물 / 직업 / 악기연주 / 낮병원 회원이나 치료진의 특징이나 버릇 등</td></tr>
</table>

〈연극치료 3〉

<table>
<tr><td>제 목</td><td colspan="2">즉흥 연기</td></tr>
<tr><td>치료목표</td><td colspan="2">대본 없이 대사나 행동을 자유롭게 연기함으로써 자신감을 얻고 창의성과 자발성, 자기표현을 촉진한다.</td></tr>
<tr><td rowspan="2">내 용</td><td>준비물</td><td>상황제시 용지, 오디오, 음악 CD나 테이프, 의자</td></tr>
<tr><td>실시방법</td><td>1. 3~5명을 한 팀으로 하여 팀을 나눈다.
2. 특정상황이 적힌 용지를 나누어준다(연극치료 별첨 3-①).
3. 팀별로 5~10분의 토의 및 연습 시간을 주고 제시된 상황이 어떤 상황인지 분석하고 각 역할에 대한 의견을 자연스럽게 나누고 배분하도록 한다.
4. 한 팀씩 나와 각 상황을 연기한다.
5. 시연한 상황을 보고 어떤 상황을 표현한 것인지, 회원들의 연기는 어떠했는지 등에 대해 자연스럽게 이야기를 나눈다.
6. 다른 팀이 나와서 같은 방법으로 진행한다.
7. 모든 팀의 시연이 끝나면, 프로그램에 참여한 소감을 이야기하며 마친다. 이 때는 주로 팀 내 역할분담이나 의견 조정시 생각한 점, 자신이 연기를 하거나 다른 팀의 연기를 보며 느낀 점 등에 대해 이야기 한다.</td></tr>
<tr><td>유의점 및 고려할 사항</td><td colspan="2">* 팀 내의 보조진행자는 역할을 정하거나 대사를 정할 때 최대한 회원 중심으로 논의, 진행되도록 한다.
* 진행자는 회원이 실감나게 연기를 할 때 칭찬해 주고, 분위기가 활발해지도록 격려한다.
* 팀별 연습시간에는 역할배분과 간단한 줄거리 정도만 정하고, 대사나 행동은 무대에 나와서 즉흥적으로 연기하도록 격려한다.
* 제시된 상황에 얽매이지 말고, 그것을 바탕으로 구체적이고 새로운 내용을 창출하거나 없던 배역을 정해도 좋다.</td></tr>
<tr><td>응용방법</td><td colspan="2">* 진행자가 상황을 미리 제시하지 않고 회원이 직접 상황을 만들어 즉흥연기를 할 수 있다. 이 때는 2회로 나누어 본회 진행 후 실시하면 효과적이다.
* 단어연상연기(연극치료 별첨 3-②)</td></tr>
</table>

〈연극치료 별첨 3-①〉

〈즉흥연기의 예〉

■ 상황 1

어떤 여자가 길을 가고 있다. 그 뒤에 한 남자가 따라가고 있다. 한참을 여자를 따라가던 남자가 여자의 어깨를 치며 "저 잠깐만요" 라고 이야기하자, 여자는 "따라오지 마세요" 라고 하며 성급히 걸어간다.

■ 상황 2

두 사람이 ○○에서 의자에 앉아(혹은 서서)이야기를 나누고 있다. 다과를 먹으며 자신이 보았던 영화 얘기, 책의 내용 등에 대해서 이야기를 나누고 있다. 표정은 밝고 서로의 이야기에 관심을 가지고 있어 대화는 활발히 진행되고 있다. 그러나 갑자기 한 사람이 고통도 슬픔도 아닌 어떤 찡그린 표정을 짓더니 황급히 문을 박차고 나간다. 남은 사람은 황당하기도 하고 궁금하기도 한 표정을 짓고 있다.

■ 상황 3

왁자지껄한 까페(혹은 나이트) 안이다. 크게 신나는 음악이 흐르고 사람들은 서로 이야기를 하느라(춤을 추느라) 정신이 없다. 그 때 어떤 사람이 비틀거리며 막 화장실에서 나왔다. 한무리의 사람들이 그 사람을 보며 한없이 웃기 시작한다. 재미있어 죽겠다는 듯하기도 하고, 비웃는 듯 하기도 한 웃음이다. 그 사람은 영문을 몰라 당황스러워 하다가 자기 자리로 되돌아간다.

■ 상황 4

학교 교실이다. 한 사람이 교실로 들어서는데, 교실이 시끄럽다. 싸움이 일어난 것 같다. 주먹질과 발길질이 오가고 심각한 싸움이 될 것 같다. 반 아이들은 말리지 않고 있다. 이 사람은 화가 난 표정이다. 한참을 싸우는 것을 보고 있다가 "야!"라고 짧게 소리친다. 교실의 모든 학생들이 쳐다보고 순간 조용해진다.

〈연극치료 별첨 3-②〉

〈단어연상연기〉

■ 준비물

단어 쪽지(작은 쪽지에 쓰거나 프린트해서 회원들이 제비뽑기 형식으로 뽑을 수 있도록 한다), 음악

■ 실시방법

단어가 적힌 쪽지를 이용해 그 단어를 보고 떠오르는 생각이나 경험, 느낌을 동작 및 상황 연기로 표현해본다.

■ 단어의 예

질투	싸움	남여
행복	목욕탕	아기
여유	봄	할머니
고독	여름	학교
눈물	솜사탕	나무
자전거	바다	사랑

〈연극치료 4〉

제 목	사물 사용하여 표현하기	
치료목표	사물을 보고 떠오르는 발상을 마음껏 표현하도록 함으로써 상상력과 순발력을 키우며, 자기표현의 기회를 통해 자발성을 촉진하고 자신감을 길러준다.	
내 용	준비물	다양한 사물, 의자 또는 탁자, 오디오, 음악 CD나 테이프
	실시방법	1. 준비한 사물을 의자나 탁자 위에 올려 놓는다. 2. 사물을 보고 충분히 생각할 시간을 갖는다. 3. 순서에 관계없이 한 사람씩 나와서 준비된 사물들을 보고 떠오르는 생각을 마음껏 표현하도록 한다. 장면에 대한 연기도 좋고 간단한 동작 표현도 좋다. 4. 물건 본래의 용도에 구애받지 않고 즉흥적이고 창의적으로 표현하도록 한다. 예: 자 – 총, 집게, 빗자루, 수화기(전화) 바구니 – 모자, 그릇 등으로 다양하게 연출이 가능하다. ; 자를 보고 생각난 고등학교 선생님(숙제 안해온 학생을 자로 때리는 모습)을 나타냄, 바구니를 끼고 성냥팔이 소녀를 연기, 바구니를 머리에 쓰고 자를 지팡이처럼 잡고 맹인처럼 걸어다님. 5. 소감을 이야기하며 종결한다.
유의점 및 고려할 사항	* 여러 가지 도구들을 준비한다. * 같은 사물을 여러 개 준비하면 더욱 다양한 즉흥 연기가 나올 수 있다. 예: 자 2개를 이용하여 쓰레기 줍는 집게를 표현 * 물건을 보고 즉흥적으로 새로운 아이디어를 떠올리는 것은 쉬운 일이 아니므로, 생각할 수 있는 충분한 시간을 준다. * 순서에 관계없이 생각이 나는 사람이 자발적으로 나와서 표현하도록 하는 것이 자연스러운 분위기 조성에 도움이 된다. 한 사람이 여러 번 나와도 좋다. * 진행이 잘 안 될 경우 보조 치료자가 시범을 보인다.	

응용방법	* 본 프로그램은 다른 연극치료 프로그램의 워밍업으로 진행해도 좋다. * 한 사람씩 나와서 표현하고 들어가도록 하는 방법도 있고, 한 사람이 연기하는 것을 보고 다른 사람이 이어서 이야기를 진행해 나가도록 할 수도 있다. * 처음에는 한 명씩 나와서 표현하다가 활동이 다양해지고 활발해지면 두세 명이 나와서 같이 즉흥적으로 표현하고 상대방의 연기에 대해 반응하며 진행해도 좋다. 예: A가 자를 지팡이처럼 집고 맹인처럼 걸어다니며 구걸을 한다. B는 이를 보고 자를 빗자루, 바구니를 쓰레받이 삼아 근처를 지나는 착한 환경 미화원 연기를 하며 두 사람이 대화를 진행해나간다. 준비된 사물을 여러 가지로 활용해가면서 다양한 동작과 대화를 할 수 있다.

〈연극치료 5〉

<table>
<tr><td>제 목</td><td colspan="2">CF 만들기</td></tr>
<tr><td>치료목표</td><td colspan="2">팀별 활동을 통해 집단 내 의견을 조정하고 통합하는 기술을 연습할 1회를 제공하며, 개인별 시연이 아니므로 소극적이고 자신감이 없는 회원에게 부담감 없이 자기표현을 할 기회를 제공한다.</td></tr>
<tr><td rowspan="2">내 용</td><td>준비물</td><td>오디오, 음악 CD나 테이프, 광고 카피나 사진</td></tr>
<tr><td>실시방법</td><td>1. 최근 유행하고 있는 CF, 나에게 인상적이었던 CF 등에 대해 자연스럽게 이야기를 나눈다.
2. 팀을 나누어, CF를 제작하도록 한다.
주제나 내용에 제약은 두지 않되, 팀원 모두가 참여하도록 유도한다.
3. 연습 시간을 준 후(10~15분 정도) 팀별로 시연한다.
4. 소감을 이야기하며 종결한다.</td></tr>
<tr><td>유의점 및 고려할 사항</td><td colspan="2">* 진행자가 미리 최근 유행하는 광고사진이나 카피를 준비하여 보여주어 아이디어를 제공한다.
* 새로운 아이디어를 내어 CF 한 편을 만드는 것을 힘들어한다면, 기존의 CF를 그대로 모방하여 연기를 하게 해도 좋다.
* 내용구성이나 역할배분은 회원들이 주도적으로 진행해 나가도록 하되, 소외되는 회원이 없도록 팀 내에 보조진행자가 한 명 이상 참여하는 것이 좋다.</td></tr>
<tr><td>응용방법</td><td colspan="2">* 공익광고 만들기
– 팀별로 짧은 공익광고를 만들어 발표하도록 한다. 주제는 흡연, 교통사고 예방, 생활질서, 알코올, 환경오염 등 다양하며, 팀원들이 광고카피를 만들고 그것을 효과적으로 나타낼 수 있는 줄거리를 구성하여 직접 시연한다.
* CF 패러디
– 기존의 CF를 패러디하여 새롭고 재미있는 광고 한편을 제작하여 발표하도록 한다. 진행방법은 동일하나 기존의 CF나 광고 카피 내용의 일부만 활용한다는 점이 다르다.</td></tr>
</table>

〈연극치료 6〉

<table>
<tr><td>제 목</td><td colspan="2">대 본 읽 기</td></tr>
<tr><td>치료목표</td><td colspan="2">대본을 읽으면서 상황에 맞는 감정을 느끼고 적절하게 표현하는 능력을 향상시켜 자기표현에 대한 자신감을 갖도록 한다.</td></tr>
<tr><td rowspan="2">내 용</td><td>준비물</td><td>대본</td></tr>
<tr><td>실시방법</td><td>1. 참여 인원에 따라 3~4팀으로 나누어 진행한다.
2. 3~5분 정도 분량의 대본을 준비하여 팀별로 나누어 준다.
3. 팀별로 역할을 정하고 연습할 시간을 준 뒤(5~10분) 연기하게 한다.
4. 정확한 발음과 알맞은 목소리 크기로 대본을 읽도록 하고, 대사나 상황에 맞는 감정을 느껴보고 이를 표현하도록 한다.
5. 소감을 이야기하며 종결한다.</td></tr>
<tr><td>유의점 및 고려할 사항</td><td colspan="2">* 회원 주도하에 팀 내에서 인물의 성격을 분석하고 각자 역할을 맡도록 진행하는 것이 바람직하다.
* 대중을 향해 서서, 큰 목소리로, 표정이나 동작까지 표현하도록 유도한다. 특히 대사나 상황에 맞는 적절한 감정 표현은 매우 중요하므로, 대본의 지시문-( ) 안에 감정이나 표정 등이 적혀 있는 것-을 표현하도록 격려한다.
* 대본 선정시, 내용이나 인물의 캐릭터를 고려한다.
인물은 파악하기 좋도록 색깔이 확실한 캐릭터를 선정하되 회원들의 특성을 고려하여, 우울하고 조용한 성격보다 밝고 적극적인 캐릭터가 좋고, 재미있는 진행을 위해서는 다소 코믹한 내용이 좋다.

〈대본의 예〉
최근 한국영화 중 가벼운 소재의 재미있는 대본(동갑내기 과외하기, 플란다스의 개 등), 인기 있는 드라마나 코믹한 TV 시트콤 대본(달려라 울엄마, 논스톱 등)→인터넷에서 다운받아서 사용한다.</td></tr>
<tr><td>응용방법</td><td colspan="2">* 참여 회원수가 적거나 대본상 인물의 수가 많을 경우 전체 집단이 모여 대본을 읽어보는 것도 좋다.
* 한 명이 특정인물을 맡는 것이 아니라 순서대로 돌아가면서 읽어보는 것도 좋다.
* 대본 읽기를 시행한 후, 해당 영화나 시트콤을 같이 보고 느낌을 이야기해보는 시간을 가져도 좋다.
* 본 회를 진행한 후 하나의 연극으로 완성하여 연말이나 특정 행사 때의 공연으로 기획할 수 있다.</td></tr>
</table>

〈연극치료 7〉

<table>
<tr><td>제 목</td><td colspan="2">뮤 직 비 디 오 (립싱크)</td></tr>
<tr><td>치료목표</td><td colspan="2">음악에 어울리는 표정과 동작을 연습해 보고 대중 앞에서 자기를 표현하는 기회를 제공한다.</td></tr>
<tr><td rowspan="2">내 용</td><td>준비물</td><td>오디오, 음악CD 또는 테이프, 가사를 적은 종이,
화이트보드(칠판)</td></tr>
<tr><td>실시방법</td><td>1. 평소 좋아하는 가수나 노래, 뮤직 비디오 등에 대해 이야기해 본다.
2. 자신이 뮤직비디오의 주인공이 되었다고 생각하고, 노래의 가사를 표정이나 동작으로 표현(립싱크)해 보도록 한다. 이때 말로만 설명하기보다 진행자나 보조진행자가 먼저 시연한다.
3. 가사를 잘 아는 경우에는 음악만 틀어주고, 그렇지 않을 경우 가사를 보면서 립싱크를 해도 좋다. 작은 쪽지에 적어서 보고하거나, 큰 전지 또는 화이트보드 등을 이용해 가사를 보면서 할 수 있도록 한다.
4. 서로의 모습에 대해 자유롭게 피드백을 주며 이야기 나눈다.
5. 소감을 이야기하며 종결한다.</td></tr>
<tr><td>유의점 및 고려할 사항</td><td colspan="2">* 진행자 또는 보조진행자가 되도록 활동적이고 과장된 표현으로 시연해주면 흥미와 동기유발, 프로그램 내용 이해에 도움이 된다.
* 뮤직비디오를 통해 가수의 표정이나 동작을 보여줄 수도 있다.
* 참여회원이 즐겨 듣거나 자주 부르는 노래를 미리 알아두면 좋다.
* 작은 종이를 손에 들고 하다보면 고개를 숙이게 되고 자연스러운 동작을 표현하기 불편하기 때문에 가사를 전지나 화이트보드 등에 미리 적어두는 것이 좋다.</td></tr>
<tr><td>응용방법</td><td colspan="2">* 진행 일주일 전 미리 신청곡을 받아 회원들이 연습하도록 하고 진행자는 그에 맞는 음악(반주)을 준비한다.
* 2~3명씩 팀을 만들어 진행할 수도 있다.</td></tr>
</table>

〈연극치료 8〉

<table>
<tr><td>제　　목</td><td colspan="2">남성 vs 여성 베스트 3</td></tr>
<tr><td>치료목표</td><td colspan="2">집단에서 자신의 견해를 제시하고 의견을 조정하며 통합하는 기술을 연습한다.</td></tr>
<tr><td rowspan="2">내　　용</td><td>준비물</td><td>종이, 필기구</td></tr>
<tr><td>실시방법</td><td>1. 참가 회원들과 이상적인 남성과 여성에 대한 주제로 대화를 나누다가 성차이에 대한 이야기로 화제를 전환하고 이러한 이야기로 극을 꾸며보도록 한다.
2. 남성과 여성, 두 팀으로 나누어
1) 이런 여성(남성)이 좋다 / 2) 이런 여성(남성)이 싫다라는 2가지 주제를 주고 토의를 통해 ‘베스트 3’를 정하도록 한다.
3. 주제별로 순위를 정하여 발표하도록 한다.
4. 각 주제에서 1위를 상황극으로 꾸며보도록 연습할 시간을 준다.
예: 베스트항목 : 매너 있는 남자 – 극 : 데이트 시 구체적인 상황
5. 팀별 시연시간을 갖는다.
6. 각 팀의 시연이 다 끝나면 상대방팀 발표를 보고 어떻게 느꼈는지 소감을 이야기하며 종결한다.</td></tr>
<tr><td>유의점 및 고려할 사항</td><td colspan="2">* 발표시에는 팀원 모두 다 역할을 맡도록 격려한다.
* 각 팀내 보조진행자들은 활발한 토의 또는 토론이 될 수 있도록 격려한다.
* 남성과 여성 회원의 수가 비슷할 경우 진행하기가 좋다. 여의치 않을 경우, 수가 모자란 팀에 진행자나 보조진행자가 개입하여 인원수를 맞출 수 있다.
* 각 주제별로 2회로 나누어 시행할 수도 있다.</td></tr>
<tr><td>응용방법</td><td colspan="2">* 1위의 주제를 연극으로 꾸며 발표하는 것도 좋지만, 뉴스를 진행하는 것처럼 하는 것도 재미있다.
; 한 명이 각 항목별 순위를 진행하고, 다른 회원들이 현장을 재연하면, 리포터 한 명이 그 상황이 일어나는 곳에서 인터뷰를 하는 방식.
* 주제는 다양하게 바꿀 수 있다.
예: 여성(남성)차별, 베스트 신부감(신랑감), 낮병원 친절회원 베스트 등</td></tr>
</table>

〈연극치료 9〉

제 목	과장해서 표현하기	
치료목표	과장된 동작과 목소리는 재미있고, 즐거운 분위기 속에서 웃음을 유발하도록 하여 집단의 친밀감을 높이고 스트레스 해소의 기회를 제공한다. 다양한 표정을 연출해보고 최대한 큰 동작을 취해봄으로써 자기표현력과 자신감을 증진시킨다.	
내 용	준비물	상황 제시 종이, 화이트보드(칠판), 오디오, 음악 CD 또는 테이프
	실시방법	1. 여러 가지 상황을 제시한다(큰 글씨로 쓰거나 용지에 프린트해서 화이트보드나 벽에 게시한다). 예: 연인 사이의 대화, 외나무 다리(막다른 골목)에서 만난 원수 사이, 식사 시간 등 2. 진행자나 보조진행자는 간단한 상황을 예로 들어 과장된 표현을 시연한다. 팔다리 동작을 많이 하며 크게 표현하고, 큰 목소리로 과장된 표정을 짓는다. 같은 단어를 반복하는 것도 좋다. 예: 맛있는 음식을 먹을 때 ; 어머어머어머!!! 이~~렇게 맛있는 음식이 있다니! 정말 정말 끝내주게 맛있다... 3. 두 명씩 짝을 지은 후 짝끼리 상의해서 상황을 선택하거나 진행자가 상황을 정해 주어서 표정, 목소리, 동작을 과장해서 표현하도록 한다. 4. 느낌이나 생각을 이야기하며 종결한다. 이때 소감 발표도 평소보다 과장하여 표현해 보도록 격려한다.
유의점 및 고려할 사항	* 두 명씩 짝을 지을 때 소극적이거나 표현을 잘 하지 못하는 회원끼리 짝이 되면 원활한 진행이 어려우므로 회원들과 보조진행자를 적절히 섞어 짝을 짓도록 한다. 자연스럽게 워밍업 게임을 통해 자리를 섞는 것도 괜찮다. * 무대에 등장할 때 경쾌한 음악을 틀면 분위기 조성에 도움이 된다. * 진행자나 보조진행자의 시연이 있으면 회원들이 프로그램의 의도나 진행방향을 이해하기 쉽다. * 진행자는 창의적으로 대사를 꾸미기 힘들어 하는 회원을 위해 미리 각 상황에 맞는 대사를 준비해 두었다가 제시할 수 있다.	
응용방법	* 한 사람씩 나와서 평소 자신의 이야기를 과장해서 이야기할 수도 있다. 예: 어제밤 꿈 이야기, 주말 동안 있었던 일, 나의 낮병원 생활 등	

〈연극치료 10〉

<table>
<tr><td>제 목</td><td colspan="2">동화구연</td></tr>
<tr><td>치료목표</td><td colspan="2">어린 시절 추억을 떠올리고 다양한 표정과 최대한 큰 동작을 취하도록 함으로써 정확한 발음과 적절한 표정으로 전달하는 기술을 연습해본다.</td></tr>
<tr><td rowspan="2">내 용</td><td>준비물</td><td>동화구연 대본, 종이, 필기구, 오디오, 음악 CD나 테이프, 마이크</td></tr>
<tr><td>실시방법</td><td>1. 어린 시절 들었거나 책에서 읽었던 기억나는 동화에 대해 이야기를 나눈 뒤, 동화구연에 대해 설명한다
2. 회원 수에 따라 적절히 2~3팀으로 나누어서 주제를 정한다. 주제는 진행자가 제시하여 주어도 좋고, 회원들의 자유에 맡겨도 좋다.
3. 나레이션(동화구연대본)을 팀 성원들이 만들어 종이에 적도록 하고 한 명 또는 여러 명이 대본을 가지고 동화구연을 하도록 한다.
4. 연습할 시간을 준다.
5. 전체가 모여서 각 팀별 발표를 한다.
6. 소감을 이야기하며 종결한다.</td></tr>
<tr><td>유의점 및 고려할 사항</td><td colspan="2">* 발표를 힘들어 하는 소극적인 회원에게는 동화구연하는 사람 뒤에서 대사없이 상황에 맞는 동작을 표현하게 하거나 간단한 대사를 맡긴다.
예: 효과음(“펑~” “와~” 등), 토끼와 거북이의 경주에서 잠을 자는 토끼 모습 흉내 등
* 실감나는 동화구연을 위해 진행자 또는 보조진행자의 시연이 필요하다.
* 잘 알려진 동화나 우화가 좋다.
예: 흥부놀부의 한 장면, 토끼와 거북이 등
* 마이크 등의 도구를 이용하면 훨씬 실감나는 동화구연을 할 수 있다.</td></tr>
<tr><td>응용방법</td><td colspan="2">* 미리 준비한 간단한 동화구연 대본을 가지고 짝을 이루어 동화구연을 하도록 할 수도 있다(연극치료 별첨 10).</td></tr>
</table>

〈연극치료 별첨 10〉

〈동화구연 자료〉

"거만한 여우"

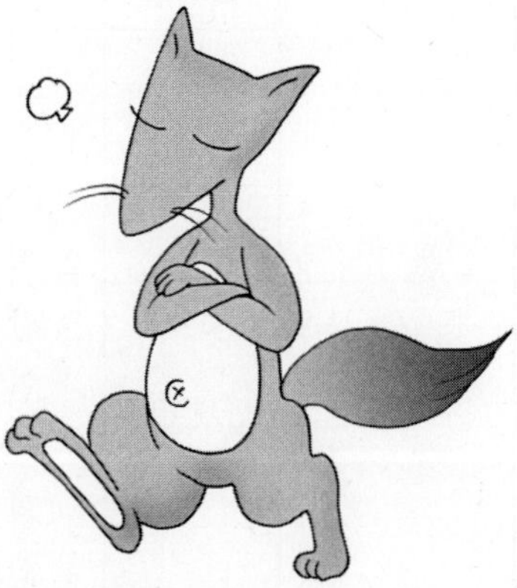

인사를 할 줄 모르는 거만한 여우가 있었어요.

"안녕하세요? 여우님~! 어딜 가세요?"

"흥, 못생긴 너구리네...남이야 어딜 가든 말든 무슨 상관이람?"

"안녕하세요? 여우님~! 날씨가 좋죠? "

"어휴, 징그러운 뱀이로군요, 글쎄요...?!"

"안녕하세요? 여우님~! 요즘도 바쁘신가요?"

"첫, 느림보 거북이잖아, 엉금엉금 느림보 거북이는 싫어"

거만한 여우는 고개를 꼿꼿이 세운 채 계속 걸어갔어요.

그래서 앞에 있는 나뭇가지를 보지 못했어요.

으아~ 악~! 쿵~!!

"아이구 내 목이야."

목을 다친 여우는 병원에 갔어요.

"목이 다 나을 때까지는 계속 고개를 숙이고 다녀야 합니다."

그 후로 여우는 어떻게 되었을까요?

"안녕하세요?"

"어~~아 예! 안녕하세요~!"

이제 여우는 거만한 여우가 아닌 인사를 잘하는 여우로 불렸대요.

〈연극치료 11〉

<table>
<tr><td>제 목</td><td colspan="2">감 정 의 자</td></tr>
<tr><td>치료목표</td><td colspan="2">감정에 따라 표정과 목소리 톤, 말투, 태도 등이 달라지는 것을 경험하고 같은 상황에 대해서도 다른 관점을 가질 수 있음을 이해한다. 또한 자기에 대한 인식과 더불어 타인을 이해한다.</td></tr>
<tr><td rowspan="2">내 용</td><td>준비물</td><td>의자(3~4개)</td></tr>
<tr><td>실시방법</td><td>1. 3~4 개의 의자를 두고, 각 의자마다 다른 감정을 부여한다 (기쁨, 짜증, 우울 등).
2. 의자를 옮겨 앉을 때마다 해당되는 감정을 연기해 본다.
3. 감정을 표정이나 동작으로 표현하는 것부터 대사를 넣어 상황 연기를 해보는 것까지 다양하게 시행해 본다.
4. 감정의자에 앉아 직접표현을 해보고, 다른 회원이나 진행자의 모습을 보면서 든 느낌이나 생각을 자유롭게 이야기한다.
4. 회원들의 표현에 대해 긍정적인 피드백을 준다.
6. 적절한 감정 표현의 중요성과 필요성을 언급해 준다.
7. 소감을 이야기하며 종료한다.</td></tr>
<tr><td>유의점 및 고려할 사항</td><td colspan="2">* 진행자가 시연해 주면 도움이 된다.</td></tr>
<tr><td>응용방법</td><td colspan="2">* 한 사람이 의자를 옮겨다니면서 연기하기
* 두 사람이 각기 다른 감정의자에 앉아 대화를 한다.
– 상대방의 질문이나 대화에 대해 무조건 그 의자의 감정으로 대꾸하도록 하여 진행해 본다.
* 두세 사람이 각기 다른 감정의자로 옮겨 다니면서 하나의 상황극을 만들어본다.
* 감정을 부여하지 않은 의자를 준비하여 회원들이 각자 감정을 부여하도록 한다. 다른 회원들은 연기를 보고 어떠한 감정의 의자인지 맞춰본다.</td></tr>
</table>

〈연극치료 12〉

제　　목	인 간 벽 화	
치료목표	동작만으로 상대방이 나타내고자 하는 바를 파악하고 맥락에 맞게 이어서 자신의 감정을 표현하는 능력을 기른다.	
내　　용	준비물	카메라, 흰 전지(필요시)
	실시방법	1. 1~3팀으로 나눈다. 2. 각 팀 당 벽화 하나씩을 완성하는 것임을 설명한다. 3. 표현 주제를 생각할 시간을 준다. 4. 발표팀 중 한 사람이 앞으로 나가 벽에 붙어서 마치 벽화와 같이 어떤 포즈를 취한다. 5. 다음 사람이 차례로 나와 앞사람의 포즈에 호응하는 다른 포즈를 취한다. 앞사람은 움직이지 않고 가만히 있어야 한다. 6. 벽화가 완성된 뒤 역순으로 어떤 생각과 느낌으로 포즈를 취했는지 물어봐서 팀원들 각자의 의도를 서로 잘 이해했는지 확인해 본다. 7. 자신이 직접 표현하면서 또는 다른 팀이 만드는 벽화를 보고 어떤 느낌이나 생각이 들었는지 이야기해 본다.
유의점 및 고려할 사항	* 동작을 취하는 데 방해받지 않을 정도의 충분한 공간을 확보한다. * 동작을 취한 이유나 벽화를 만들면서 든 느낌 등에 대해 충분히 이야기 나누는 것이 효과적이다. * 폴라로이드 사진을 찍어 서로의 벽화를 감상해 보는 것도 좋다. * 물건이나 가구 등으로 공간이 산만할 경우 집중하기 어렵다. 연극치료의 별도 무대가 없는 경우에는 흰 전지를 이용하여 깨끗이 정리해 주어 집중할 수 있도록 돕는다.	
응용방법	* 앞사람이 뒷사람의 움직임에 따라 포즈를 바꾸면서 진행할 수도 있다. * 특별한 주제없이 충동적으로 동작을 취하는 방법도 있지만 팀별로 감정(미움, 행복, 사랑 등)을 첨가한다거나 특정한 주제(2003년의 한국, 나의 미래, 화목한 가족 등)를 줌으로써 목적이 있는 동작을 취해봐도 좋다. * 다양한 조각기법을 활용할 수 있다(연극치료 별첨 12).	

〈연극치료 별첨 12〉

〈조각기법〉

■ 조각기법 1

첫 번째 사람이 무대로 나가 어떤 자세를 취하면 두 번째 사람이 여기에 자신의 자세를 추가하고 첫 번째 사람은 거기에서 벗어난다 . 다음 세 번째 사람이 두 번째에 추가되고 두 번째는 벗어나는 식으로 진행하면서 무대의 조각의 변화를 살핀다.

■ 조각기법 2

단순한 조각에 음과 반복적인 행위를 추가하여 리듬기계를 만들 수 있다. 즉 첫 번째 사람이 무대로 가서 소리를 동반하는 반복적인 행동을 하나 한다. 다른 사람은 그에 어울릴 수 있는 행위와 소리로 거기에 가지를 친다. 팀원 모두가 그렇게 하면 소리가 나는 자동기계가 된다.

■ 조각기법 3

두 조로 나눠어 무대의 양쪽 끝에 서 있다. 진행자가 지시를 하면 한 조가 무대를 자연스럽게 움직이다가 진행자 구령에 따라 멈춘다. 다른 조가 그들을 관찰한 후, 원하는 사람에게 다가가 그들을 재료로 조각을 하거나 혹은 그들과 어울리는 자기의 모습을 스스로 만들어 본다. 다음에는 다른 조가 바꾸어 해본다.

■ 조각기법 4

한 사람이 자신의 주제를 가지고, 다른 성원을 조각한다.

■ 조각기법 5

하나의 기계를 선정하여 만들어 본다, 예를 들어 "자동차"를 만든다고 하면 한 사람은 바퀴가 되고, 핸들, 기어, 창문, 나사 등 회원들이 그 기계를 구성하는 여러 개의 부속 또는 부품이 되어보는 것이다.

「연기훈련 지침서 – 연기훈련 백서른 두가지」, 김균형 편역, 예니출판사

〈연극치료 13〉

제 목	대인관계도 만들기	
치료목표	자신의 대인관계를 이해하고 표현함으로써 자신에 대한 공개와 자기 성찰의 기회를 갖는다. 또한 회원들 서로를 이해함으로써 친밀한 관계를 형성하도록 격려한다.	
내 용	준비물	화이트보드(칠판), 보드마커
	실시방법	1. 화이트보드나 칠판을 이용하여 그림을 그려가며 관계도에 대해 설명한다. 2. 자기에게 의미 있는 사람(현재 관계를 맺고 있거나 과거에 중요한 의미를 가졌던 사람)과의 관계도를 무대 위에서 실제 참여성원을 이용하여 나타내본다. 3. 주인공이 무대의 중심에 위치하고, 주인공과의 심리적 거리(친밀도)에 따라 위치를 지정한다. 또한 서로의 감정에 따라 마주 볼 수도 있고 등을 돌리고 있을 수도 있다. 4. 주인공은 자신의 관계도를 나타내고 있는 각 회원들의 표정, 자세 등을 수정한다. 5. 그 사람들이 자신에게 하는 전형적인 말들을 하게 하여 들어 본다. 처음엔 한 사람씩 이야기를 하게 하고 나중에는 관계도 상의 모든 사람들이 동시에 주인공을 향해 말을 하도록 한다. 6. 주인공의 느낌을 들어본다. 7. 모두의 느낌이나 생각을 나눈다.
유의점 및 고려할 사항	* 서로 라포형성이 되어 있지 않은 집단에서는 개인적인 부분을 개방하지 않으려는 경향이 있으므로 충분히 친밀감이 형성된 후 진행한다. * 주인공 1인으로 진행하여야 하므로, 집단에서는 여러 회로 나누어 실시한다. * 워밍업 또는 타 프로그램 시간에 종이에다 자신의 대인관계도를 그려본 후 시행하여도 좋다.	
응용방법	* 낮병원 회원들이나 치료자들과의 실제 관계도를 그려보는 방법도 있다. 이때는 진행자가 회원들 간의 역동을 잘 파악하여 조심스럽게 진행하는 기술이 필요하다. 관계도 상의 거리는 현재의 사실을 나타내는 것일 뿐, 앞으로의 관계까지 나타내는 것이 아니라는 점을 강조한다. 예: 한 회원이 새로운 회원과의 거리를 멀리 떨어지게 배치했다면, 그것은 아직 서로를 잘 알지 못하고 서먹한 현재의 상황을 나타낸 것임을 강조하여 그 회원이 밉다거나 앞으로 친해지고 싶어하지 않는 마음을 나타낸 것이라고 단정하여 생각하지 않도록 한다. * 빈 의자를 두고 의미 있는 사람을 만나보게 하는 방법도 있다(게슈탈트 15: 연극치료 별첨 15 참조).	

〈연극치료 14〉

<table>
<tr><td>제 목</td><td colspan="2">무인도</td></tr>
<tr><td>치료목표</td><td colspan="2">자유연상을 통해 상상력을 자극하고 창의성과 자발성을 촉진한다.
진행자는 본 프로그램을 통해 각 회원에게 의미 있거나 편안함을 느끼게 하는 사람을 파악할 수 있다.</td></tr>
<tr><td rowspan="2">내 용</td><td>준비물</td><td>오디오, 조용한 음악, 조명, 편안한 의자</td></tr>
<tr><td>실시방법</td><td>1. 워밍업 – 기분좋은 생각 떠올리기
잔잔한 음악을 틀어주어 연상하기 좋은 분위기를 만들고 기분 좋은 생각을 떠올리도록 유도한다.
2. 무인도에 대한 설명을 하고(연극치료 별첨 14), 눈을 감고 잠시 상상할 시간을 준다.
3. 무인도 경험을 할 회원 한 사람을 무대로 초대한다.
4. 회원으로 하여금 무인도에 초대할 사람을 선택하여 데려오게 하고 파티를 열어 흥겨운 분위기를 만들고 자연스러운 극을 이끌어낸다.
5. 참여 느낌이나 생각에 대해 이야기를 나눈다.</td></tr>
<tr><td>유의점 및 고려할 사항</td><td colspan="2">* 자유연상이 잘 되도록 하는 조명이나 적절한 음악, 멘트가 필요하다.
* 보조 진행자들의 활발한 개입이 요구된다.</td></tr>
<tr><td>응용방법</td><td colspan="2">* 마술가게, 꿈가게 등의 기법을 활용하여 만나고 싶은 사람이나 가지고 싶은 마음을 사도록 하는 방법도 있다(연극치료 15: 게슈탈트 12).</td></tr>
</table>

〈연극치료 별첨 14〉

〈무인도 기법 참고 자료〉

■ 도입

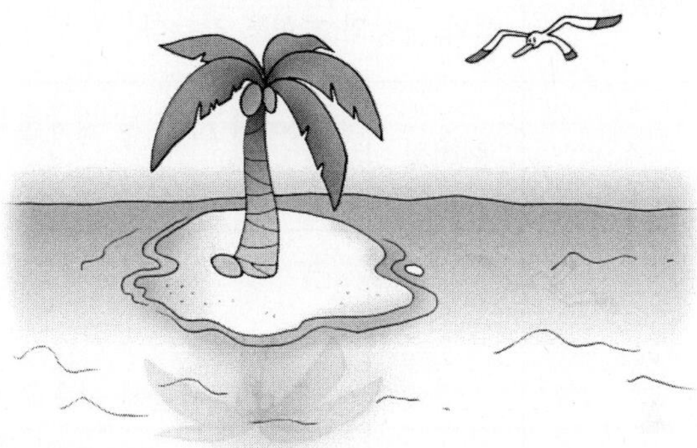

"오늘은 여러분을 무인도로 모시고 가려고 합니다. 이 섬에는 사람은 아무도 살지 않습니다. 오직 자기 혼자 뿐입니다. 모두 한번 자기가 꿈꾸는 무인도의 모습을 상상해 보십시오. 그리고 그곳으로 가고 싶으신 분은 (무대를 가리키며) 저 섬으로 한번 가보십시오."

※ 무인도 대신 아무도 살지 않는 환상의 섬으로 표현해도 좋다.

■ 진행 (질문의 예)

• 주변에는 무엇이 있습니까?
• 주변에 보이는 자연물들과 대화를 한 번 해보시겠습니까?
• 주변에 있는 자연물들을 바라보면서 떠오르는 느낌이나 심정을 이야기해 보십시오.
• ○○(자연물)이 말할 수 있게 해드릴테니 대화를 나눠보십시오-보조자아 활용
• 하고 싶은 행동을 마음껏 해보십시오.
• 이 섬으로 누군가 한 사람을 초대할 수 있다면(혹은 누군가 이 무인도에서 나를 데려갈 수 있다면) 누구를 무인도로 오게 하시겠어요?
• 우리 한번 친구들(내가 좋아하는 사람들)을 초청해 파티를 열어봅시다.
• 누가 오면 좋을까요?
• 그들과 대화를 나누어보세요.

'최윤미, <심리극>, 1996, 중앙적성출판사' 일부인용

〈연극치료 15〉

<table>
<tr><td>제 목</td><td colspan="2">꿈가게</td></tr>
<tr><td>치료목표</td><td colspan="2">사이코드라마의 기법을 이용하여 감정을 정화하고(카타르시스), 자기 이해와 개방의 기회를 갖는다.</td></tr>
<tr><td rowspan="2">내 용</td><td>준비물</td><td>방석이나 줄자 등 경계를 표시할 수 있는 사물, 오디오, 신비감을 주는 조용한 음악</td></tr>
<tr><td>실시방법</td><td>1. 자신이 이전에 이루고 싶었는데 이루지 못했던 꿈이나 미래에 이루고 싶은 꿈이 무엇인지 생각할 시간을 준 뒤 이야기를 나눈다.
2. 어떠한 꿈이든 실현될 수 있는 꿈가게를 열어 이용하고 싶은 회원이 있으면 무대로 나와 꿈을 실현시켜보도록 한다.
3. 심리극의 다양한 기법들을 활용하여 극을 이끌어 나간다(연극치료 별첨 15-①).
4. 소감을 나누고 종결한다.</td></tr>
<tr><td>유의점 및 고려할 사항</td><td colspan="2">* 꿈가게에 대해 회원들이 유치하다고 생각하지 않도록, 충분한 워밍업과 자세한 설명이 필요하다.
* 다양한 사이코드라마(소시오드라마)의 기법이 사용되므로, 진행자는 이에 대한 지식과 경험이 있으면 도움이 된다.
* 한 명의 주인공을 선정하여 극을 진행하는 것도 좋지만, 모든 회원들의 꿈에 대해 들어보고 참여해 볼 수 있도록 기회를 주는 것도 의미 있다.</td></tr>
<tr><td>응용방법</td><td colspan="2">* 마술가게, 도깨비방망이 등 다양한 응용기법이 있다(연극치료 별첨 15-②: 게슈탈트 12).
* 소감을 나눌 때 일기를 읽는 것처럼 진행할 수도 있다.</td></tr>
</table>

〈연극치료 별첨 15-①〉

〈사이코드라마(Psychodrama), 소시오드라마(Sociodrama)의 몇 가지 기법들〉

■ 심리극의 개념

심리극(psychodrama)이란 극의 형식을 빌린 정신치료의 한 형태로서, 1920년경 Moreno에 의해 창안되었다. 여기서 말하는 극이란 우리가 일반적으로 생각하는 연극과는 다른 의미를 갖는데, 우선 심리극은 대본이 정해져 있지 않으며 누구나 무대에 오를 수 있다는 점에서 연극과는 다르다고 할 수 있겠다.

이러한 심리극에는 연출자(치료자로서 심리극 전반을 이끄는 이)와 보조자아(주인공의 상대역으로 심리적 투사물의 역할을 하는 이)가 있어, 주인공이 보다 편하게 자신의 문제를 표현할 수 있도록 도와주게 된다.

이런 도움 속에서 주인공은 즉흥적인 행위나 대사를 통해 억압된 감정을 표출하여 카타르시스를 느끼기도 하고, 자신의 내면 세계를 살펴 봄으로써 문제에 대한 새로운 인식을 얻게 된다.

그리고 이러한 심리극에서는 자발성(자신의 문제를 기꺼이 행동화하고자 하는 자기노출의 준비과정이 필요하므로)과 현재성(주인공이 극에서 표현하는 갈등이나 문제들이 바로 '지금-여기에' 서 일어나는 것처럼 재현되는 것)이 필수적인 요소이다.

심리극의 진행단계로는 준비단계(warm-up), 행동화 연기(action), 나눔(sharing)의 세 단계가 있다. 준비단계는 주인공의 문제를 본격적으로 심화시키기 전 참여자들이 긴장을 풀고 심리극에 친숙해지기 위한 시간으로써, 자발성과 참여도를 증진시키려는 근본적인 필요에 의해 시작된다. 연기단계는 주인공과 더불어 연출자와 보조자아, 관객이 극을 만들어 가는 시간이며, 나눔단계는 서로의 경험을 공유하는 시간으로 관객이 극을 보면서 느낀 점과 자신의 경험을 주인공에게 솔직히 말해주는 시간이다.

■ 이중자아(Double)

자기의 감정을 확실하게 표현하지 못하는 주인공에게 사용하는 기법으로 보조자아가 주인공의 또 다른 자아가 되어 내면세계를 묘사한다. 이 때는 주인공의 감정을 있는 그대로 뿐만 아니라 최고조로 묘사하고, 비언어적인 요소들을 언어화하고, 주인공의 태도에 진실성을 묻고, 주인공의 감정에 반대하는 등의 방법으로 주인공으로 하여금 자신이 미처 알아차리지 못하는 바를 명확히 알 수 있게 한다. 즉 타인의 심리적 쌍둥이가 되어 그의 내부 소리로 작용해서 숨겨진 생각, 관심, 감정 등을 드러내는 방법이다. 이중자아는 한 명이 될 수도 있고 여러 명이 될 수도 있다.

예: (주인공의 내면에 자리 잡고 있는 두 가지 다른 마음을 보조자아가 묘사해 줌)

이중자아1: 어쩔 수 없는 상황이었어.

이중자아2: 그런 식의 화풀이는 잘못한 거야.

〃 1: 난 용기 있는 행동을 한 거야.

〃 2: 난 바보야. 자신감이 없어.

〃 1: 나에겐 자신감과 적극적인 태도가 필요해. 그걸 표현한 거라구.

〃 2: 소심하고 소극적인 면에서 벗어나고 싶지만…잘 안돼.

〃 1: 난 뭐든지 할 수 있는 사람이야.

■ 역할바꾸기(Role Reversal)

극을 진행하는 동안 상대방과 역할을 맞바꾸어 상대방의 입장에서 극을 이끌어나가는 방법이다. 이를 통해 상대방에 대해 이해하게 되고, 자신이 어떤 행위를 취할 것인가를 생각하게 해 주며, 상대방이 느끼는 자신의 모습(객관적인 자신의 행동양식)을 알 수 있다. 또한 상대방의 눈을 통해 자신의 문제, 갈등을 보게 될 뿐만 아니라 자신의 생각과 표현의 불일치를 이해하게 된다.

예: "A씨, 어때요? B씨하고 자리를 바꿔 앉으시겠습니까? A씨는 B씨가 되고 B씨는 A씨가 되는 겁니다. 해보시겠어요? (사이) (자리를 바꿔 앉은 후, 보조자아(B)는 방금 전 A가 했던 질문을 그대로 흉내 내어서 반복한다)

■ 거울기법(Mirroring)

보조자아가 주인공의 모습을 관찰하여 주인공의 행동, 자세, 말투 등을 거울에 비쳐보듯 똑같이 흉내냄으로써 주인공은 타인의 입장에서 보조자아가 보여주는 자신을 관찰하면서 자신의 모습을 객관적으로 바라보고 느낄 수 있도록 도와주는 기법이다. 때로는 과장, 확대해서 묘사하게 될 경우가 있는데 이때는 당사자로 하여금 반대 혹은 교정시키도록 이끈다. 위축되어 있거나 워밍업이 불충분할 때, 자신의 행동에 대한 이해 혹은 그 영향을 모를 때, 타인과 적절히 상호작용하지 못할 때 이 기법이 적절하다.

■ 독백(Soliloquy)

주인공 자신의 숨겨진 생각과 감정을 서술할 필요가 있을 때 사용한다. 주인공이 남에게 대화로 표현하지 않는 자신의 생각이나 느낌을 소리 내어 이야기 하는 것으로써, 일반적으로 갈등상황 후에 감정을 정리하고자 할 때 사용된다.

예: 말이 별로 없는 사람, 혹은 대화 도중에 침묵이 발생한 경우에 단순히 무슨 생각을 하고 있느냐고 물어보는 대신에 "우린 말은 비록 하고 있지는 않지만 머리 속에 항상 생각은 흐르고 있다고 볼 수 있지요? 어떻습니까? 방금 스쳐 지나간 생각이라던가 느낌 같은 것, 그것이 아무리 이야기하기가 곤란한 내용이라 할지라도 스쳐 지나간 그대로 이야기하실 수 있겠습니까?" 라고 묻는다.

■ 빈의자(Empty Chair)

빈 의자를 어떤 구체적인 인물이나 감정, 이상, 공포 등의 상징적인 대상으로 간주하여 대화를 하도록 하는 기법으로 주인공과 갈등을 일으키고 있는 대상과 문제, 그에 대한 감정상태를 알 수 있다. 대상이 사람이 아닌 의자이기 때문에 보다 자유롭게 상상할 수가 있으며 환자의 저항 역시 그만큼 약화되는 장점이 있다.

빈의자나 쿠션을 집단의 중앙이나 무대위에 올려놓고 다음과 같이 유도할 수 있다.

1) "여기 빈 의자가 하나 있습니다. 여러분이 몹시 보고 싶은 사람이 앉아 있다고 상상해 볼까요? 그 사람은 여러분에게 아주 중요한 사람입니다. 누구인가요? (사이) 어떻게 앉아 있나요? 표정은요? 그 사람을 눈으로 그려보세요. 그 사람이 선명히 떠오르면, 지금 그가 무엇을 하고 있고 어떤 옷을 입고 있는지, 또 무엇을 생각하고 있는지를 상상해 보세요. 여러분은 뭐라고 첫마디를 하겠습니까? 그러면 그분은 뭐라고 대답할까요?
2) 빈 의자에 자신과 갈등을 갖고 있는 사람이 앉아 있다고 생각하고 평소에 그 사람 앞에서는 하지 못했던 말이나 하고 싶은 말들을 하게 한다. 그리고 난 후 빈의자와 역할교대를 실시한다. 역할교대를 하면 빈의자에 있는 사람이 되어 자신이 질문한 것에 대답하게 한다.
3) 보고싶은 사람, 갈등이 있었던 사람 이외에도 제일 먼저 떠오르는 사람, 부모, 애인, 존경하는 사람, 돌아가신 분 등 구체적인 인물뿐만 아니라 한번도 되어보지 못했던 자기자신, 이상적인 자기자신을 형상화시켜 대화를 나눌 수도 있다. 또는 비특정인, 예를 들어 울고있는 아이, 슬픔에 잠긴 사람, 앉아서 떨고 있는 사람들을 상상하게 한 후 왜 그런 모습으로 있는가 자신을 투사시켜 볼 수도 있다.

의자 이외에도 침대, 창가, 탁자, 식탁 등도 같은 이미지로 사용될 수 있다.

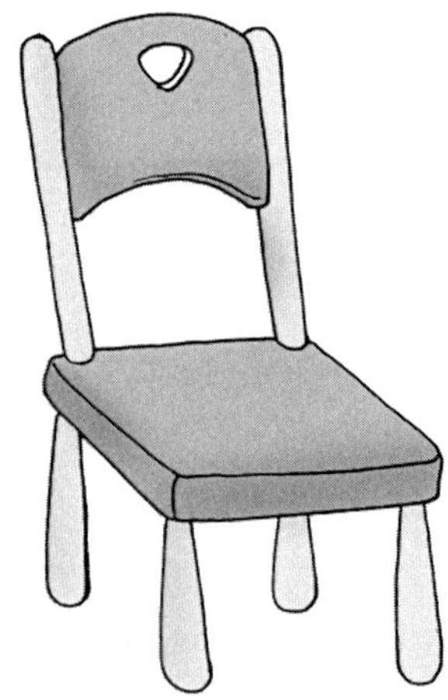

〈연극치료 별첨 15-②〉

〈응용 기법〉

■ 도깨비 방망이

(신문을 말아서 방망이를 만든 뒤, 한 사람이 방망이 한 개씩을 들고 둘러 앉는다.)
오늘은 정월 보름달 밤이에요. 저기 보세요. 달이 아주 동그랗게 하늘에 떠 있죠?
이곳은, 사람이라고는 아무도 보이지 않는 깊은 산속에 있는 외딴집입니다. 허름하고 낡은 폐가예요. 저 지붕으로 보이는 하늘을 보세요. 새들도 산짐승들도 모두 잠든 이 시간에.....
오늘처럼 달이 밝은 날. 일 년에 한 번씩 이곳에서는 도깨비들의 모임이 열려요. 그런데 그 도깨비들은 평소에는 사람들 속에서 마치 사람인 것처럼 생활하거든요. 그러다가 딱 하루, 바로 오늘 이곳에서 도깨비들이 만나서 계를 하는 거에요. 일 년에 한 번씩 만나다보니, 우리 서로 누군지 잘기억 못하겠는데 소개를 한 사람씩 해볼까요?
(한 사람씩 '나는 ○○도깨비다' 라고 자기 소개를 한다.)
자기 소개를 마쳤으니, 오늘 할 특별한 일에 대해서 이야기 하죠. 오늘은 1년에 딱 한번 이 도깨비 방망이를 쓰는 날이에요. 우리들이 가진 이 방망이는 우리 모두의 방망이가 모여서, 한마음으로 두드려야 쓸 수 있어요.
우리 도깨비들이 사람들의 세상 속에서 살아가다보면, 참 답답할 때도 있고 어렵고 힘이 들 때도 있어요. 그럴 때 '만약에 내가 …하다면', '나한테…만 있었으면' 하는 생각을 하기도 하죠. 그것이 무엇인지 생각해 봅니다.
누군가 한 사람이 무엇이든지 가지길 원하는 것, 갖고 싶은 것을 말하면, 나머지 사람들이 들어보고, 타당하면 함께 두드려서 그것을 가지도록 해 줄 겁니다.
자, 누구 먼저 해 볼래요?
(한 사람이 나와 원하는 것에 대해 이야기하면, 주인공이 선정될 수 있다.)
'우리 주인공이 원하는 것에 대해서 어떻게 생각해요?'
(관객들이 갖도록 해 주자고 하면, 다 함께 짧은 노래를 한다.)
○○ 나와라와라 뚝~딱, ○○ 나와라와 뚝~딱~~

-한국 싸이코 드라아 학회 뉴스레터 '마음의 극장' 합본호 2호 90쪽에서 발췌.

인간관계훈련

제 6 장

1. 내 이름의 의미
2. 나의 자랑거리
3. 장점 교환하기
4. 공통점 찾기
5. 인터뷰
6. 내 인생의 중요한 순간 빅 3
7. 나무 위의 아이들
8. 누구인지 알아맞추기
9. 나의 색깔은?
10. 힘든 이야기
11. TV는 사랑을 싣고
12. 내가 닮고 싶은 영화 속 주인공
13. 만약 집에 불이 난다면
14. 가치관 경매
15. 관계

인간관계훈련

■ 인간관계훈련의 개념

자신과 타인을 바르게 이해하며, 상호작용을 체험하고 강화하여 바람직한 인간관계를 맺는 데 그 목적이 있다.

■ 진행 시 유의점

1. 참가자 모두에게 자신을 표현할 기회를 제공하고, 타인에게 골고루 반응하도록 참여를 유도한다.
2. 주로 자신을 개방하는 내용이 많으므로 회원들의 부담감을 줄여주기 위해 보조 진행자가 적절히 개입하여 프로그램 진행에 도움이 되도록 한다.
3. 성급하게 서두르거나 강요하는 것은 도움이 되지 않는다.

〈인간관계훈련 1〉

<table>
<tr><td>제 목</td><td colspan="2">내 이름의 의미</td></tr>
<tr><td>치료목표</td><td colspan="2">이름과 별명을 같이 생각해 봄으로써 자기소개 및 자기탐색의 기회를 제공한다.</td></tr>
<tr><td rowspan="2">내 용</td><td>준비물</td><td>작성지, 필기구, A4 용지</td></tr>
<tr><td>실시방법</td><td>〈워밍업: 별명 알아맞히기〉
1. 용지에 이름은 쓰지 않고 별명만 쓰도록 한다.
2. 다 작성한 쪽지를 거두어 섞은 다음, 진행자가 한 명의 것을 읽고, 회원들에게 누구의 것인지 맞추도록 한다.
3. 맞추면 어떻게 그 사람의 것인지 알았는지 등을 물어보면서 계속 진행한다.
〈본 프로그램〉
1. 정해진 작성지를 나누어 주고 작성요령을 설명한다(인간관계훈련 별첨 1).
2. 이름에 담겨진 의미, 이름을 지어준 사람, 이름에 대한 자신의 느낌, 이름과 관련된 에피소드 등을 발표한다.
3. 발표에 대해 회원들의 질문을 받거나 의견을 들어 본다.
4. 소감을 나누며 종결한다.</td></tr>
<tr><td>유의점 및 고려할 사항</td><td colspan="2">* 이름은 자신을 나타내는 하나의 상징으로 이름에 관심을 가져 보는 것은 자신의 본질과 가치에 대해 관심을 갖는 경험이 되며 더 나아가 자신의 가치를 실현하기 위한 결단의 시간이 될 수 있다. 또한 별명은 다른 사람에게 내 자신이 어떻게 비추어지는지를 보여줄 수 있는 거울 역할을 한다.
* 정해진 양식대로 읽어버리는 단순한 소개가 되지 않도록 처음에 진행자나 보조진행자가 먼저 이름과 관련된 다양한 사연을 소개하면서 발표하는 시범을 보이면 좋다.</td></tr>
<tr><td>응용방법</td><td colspan="2">* 별명 지어주기
1. 종이를 등에 붙인다(보통 A4지 크기로 핀이나 테이프로 고정시킨다).
2. 돌아다니면서 다른 사람들에게 어울리는 별명과 이유를 써달라고 한다.
3. 가능한 모든 구성원에게 별명을 받아올 수 있도록 한다. 시간이 부족하면 시간을 고려하여 받을 별명의 수를 지정해 준다(예: 자신의 별명을 예쁘게 지어줄 사람 5명을 선택해서 별명을 받아오세요).
4. 자리에 앉아 받아온 별명 중에서 제일 마음에 드는 별명을 한 가지 고르도록 하고 그 이유를 들어본다(이 때, 좋은 별명이 나왔거나 본인이 굉장히 만족스러워하면 별명을 지어준 사람이 누군지 밝히게 하여 칭찬을 해 주어도 좋다).
*두 사람씩 짝이 되어 떠오르는 이미지로 별명 지어주기</td></tr>
</table>

〈인간관계 훈련 별첨 1〉

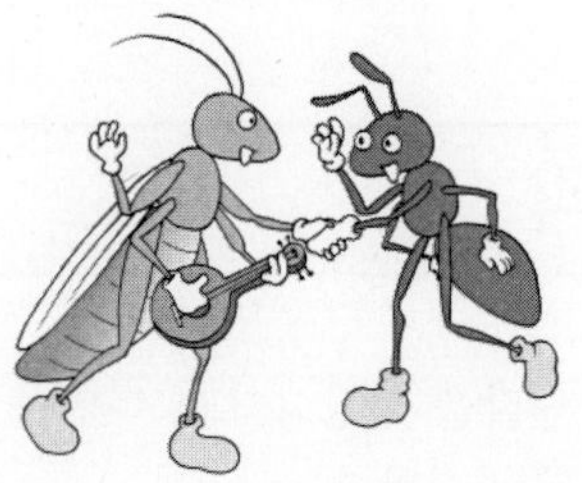

〈내 이름의 의미〉

이름 : ________________

♧ 내 이름의 의미? 누가 이름을 지어주셨는지? ♧

♧ 이름과 관련된 에피소드가 있다면?♧

♧ 나의 이름을 좋아하는 이유나 아쉬운 이유? ♧

♧ 내가 불리워지고 싶은 이름이나 별명이 있다면? ♧

〈인간관계 훈련 2〉

제 목	나의 자랑거리	
치료목표	자신의 자랑거리를 소개하고 표현함으로써 자신감을 향상시키고, 타인들의 관심과 호감을 유도하여 긍정적인 인간관계를 경험한다.	
내 용	준비물	작성지, 필기구
	실시방법	1.『나의 자랑거리』 작성지를 나누어 준다(인간관계훈련 별첨 2-①). 2. 양식을 작성하도록 한다. 3. 회원들은 돌아가면서 발표하고, 진행자는 회원들이 긍정적인 피드백을 받도록 진행한다. 4. 소감을 나누고 종결한다.
유의점 및 고려할 사항	* 자랑거리가 없다며 소극적인 태도를 보이는 회원에게는 즉석에서 참석자들이 자랑거리를 찾아주도록 하는 것도 좋은 방법이다. * 자랑거리를 단순히 자신에 국한시키지 않고, 자신과 자신이 속한 주변에서 모두 찾아보도록 범위를 확대하여 생각해 볼 수 있도록 격려한다. * 작성지에 쓰는 과정에서 자신에 대해서 생각해보는 것도 중요하지만, 발표과정에서 타인에게 긍정적 피드백을 받는 것이 포인트이므로 진행자와 보조진행자는 이를 고려한다.	
응용방법	* 나의 장점과 단점 * 내가 사랑하는 것들(인간관계훈련 별첨 2-②)	

〈인간관계훈련 별첨 2-①〉

〈나의 자랑거리〉

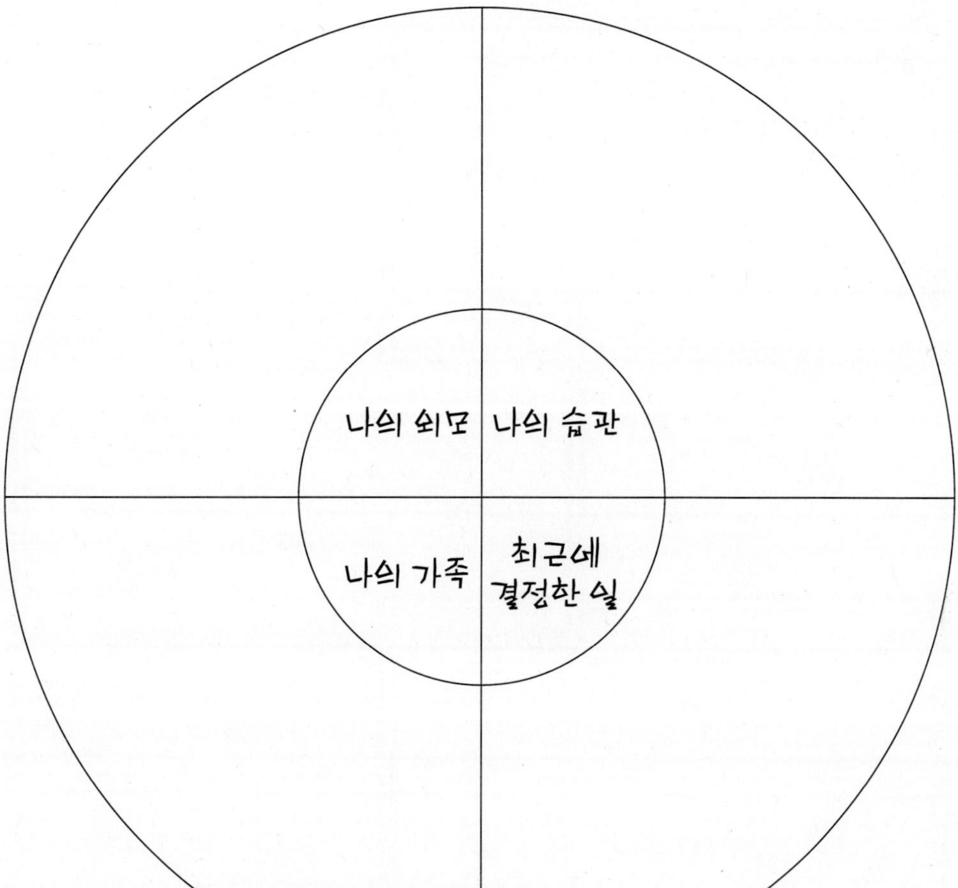

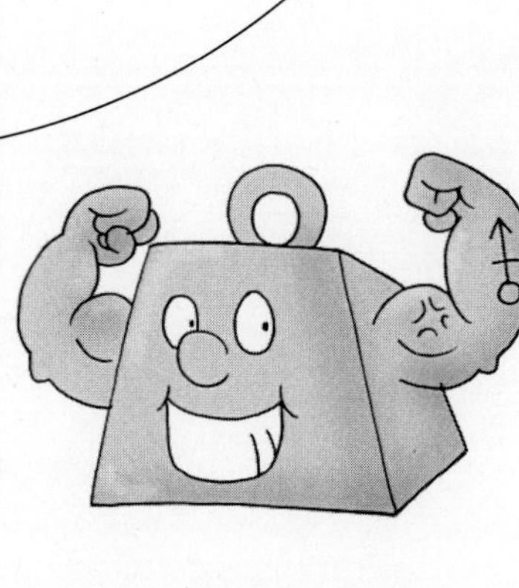

〈인간관계훈련 별첨 2-②〉

〈내가 사랑하는 것들〉

물건

기억

사람

행동

〈인간관계 훈련 3〉

<table>
<tr><td>제 목</td><td colspan="2">장점 교환하기</td></tr>
<tr><td>치료목표</td><td colspan="2">자신의 장점과 타인의 장점을 서로 공유하면서 상호 이해를 돕고, 어떤 자아상을 갖고자 하는지 알아본다.</td></tr>
<tr><td rowspan="2">내 용</td><td>준비물</td><td>작성지, 필기구</td></tr>
<tr><td>실시방법</td><td>〈워밍업〉
'칭찬릴레이' 로 장점을 미리 파악하여 자신의 장점을 쓰는 데 도움을 줄 수 있도록 한다.

〈본 프로그램〉
1. 작성지에 '나의 장점' 을 100%로 하고, 각 장점이 몇 %인지 구체화하여 작성한다(인간관계훈련 별첨 3).
2. 각자의 장점에 대해 발표한다.
3. 타인과 장점을 교환하는 방법을 설명한다.
각 회원은 자신이 가지고 싶은 장점을 가진 회원에게 찾아가 자신이 가지고 있는 장점이 얼마나 유용한 것인지를 설명하면서 자신의 장점 한가지와 교환하자고 설득한다. 교환할 사람은 그 장점이 마음에 들지 않으면 교환하지 않을 수 있다. 서로 교환하는 %는 같아야 하며, 나중에 남은 자신의 장점과 교환한 장점을 합하여 100%가 나와야 한다. 자신의 장점이 최고라고 생각하면 타인과 교환하지 않아도 좋다.
4. 정해진 교환시간이 끝나면 자리에 앉아 교환한 내용과 교환하면서 어땠는지, 갖고 싶었으나 갖지 못한 장점은 어떤 것이 있는지 등을 중심으로 의견을 나눈다.
5. 소감은 나누고 종결한다.</td></tr>
<tr><td>유의점 및 고려할 사항</td><td colspan="2">* 너무 타인의 장점을 받아오려는 나머지 자신의 좋은 장점을 다 잃지 않도록 주의를 준다.
* 자신이 원하는 장점을 스스로 노력하여 자신의 장점으로 만드는 것이 중요함을 강조한다.
* 원래 자신의 장점과 교환한 장점의 합이 100%되어야 하는 실시방법을 지속적으로 설명한다.</td></tr>
<tr><td>응용방법</td><td colspan="2">*장점뿐 아니라 자신이 버리고 싶은 단점을 교환해도 좋다.
(타인의 단점이 나의 장점이 될 수도 있다!)</td></tr>
</table>

인간관계훈련

〈인간관계 훈련 별첨 3〉

〈장점 교환하기〉

나의 장점	%
타인과 교환한 장점	%
합계	100%

〈인간관계훈련4〉

<table>
<tr><td>제 목</td><td colspan="2">공통점 찾기</td></tr>
<tr><td>치료목표</td><td colspan="2">자기 자신에 대해 개방해 보고, 서로 간의 동질감을 발견하여 친밀감을 형성시킨다.</td></tr>
<tr><td rowspan="2">내 용</td><td>준비물</td><td>작성지, 필기구</td></tr>
<tr><td>실시방법</td><td>1. 먼저 자신을 알릴 수 있는 정보나 함께 공유할 수 있는 특성을 생각해 본다.
(예: 고향, 거주지, 출신학교, 형제서열, 나이, 좋아하는 음식, 취미 등)
2. 둘씩 짝을 지어 서로에 대해 질문하며 최대한 많은 공통점을 찾아본다.
3. 주어진 시간 내에 가장 많은 공통점을 찾아낸 팀이 우승하도록 게임 형식으로 진행한다.
4. 각 팀이 서로가 찾아낸 공통점들을 발표하며 함께 공유해 본다.
5. 소감을 나누고 종결한다.</td></tr>
<tr><td>유의점 및 고려할 사항</td><td colspan="2">* 자신과 비슷한 성격을 가지고 있거나 특성을 가지고 있는 사람에게는 친밀감을 느끼게 되므로, 최대한 서로간의 공통점을 많이 찾아내도록 격려한다.
* 회원이 적절하게 짝이 되도록 배려한다.
* 구체적이고 세밀한 공통점을 찾도록 유도한다.</td></tr>
<tr><td>응용방법</td><td colspan="2">* 아, 반갑습니다!
1. 둥그렇게 원으로 앉아 각자 자신에게 해당되는 지시가 있을 경우, 앞으로 나와 서로 인사(아, 반갑습니다!)하고 그 자리에 앉는다.
- 느낌 발표시, 참가자 모두가 다 만나 보았는지 살펴 몇 사람과 인사를 나누었고 그 때마다 느낌은 어떠했는지 등을 발표하게 한다.
2. 지시문
운동화를 신은 사람, 안경을 쓴 사람, 김치를 좋아하는 사람, 농구를 좋아하는 사람, 지금까지 한번도 교통질서를 어긴 일이 없는 사람, 남산타워에 올라가본 적이 있는 사람, 말다툼과 싸움을 한번도 안 해 본 사람
3. 워밍업으로 적당하다.
4. 2명, 3명, 4명 등 인원수를 조정하여 팀으로 진행할 수도 있다.
* 짝꿍찾아 삼만리(인간관계훈련 별첨 4)</td></tr>
</table>

〈인간관계훈련별첨 4〉

〈짝꿍 찾아 삼만리~ ♬〉

항목	나	남	찾았다! 내 짝꿍
예) 1. 고향	서울	홍길동:광주 이슬비:서울	이슬비
1. 고향			
2. 가족관계는			
3. 우리 동네			
4. 취미			
5. 좋아하는 동물			
6. 좋아하는 계절			
7. 좋아하는 색깔			
8. 좋아하는 음식			
9. 싫어하는 음식			
10. 좋아하는 스포츠			

〈인간관계 훈련 5〉

<table>
<tr><td>제 목</td><td colspan="2">인터뷰</td></tr>
<tr><td>치료목표</td><td colspan="2">타인에 대한 관심을 유도하여, 회원간에 친밀감을 느끼도록 한다.</td></tr>
<tr><td rowspan="2">내 용</td><td>준비물</td><td>작성지, 필기구</td></tr>
<tr><td>실시방법</td><td>1. 두 명씩 짝을 짓는다.
2. 주어진 양식대로 상호 인터뷰를 한다(인간관계훈련 별첨 5).
3. 인터뷰한 내용을 근거로 자신이 인터뷰한 짝에 대해서 회원들에게 소개한다.
4. 소감을 나누고 종결한다.</td></tr>
<tr><td>유의점 및 고려할 사항</td><td colspan="2">* 평소에 서로 친하지 않은 회원끼리 짝이 되도록 유도한다.
* 발표시 기자가 유명인에 대해 리포트하는 식으로 하도록 하여도 재미있다.
* 인터뷰 문항은 (별첨 5)를 참조하되, 변형 · 추가가 가능하다.
- 기능수준이 높을 경우에는 회원들 스스로 문항까지 정하도록 하여도 된다.</td></tr>
<tr><td>응용방법</td><td colspan="2">* 가족을 대상으로 인터뷰해도 좋다.
* 인터뷰 내용을 회원 스스로 작성하는 방법도 좋다.</td></tr>
</table>

〈인간관계훈련 별첨 5〉

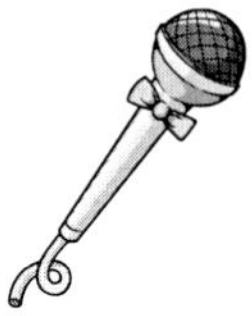

〈인터뷰〉

기자:

문항	인터뷰 대상자의 내용
1. 이름	
2. 고향 및 살고 있는 곳	
3. 가족구성원	
4. 성격	
5. 존경하는 인물	
6. 취미나 특기	
7. 생활신조	
8. 가장 보람되게 생각하는 것	
9. 최근에 가장 기뻤던 일	
10. 최근에 가장 화가 나거나 슬펐던 일	
11. 앞으로의 계획	
인터뷰 후의 나의 소감	

〈인간관계 훈련 6〉

<table>
<tr><td>제 목</td><td colspan="2">내 인생의 중요한 순간 빅 3</td></tr>
<tr><td>치료목표</td><td colspan="2">자신의 인생에서 의미 있고 소중했던 사건을 돌아보고 소개함으로써, 각자 다른 환경에서 체험한 감정의 세계를 깊이 이해할 수 있도록 한다.</td></tr>
<tr><td rowspan="2">내 용</td><td>준비물</td><td>작성지, 필기구, 잔잔한 음악</td></tr>
<tr><td>실시방법</td><td>1. 작성지와 필기구를 준비한 후 편안한 자세를 취하고 눈을 감는다. 어린시절부터 지금까지 일어난 사건 등을 회상해 본다(잔잔한 음악, 인간관계훈련 별첨 6-①).
2. 기억되는 것 중 가장 잊혀지지 않는 순간이나 큰 사건 세 가지를 선택하여 그 사건들이 현재의 나에게 어떤 영향을 끼쳤는지를 좀 더 깊이 생각해 보도록 한다.
3. 생각이 정리되었으면 눈을 뜨고 각각의 사건과 그 영향을 간단히 기록하게 한다.
4. 각자 기록한 것을 발표하며 서로가 느낀 점을 교환한다.
5. 진행자는 발표된 내용을 종합적으로 요약하고 자신의 과거 경험이 축적되어 이루어진 모습이 바로 오늘의 자기 자신인 것을 상기시키며 하루하루 생활의 중요성을 강조한다.
6. 소감을 나누고 종결한다.</td></tr>
<tr><td>유의점 및 고려할 사항</td><td colspan="2">* 개인적인 내용을 개방해야 하므로 회원들의 관계가 어느 정도 익숙해진 단계에서 실시하는 것이 적절하다.
* 서로 비슷한 사건이나 상황이 발표되면 서로 공감하고 지지할 수 있도록 한다.
* 중요한 순간을 극단적으로 병과 연관시켜 해석하지 않도록 주의한다.</td></tr>
<tr><td>응용방법</td><td colspan="2">* 인생곡선으로 응용한다(인간관계훈련 별첨 6-②).
* 자신에게 큰 영향을 미친 사람들을 주제로 진행할 수도 있다.</td></tr>
</table>

〈인간관계훈련 별첨 6-①〉

〈내 인생에서 소중했던 사건 빅 3〉

작 성 자:

1.

2.

3.

〈인간관계훈련 별첨 6-②〉

○○○님의 인생곡선

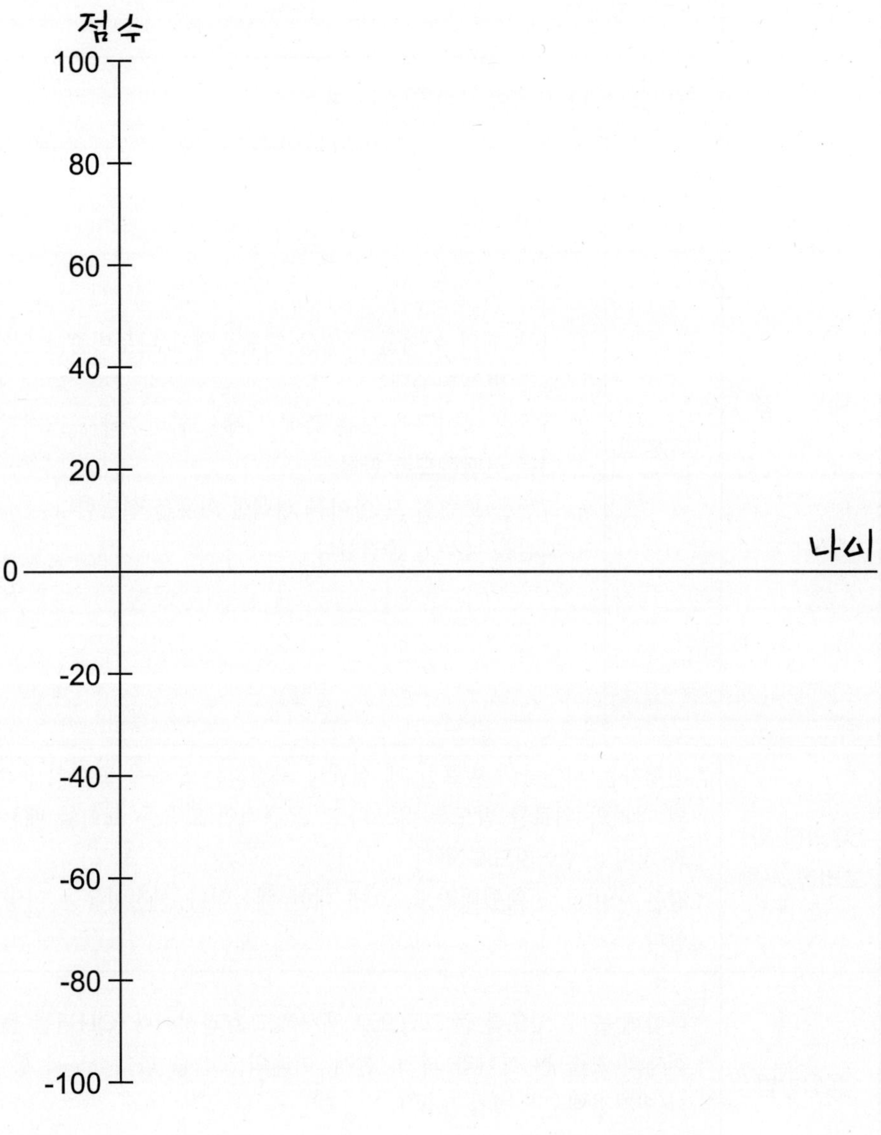

〈인간관계 훈련 7〉

<table>
<tr><td>제 목</td><td colspan="2">나무 위의 아이들</td></tr>
<tr><td>치료목표</td><td colspan="2">나무 위에서 다양한 자세를 취하고 있는 아이들 그림을 보고 자신의 모습과 현재의 상태를 간접적으로 표현할 기회를 줌으로써 동료들의 관심과 지지를 받는다.</td></tr>
<tr><td rowspan="2">내 용</td><td>준비물</td><td>나무 위의 아이들 그림, 필기구</td></tr>
<tr><td>실시방법</td><td>1. 나무 위의 아이들 그림을 회원들에게 나누어준다(인간관계 훈련 별첨 7-①).
2. 다양한 아이들의 모습 중에서 자신과 비슷하게 느껴지는 아이를 선택하도록 한다.
3. 그림을 보면서 그 아이를 선택한 이유를 설명한다.
4. 소감을 나누고 종결한다.</td></tr>
<tr><td>유의점 및 고려할 사항</td><td colspan="2">* 진행자는 회원들이 발표할 때 실패나 좌절하는 모습을 표현하면 회원들의 격려와 위로를 받도록 유도하고, 긍정적인 모습을 표현할 때는 칭찬과 지지가 주어지도록 한다.
* 같은 아이를 선택했더라도, 그에 대한 해석이나 선정이유는 다양할 수 있다.</td></tr>
<tr><td>응용방법</td><td colspan="2">* 다함께 볼 수 있도록 큰 그림으로 제시해도 효과적이다.(OH필름 등으로)
* 현재의 모습 뿐 아니라 과거, 현재, 미래의 모습을 파악하도록 할 수 있다(인간관계훈련 별첨 7-②).
* 비슷한 유형의 다른 그림이나 사진들을 사용할 수도 있다.</td></tr>
</table>

〈인간관계 훈련 별첨 7-①〉

〈나무 위의 아이들 Ⅰ〉

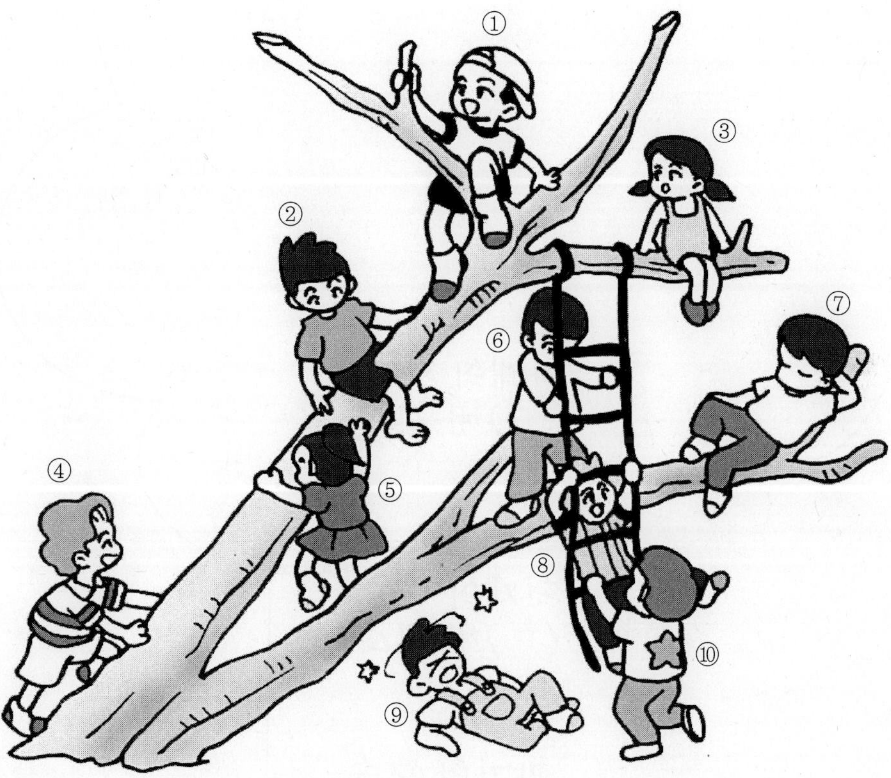

〈인간관계훈련 별첨 7-②〉

〈나무 위의 아이들 Ⅱ〉

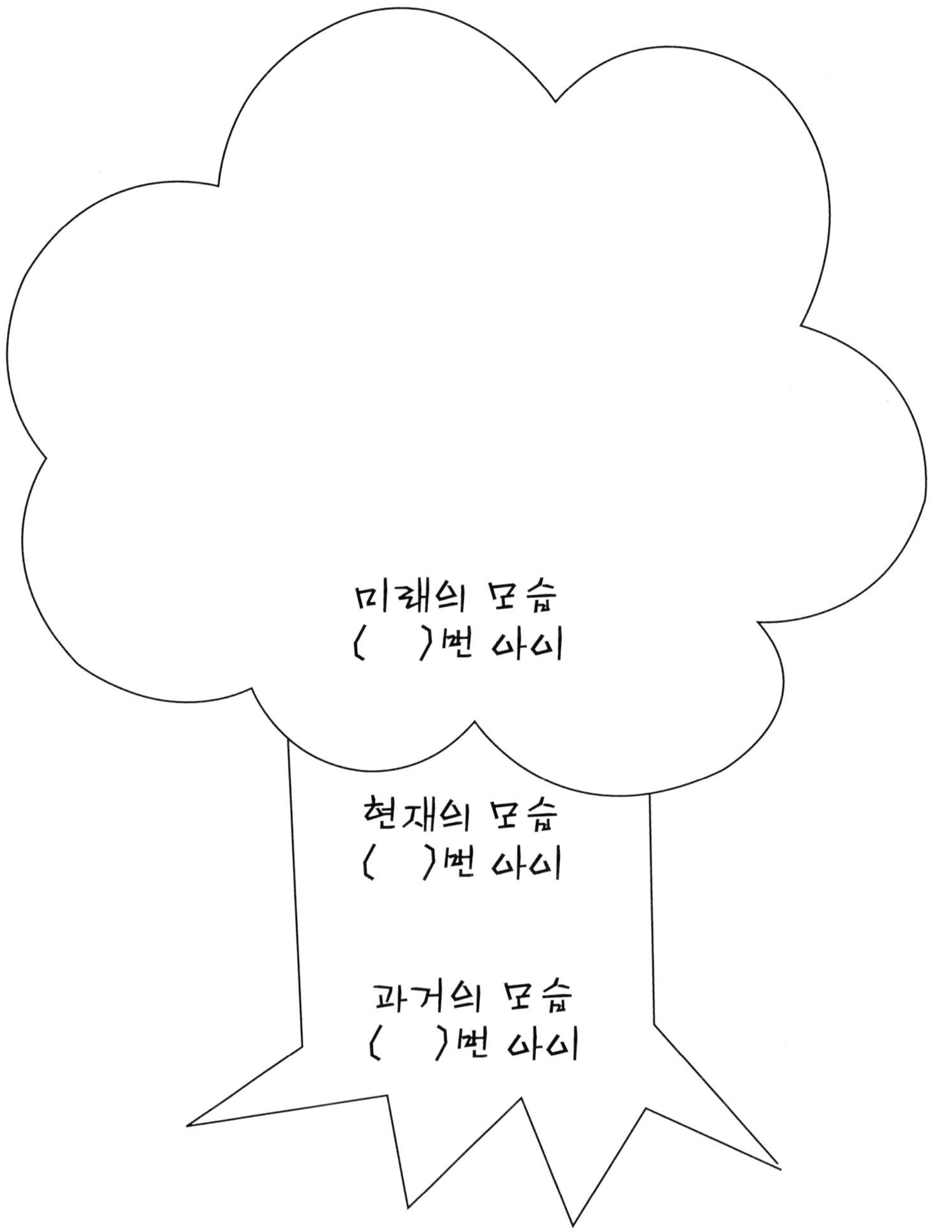

〈인간관계훈련 8〉

제 목	누구인지 알아맞추기	
치료목표	자신의 모습을 이해하며 타인에게 관심을 갖는 기회를 제공한다.	
내 용	준비물	작성지, 필기구
	실시방법	1. 작성지에 이름은 쓰지 않은 채 자기소개를 쓰도록 한다. 이때 구조화된 용지를 제공하는 것도 좋다(인간관계훈련 별첨 8). 2. 다 작성한 자기소개지를 거두어 섞은 다음, 진행자가 한명의 것을 읽고 회원들에게 누구의 것인지 맞추도록 한다. 3. 맞추면 어떻게 그 사람의 것인지 알았는지 등을 물어보면서 계속 다음 사람의 것으로 이어간다. 4. 맞춘 당사자로 하여금 다음 사람의 것을 읽게 하면서 연이어 가는 것이 더 바람직하다. 5. 소감을 나누고 종결한다.
유의점 및 고려할 사항	* 객관적인 사항뿐 아니라 추상적인 사항도 골고루 써보도록 격려한다.	
응용방법	* 〈게슈탈트 15〉 참조 * 스무 고개식으로 몇 번째 소개 문항에서 맞추는지로 진행한다.	

〈인간관계훈련 별첨 8〉

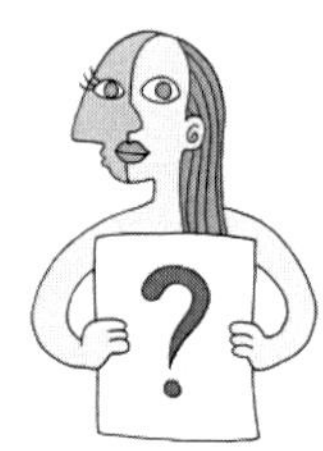

〈나는 ………〉

1. 나는 ____________________

2. 나는 ____________________

3. 나는 ____________________

4. 나는 ____________________

5. 나는 ____________________

6. 나는 ____________________

7. 나는 ____________________

8. 나는 ____________________

9. 나는 ____________________

10. 나는 ____________________

〈인간관계훈련 9〉

제 목	나의 색깔은?	
치료목표	색깔로 표현되는 자신의 모습을 이해하며 타인에게 관심을 갖는 기회를 제공한다.	
내 용	준비물	작성지, 필기구
	실시방법	1. 작성지를 한 장씩 나누어 가진다(인간관계훈련 별첨 9). 2. 자신의 이름을 적고 작성지를 옆사람에게 넘긴다. 3. 색깔로 당사자를 표현하게 한다. 4. 롤링 페이퍼를 적는 방법으로 계속 옆사람에게 넘기며 적는다. 5. 다 적은 후 자신의 용지를 읽어보고, 소감을 발표한다.
유의점 및 고려할 사항	* 앞사람이 한 내용을 따라하지 않도록 작성지를 칸칸이 접어서 앞사람이 작성한 내용을 보지 못하도록 유의한다. * 회원 수대로 칸을 만든다. * 단순히 'OO색이 어울릴 것 같아서' 'OO색옷을 잘 입어서' 등의 이유보다는 평소 성격이나 모습과 연관시켜서 색깔을 연상하도록 유도한다.	
응용방법	* 작성용지를 등뒤에 핀이나 테이프로 고정시키고 돌아다니면서 다른 회원 이미지에 맞는 색깔을 적어보도록 하면 움직이면서 프로그램을 진행하게 되어 더욱 활발한 분위기에서 시행할 수 있다.	

〈인간관계훈련 별첨 9〉

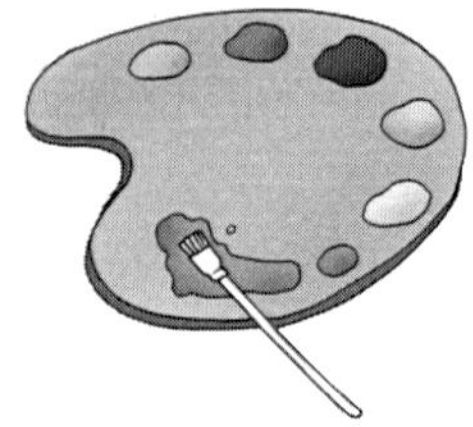

〈나의 색깔은?〉

(　　　　　)님에게 어울리는 색은 무엇입니까?

그의 분위기를 나타내거나 그를 보면 떠오르는 이미지의 색을 이야기 해주세요.

색 깔	그렇게 생각하는 이유

〈인간관계 훈련 10〉

제 목	힘든 이야기	
치료목표	일상에서 겪는 속상한 일 또는 마음 속에 남아 있는 상처를 표현하면서 서로 나누고 치유하며, 아픈 경험이 개인의 성장·발전의 기회가 될 수 있음을 깨닫도록 한다.	
내 용	준비물	작성지, 필기구, 조용한 음악
	실시방법	1. 회원들이 경험한 힘든 이야기를 개방할 수 있도록 멘트를 준비한다. 2. 작성지에 힘든 이야기를 적는다(인간관계훈련 별첨 10). 3. 돌아가면서 발표하도록 한다. 4. 유사한 경험이 나오면 서로 공감하고, 격려하는 피드백이 활발히 주어지도록 진행자가 적극적으로 유도한다. 5. 소감을 나누고 종결한다.
유의점 및 고려할 사항	* 작성지에 힘든 이야기를 적을 때 조용하고 잔잔한 음악을 트는 것도 도움이 된다. * 회원들이 부담감을 많이 느끼지 않도록 개방할 수 있는 수준까지만 하도록 하고 강제적인 분위기가 되지 않도록 한다. * 회원들 사이에 충분히 라포가 형성된 단계에서 실시한다. * 다소 무거운 주제가 될 수 있으므로 마무리 단계에서는 힘든 상황을 희망적이고 긍정적으로 바라보도록 유도한다.	
응용방법	* 힘든 이야기가 주는 교훈에 대해 이야기해 본다.	

인간
관계
훈련

〈인간관계 훈련 별첨 10〉

〈힘든 이야기〉

나에게 펼쳐지는 하루하루 생활에서 보람 있고 즐거운 기분을 느낄 때가 얼마나 됩니까? 보통 우리의 생활에는 좋은 일, 기쁜 일보다는 근심, 불안, 좌절 등으로 힘든 때가 더 많은지도 모르겠습니다. 그래서 우리들은 크든 작든 몇 가지 자신만의 상처를 갖고 살아간다고 할 수 있을 것입니다. 혹시 이런 상처가 없는 것처럼 묻어두거나 응어리진 것을 주변 사람에게 풀고 있는 것은 아닙니까? 차마 말하기가 창피하고 두려워서 혹은 기회가 없어서 마음 한 구석에 숨겨둔 힘든 이야기가 있다면 이순간 한번 속시원하게 털어 놓아보면 어떨까요?
그늘이 있다는 것은 빛이 있기 때문이고 봄이 오는 것은 겨울이 있기 때문입니다. 나의 상한 마음을 내 스스로 이해하고 쓰다듬어 줄 수 있다면 그 이면에 숨은 또 다른 나를 발견할 수 있을 것입니다.
자신의 경험 중에서 있는 그대로 받아들이기 힘들거나 억울하다고 여겼던 일을 적어봅시다.
기쁨은 나누면 배가 되고, 슬픔은 나누면 반이 된다고 합니다. 마음을 열어보세요......

MEMO

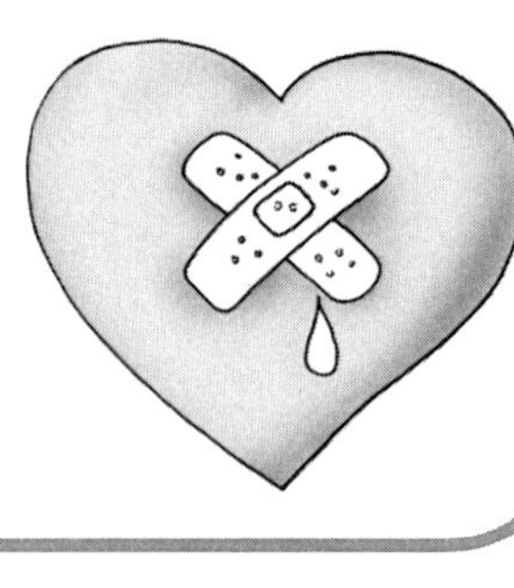

〈인간관계훈련 11〉

제 목	TV는 사랑을 싣고	
치료목표	과거의 의미 있던 사람들과의 추억을 회상하며 인간관계의 중요성에 대해 생각해 본다.	
내 용	준비물	작성지, 필기구, 배경음악
	실시방법	1. 잘 알려진 TV 프로그램이므로 이를 시청한 경험이 있는 회원들을 통해 프로그램에 대해 소개하도록 한다. 2. 과거에 자신에게 의미가 있었던 대상과의 추억을 떠올려 보고, 그 사람들 중에서 현재 만나고 싶은 사람을 생각해 보도록 한다. 생각을 돕기 위해서 배경음악을 사용한다. 3. 작성지를 완성한 후 돌아가면서 발표한다(인간관계훈련 별첨 11). 4. 발표를 들으면서 다른 회원들이 궁금한 점을 물어보도록 격려하여 분위기를 활성화시킨다. 5. 소감을 나누고 종결한다.
유의점 및 고려할 사항	* 찾을 사람이 없다고 하는 경우 가족이나 현재의 관계로 범위를 넓혀준다. * 배경음악은 TV프로그램시 사용하는 셀린디온의 음악을 트는 것이 분위기 조성에 도움이 된다.	
응용방법	* 찾고 싶은 사람에게 편지쓰기 * 빈 의자 기법을 활용하여 만나고 싶은 사람에게 하고 싶은 말하기 * 평소 만나보고 싶었던 유명인, 연예인 만나기	

〈인간관계훈련 별첨 11〉

〈TV 는 사랑을 싣고 ~**〉

♥ 방송일 :　　　　년　　월　　일

♥ 출연자 :

♥ 찾는 분 :

♥ 찾는 분과의 관계 :

♥ 찾는 분과의 추억이나 찾고 싶은 사연 :

♥ 찾는 분이 살고 있을 것 같은 지역 :

♥ 찾는 분이 하고 있을 일(직업) :

♥ 그 사람이 지금 어떤 모습으로 있으면 좋을까 :

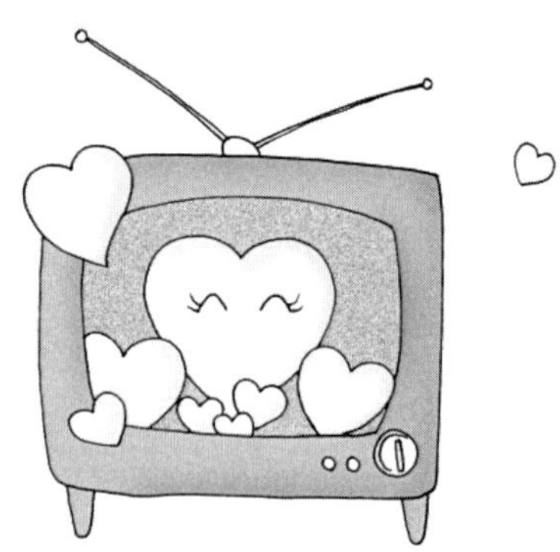

♥ 만나서 하고픈 이야기 :

〈인간관계훈련 12〉

<table>
<tr><td>제 목</td><td colspan="2">내가 닮고 싶은 영화 속 주인공</td></tr>
<tr><td>치료목표</td><td colspan="2">영화 속에서 나타나는 인물들의 캐릭터를 사용하여 자신을 표현해 볼 기회를 제공하고 자신의 이미지에 대해 생각해 본다.</td></tr>
<tr><td rowspan="2">내 용</td><td>준비물</td><td>작성지, 필기도구</td></tr>
<tr><td>실시방법</td><td>1. 최근에 보았거나 인상깊게 본 영화를 화제로 자연스럽게 이야기를 나누어 본다.
2. 영화 속의 주인공 중에서 닮고 싶은 인물을 떠올려 보고 작성지 내용에 적어본다(인간관계훈련 별첨 12).
3. 돌아가면서 발표한다.
4. 소감을 나누고 종결한다.</td></tr>
<tr><td>유의점 및 고려할 사항</td><td colspan="2">* 비웃거나 냉소적인 피드백이 주어지지 않도록 주의한다.</td></tr>
<tr><td>응용방법</td><td colspan="2">* 드라마나 책 속의 인물로 설정하여도 좋다.</td></tr>
</table>

〈인간관계훈련 별첨 12〉

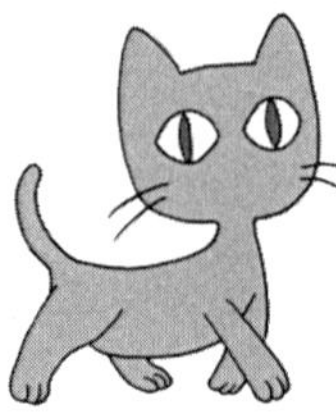

〈내가 닮고 싶은 영화속 주인공〉

이름 :

내가 닮고 싶은 영화 속
주인공은 누구인가요?

그 주인공의 어떤 모습을
닮고 싶나요? 그 이유는?

내가 그 주인공과
닮아가는 데 장애물은?

그 주인공과 내가
닮은 점이 있다면?

〈 인간관계 훈련 13〉

<table>
<tr><td>제 목</td><td colspan="2">만약 집에 불이 난다면</td></tr>
<tr><td>치료목표</td><td colspan="2">자신과 타인의 가치관을 알아보고 비교해 봄으로써 보다 합리적이고 새로운 가치관을 정립한다.</td></tr>
<tr><td rowspan="2">내 용</td><td>준비물</td><td>작성지, 필기구</td></tr>
<tr><td>실시방법</td><td>1. 상황 설명을 한다.
"만약 집에 불이 나서 3분내에 나와야 하며, 집안의 물건 중 5가지만을 가져갈 수밖에 없다면 무엇을 선택하시겠습니까?"
2. '우선권 품목표' 를 나누어주고 개별적으로 적도록 한다(인간관계훈련 별첨 13). 이때 참여자들에게
① 물건은 꼭 5가지가 아니어도 되지만 순위를 매길 것과
② 꼭 물건이 아니라도 사람이나 마음, 추억 등 무형적인 것도 무방함을 얘기해 준다.
3. 품목을 정하였으면, 왜 그 물품을 가지고 나오려고 하는지 이유를 적도록 한다.
4. 5~7명씩 조를 나누어 조별 토의를 한다. 선택한 품목이 각자에게 어떤 의미가 있고, 어떻게 다른지 등을 탐색할 수 있도록 하며, 내용을 토론, 통합하여 조별 우선 품목을 정해보도록 하는 것도 좋다
5. 조별 토의가 끝난 후, 다시 전원이 모여 각 조의 토의내용을 발표한다.
6. 진행자는 내용을 정리해 준다. 서로 가치관이 다를 수 있음을 인정하고, 상대의 가치관을 존중하고 개방적인 태도의 중요성을 강조한다.
7. 소감을 나누고 종결한다.</td></tr>
<tr><td>유의점 및 고려할 사항</td><td colspan="2">* 현실적인 문제에 얽매이지 말고 자유스럽게 가지고 나오고 싶은 물건을 고르도록 한다. 예를 들면 장농은 무거우니까 가지고 나올 수 없는 것이 아니라 나에게 중요한 의미가 있다면 얼마든지 들고 나올 수 있다고 가정한다.</td></tr>
<tr><td>응용방법</td><td colspan="2">* 다양한 상황으로 응용 가능하다.
(예: 홍수, 사막 횡단, 무인도 비상착륙 등)
* 품목을 다양한 가치로 분류해 볼 수도 있다.
(예: 사회적 가치, 영적 가치, 경제적 가치, 직업적 가치 등)</td></tr>
</table>

〈인간관계훈련 별첨 13〉

〈만일, 집에 불이 난다면!〉

※ 서두르세요~! 시간이 딱 3분밖에 안 남았어요!!!

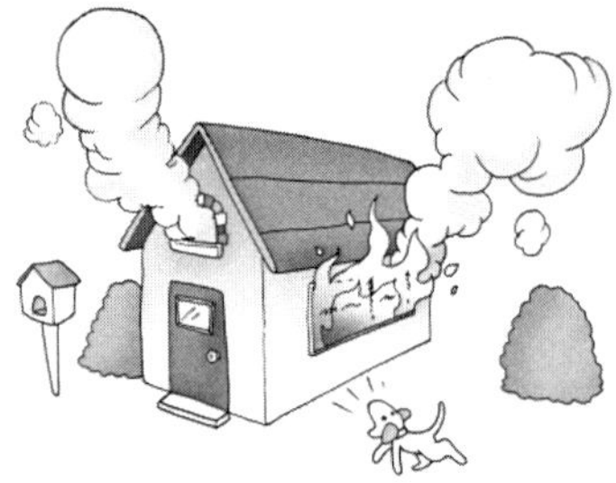

작성자 :

(우선권 품목표)

순 위	품 목 표	이 유
1		
2		
3		
4		
5		

〈인간관계훈련 14〉

제 목	**가치관 경매**	
치료목표	자신과 타인의 가치관을 알아보고 비교해 봄으로써 보다 합리적인 가치관을 정립한다.	
내 용	준비물	작성지, 필기구
	실시방법	1. 작성지를 나누어 주고 정해진 금액을 가지고 자신이 사고 싶은 가치관에 경매금액을 책정하도록 한다(인간관계훈련 별첨 14). 2. 경매방식을 설명한다. 가치관은 최저 금액부터 시작하여 가장 높은 가격을 부르는 사람에게 팔린다. 3. 돌아가면서 각자 경매로 산 가치관을 발표한다. 4. 소감을 나누고 종결한다.
유의점 및 고려할 사항	* 한가지 항목에 전액을 걸어서 한번에 끝나지 않도록 경매에 거는 최고 액수의 범위를 정해놓고 시작한다. * 진행자가 활발하고 적극적인 태도와 제스처, 말투로 경매를 유도한다.	
응용방법	* 〈게슈탈트 12〉 마술가게 참조	

〈인간관계훈련 별첨 14〉

〈가 치 관 경 매〉

이 름 : ____________ 금액: 1억

가치관 내용	예 산	결 정
1. 매력적인 사람으로 보일 수 있는 성품		
2. 행복한 가족관계		
3. 만족스러운 결혼		
4. 긍정적으로 인생을 바라볼 수 있는 자신감		
5. 문화행사에 자유롭게 참석할 수 있는 카드		
6. 세계일주		
7. 진정한 친구(우정)		
8. 완벽한 자유		
9. 운동경기에 자유롭게 참석할 수 있는 카드		
10. 인류에 기여할 수 있는 업적		
11. 일생을 보장할 수 있는 경제적인 안정		
12. 완전하게 갖추어진 집		
13. 일 자체에 보람을 느낄 수 있는 직업		
14. 병이 없는 일생		
15. 남들이 인정하는 명예		
16. 남들로부터 부러움을 살 수 있는 외모		
17. 나를 이해해 줄 수 있는 이성친구		
18. 한달 간의 멋진 휴가		
19. 타인을 도와줄 수 있는 봉사정신		
20. 먹어도 살이 찌지 않는 체질		
합 계		

〈인간관계훈련 15〉

<table>
<tr><td>제 목</td><td colspan="2">관 계</td></tr>
<tr><td>치료목표</td><td colspan="2">자신의 대인관계 실제를 도식화하여 파악해본다.</td></tr>
<tr><td rowspan="2">내 용</td><td>준비물</td><td>작성지, 필기구</td></tr>
<tr><td>실시방법</td><td>1. 작성지를 나누어 주고 관계도 그리는 방법에 대해 설명한다(인간관계훈련 별첨 15-①). 관계도의 예를 제시해 주어도 좋다(인간관계훈련 별첨 15-②).
2. 각자의 관계도를 작성해 본다.
- 현재 관계를 맺고 있는 다양한 인간관계를 원으로 표시한다.
- 관계의 형태와 정도를 선의 종류와 나와의 거리를 사용하여 표시한다.
3. 돌아가면서 관계도를 소개한다.
4. 소감을 나누고 종결한다.</td></tr>
<tr><td>유의점 및 고려할 사항</td><td colspan="2">* 다양한 관계를 표시하도록 격려한다.</td></tr>
<tr><td>응용방법</td><td colspan="2">* 회원이 속한 특정 집단 내에서의 관계도로 응용할 수 있다.
예: 낮병원, 교회, 직장, 학교 등
* 그린 관계도를 연극치료에서 활용할 수 있다.</td></tr>
</table>

〈인간관계훈련 별첨 15-①〉

〈관 계〉

나는 다른 사람들과 함께 살아가고 있습니다. 작게는 가정, 학교, 사회단체 크게는 지역사회, 국가, 그리고 세계라는 울타리 속에서 여러 사람들과 관계를 맺으며 생활하고 있습니다. 내 주변에 어떤 사람들이 있으며 내가 그들과 어떤 관계를 맺고 있는지를 아는 것은 현재의 나를 이해하는 데 도움이 될 수 있을 것입니다.

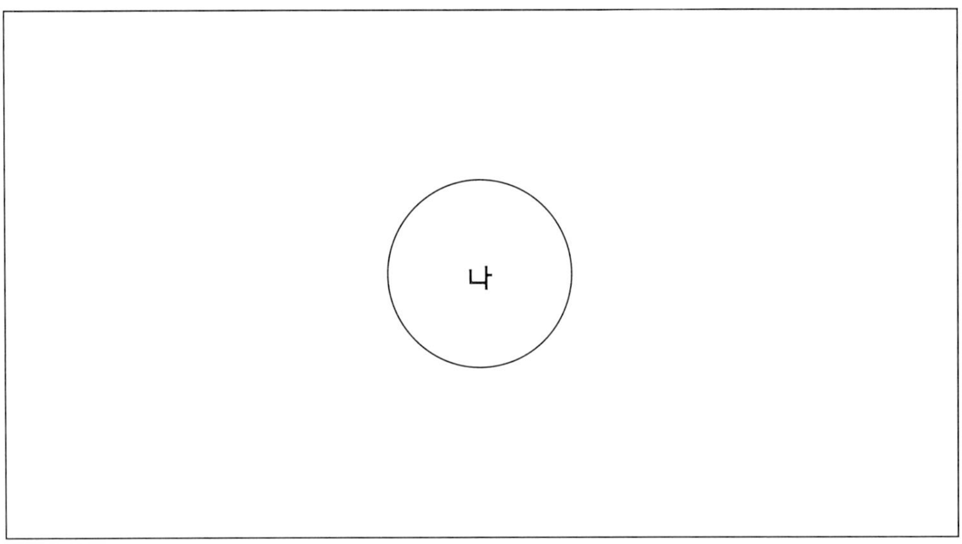

* ―――――――――――― 좋아하는 관계
* -+-+-+-+-+-+-+-+-+-+-+- 싫어하는 관계
* - 거리감이 있는 관계
* =+=+=+=+=+=+=+=+=+=+= 복잡한 관계(좋기도 하고 싫기도 한 관계)

〈인간관계훈련 별첨 15-②〉

〈이꽃님의 관계도〉

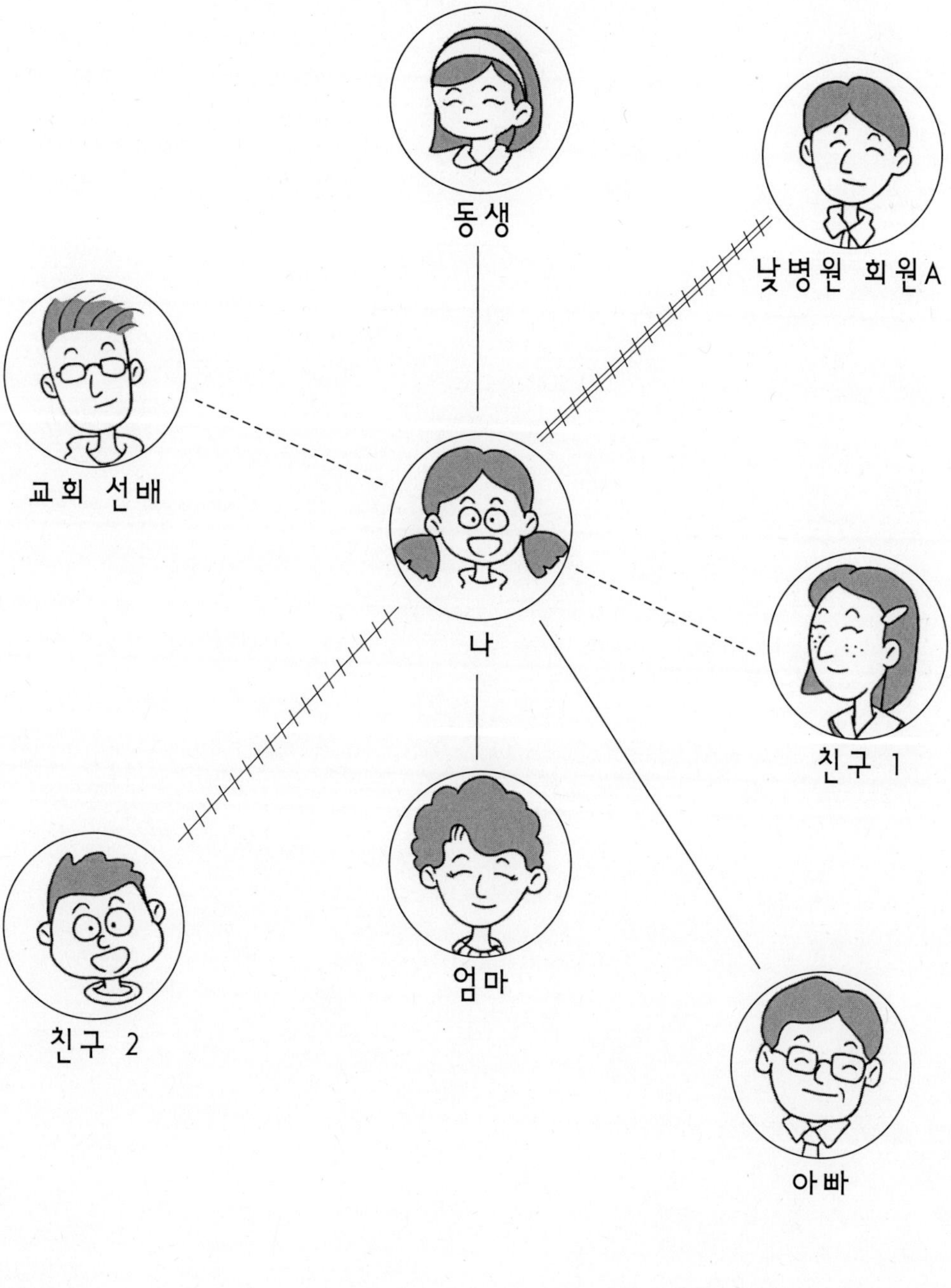

인지재활

제 7 장

1. 틀린 그림 찾기(주의집중)
2. 단어 유창성 1(언어 I)
3. 단어 유창성 2(언어 II)
4. 단어 개념화(언어 III)
5. 이야기 듣고 도형 배열 그리기(언어 IV)
6. 같은 카드 찾기(기억 I)
7. 방 꾸미기(기억 II)
8. 이야기 기억하여 전달하기(기억 III)
9. 여행 가기(계획 I)
10. 어느날 갑자기(계획 II)
11. 나도 요리사(계획 III)
12. 차례맞추기
13. A4 조각 맞추기(시공간 구성능력 I)
14. 회전도형 인식하기(시공간 구성능력 II)

인지재활

■ 인지재활의 개념 및 목적

인지(Cognition)는 주의력, 기억력, 언어 능력, 개념형성 능력, 시공간 구성 능력, 계획 능력 등 다양한 측면을 포함한다. 우리가 영위하고 있는 일상생활에는 다양한 인지 기능들이 활용되고 있는데, 예컨대 책을 읽을 때도 주의집중이 필요하며, 주어진 문장을 읽고 이해하는 과정이 필요하다. 또한 길을 찾아갈 때도 공간을 지각하고 이전 기억을 떠올리는 것이 필요하며, 음식을 만들 때도 일련의 절차를 기억하고 이를 계열적으로 처리하는 능력이 필요한 것이다. 하지만 정신분열병을 앓고 있는 환자들의 경우에는 이러한 정보처리 과정에서 장애를 야기하게 되며(Bellack, 1992), 결과적으로 일상 생활의 다양한 문제를 해결해 나가는 데 어려움을 겪게 된다. 따라서 이러한 환자들의 어려움을 보완하기 위해서는 다양한 인지 기능에 대한 훈련이 필수적이다.

인지재활 프로그램에서는 이러한 인지 기능에 대해 접근함으로써, 정보처리를 방해하는 인지 기능의 결함을 보완하도록 시도한다(Perrol, 1990). 즉, 환자들이 이러한 인지 기능을 습득, 연습하고 이를 효율적으로 활용하도록 돕는 것이다.

■ 고려사항

1. 팀을 구성할 때는 회원들의 기능 수준을 고려하여 구성한다. 예를 들어, 기능이 높은 사람끼리 혹은 낮은 사람끼리 짝을 이루지 않도록 진행자의 주의가 필요하다.
2. 한팀에 너무 많은 인원이 배정될 경우 소외되는 회원이 있을 수 있으므로 주의한다. 한 팀은 3~4명 정도를 넘지 않는 것이 좋다.
3. 프로그램이 게임 형식으로 진행되면 흥미를 높일 수는 있지만, 단순히 게임을 하는 데 그치지 말고 어떠한 인지적 능력이 활용되고 있는지 설명해 주는 것이 중요하다.
4. 프로그램들은 게임 형식으로 진행되므로, 인터넷의 게임 사이트들을 참조하면 많은 도움이 된다.

〈참고문헌〉

이회상, 안석균, 이만홍(1998). 정신분열병의 인지재활. 신경정신의학. 37(2), 203-214.

Bellack, A. S. (1992). Cognitive rehabilitation for schizophrenia: is it possible, is it necessary. *Schizophrenia Bulletine, 18*, 53-50.

Perrol. S. (1990). Issues in cognitive rehabilitation. *Arch Neurol 47*, 219-220.

〈인지재활 1〉

<table>
<tr><td>제 목</td><td colspan="2">틀린 그림 찾기(주의집중)</td></tr>
<tr><td>치료목표</td><td colspan="2">두 개의 그림을 비교하여 틀린 점을 탐색하는 과정에서 주의집중(attention)을 유발하고 유지한다.</td></tr>
<tr><td rowspan="2">내 용</td><td>준비물</td><td>그림판(인터넷에서 탐색이 가능하므로, 여러 가지 그림의 활용이 가능하다), 필기구</td></tr>
<tr><td>실시방법</td><td>〈워밍업: 변신게임〉
1. 둘 씩 짝을 지어 선다.
2. 정해진 시간 동안 첫 번째 사람은 두 번째 사람을 자세히 관찰한다. 충분히 관찰했다고 판단하면, 진행자는 첫 번째 사람에게 잠시 눈을 감으라고 지시한다.
3. 첫 번째 사람이 눈을 감은 동안, 두 번째 사람은 자신의 일부분을 변화시키고(예를 들어, 소매를 올린다든지, 자켓 단추를 잠근다든지), 첫 번째 사람은 눈을 뜬 후 변화된 부분을 탐색한다.

〈본 프로그램〉
1. 주의집중의 중요성에 대해 함께 이야기해 본다.
2. 유사한 그림 쌍을 제시한다(인지재활 별첨 1).
3. 진행자는 두 그림에 차이점이 몇 가지 있는지를 제시한다.
4. 회원들에게 틀린 부분을 찾아보도록 한다.
5. 소감을 나눈다.</td></tr>
<tr><td>유의점 및 고려할 사항</td><td colspan="2">* 개인별로 진행할 수도 있지만, 회원들의 기능 수준을 고려하여 두 세명씩 짝을 짓는 것도 도움이 된다.
* 단순히 게임을 하는 데만 그치지 말고, 주의집중이 필요한 과제라는 것을 설명한다.
* 상대적으로 쉽고 흥미로운 과제이므로, 프로그램 전반에 대한 부담을 줄이고 흥미를 유발시킬 수 있다.</td></tr>
<tr><td>응용방법</td><td colspan="2">* 틀린 점이 몇 가지가 있는지를 알려 주지 않고, 팀을 나누어 틀린 점을 탐색하게 해 보는 것도 흥미 유발에 도움이 된다.
* 주의집중은 모든 과제에 기본이 되는 능력이므로, 워밍업으로 활용하는 것도 좋다.
* 숨은 그림 찾기</td></tr>
</table>

〈인지재활 별첨 1〉

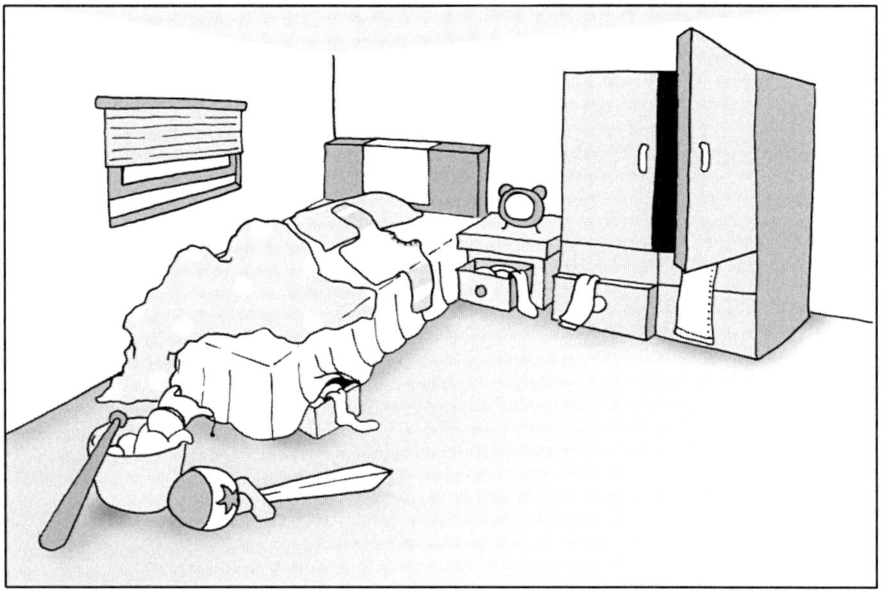

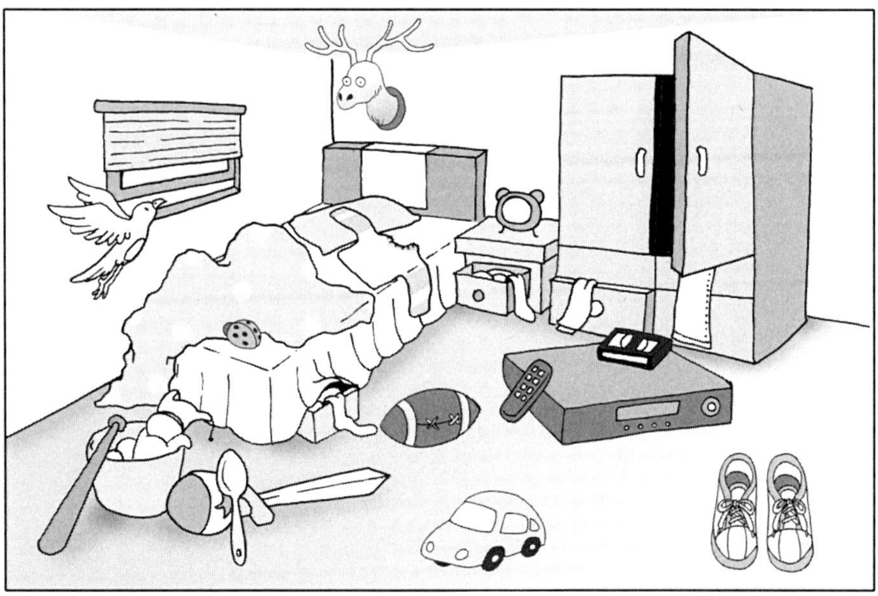

〈인지재활 2〉

<table>
<tr><td>제 목</td><td colspan="2">단어 유창성(언어 I)</td></tr>
<tr><td>치료목표</td><td colspan="2">특정 초성(初聲)으로 시작되는 단어를 떠올리게 함으로써 단어 유창성을 기르고 전두엽 기능을 활성화시킨다.</td></tr>
<tr><td rowspan="2">내 용</td><td>준비물</td><td>초성만 포함된 문자판(인지재활 별첨 2), 필기구, 작성지</td></tr>
<tr><td>실시방법</td><td>1. 일상생활에서 언어 능력이 필요한 경우를 함께 이야기해 봄으로써 언어 능력의 중요성을 상기시킨다.
2. 단어 만들기와 유사한 과제를 할 것이라고 설명한 후, 한두 개의 예를 함께 실시한다(예: 'ㄴㅁ' 나무, 눈물, 낱말 등).
3. 회원들의 기능 수준을 고려하여 팀을 구성한다(두 팀 혹은 세 팀 정도가 적당하다).
4. 초성으로 이루어진 문자판을 보고, 가능한 많은 단어를 생각해 내도록 유도한다(인지재활 별첨 2).
5. 팀별로 생각해 낸 단어들을 비교해 본다.
6. 소감을 나눈다.</td></tr>
<tr><td>유의점 및 고려할 사항</td><td colspan="2">* 회원의 기능 수준을 고려하여 짝을 정하는 것이 중요하다. 이때 기능 수준이 좋은 사람이 과제를 주도해 나가지 않도록 주의가 필요하며, 서로 상의하여 단어를 찾아 나가도록 격려한다.
* 주어진 초성 수가 많아 한 단어만 만들 수 있는 것 보다, 적은 수의 초성으로 여러 개의 단어를 만들 수 있는 것이 좋다.</td></tr>
<tr><td>응용방법</td><td colspan="2">* 서로 상대 팀에게 문제를 내고 맞추도록 한다.
* 카테고리를 정해서 프로그램을 진행해 본다.
예: 노래제목, 영화제목</td></tr>
</table>

인지 재활 훈련

〈인지재활 별첨 2〉

〈단어 유창성〉

■ 초성의 예

* ㄴ ㅁ: 나무, 노목, 나목, 눈물, 논문, 낱말 등
* ㄱ ㄹ: 구름, 기름, 기린, 고래, 가래 등
* ㅎ ㅅ ㅈ ㄱ: 형설지공
* ㅇ ㅅ ㅂ ㅂ ㅂ: 오십보백보

■ 문자판의 예

ㄴ ㅁ

ㄱ ㄹ

ㅎ ㅅ ㅈ ㄱ

ㅇ ㅅ ㅂ ㅂ ㅂ

〈인지재활 3〉

<table>
<tr><td>제 목</td><td colspan="2">단어 유창성 2(언어 II)</td></tr>
<tr><td>치료목표</td><td colspan="2">그림의 세부 사항을 탐색하도록 함으로써 주의력을 유지하고 향상시키며, 특정 초성으로 시작되는 단어를 떠올리게 함으로써 단어 유창성을 기르고 전두엽 기능을 활성화한다.</td></tr>
<tr><td rowspan="2">내 용</td><td>준비물</td><td>특정 초성이 포함되는 사물이 그려진 그림판(인지재활 별첨 3), 필기구, 작성지</td></tr>
<tr><td>실시방법</td><td>〈워밍업〉
〈인지재활 2〉의 과제를 워밍업으로 실시한다.

〈본 프로그램〉
1. 회원들의 기능 수준을 고려하여 팀을 구성한다. 한 팀에 두세 명이 적당하다.
2. 특정 자음으로 시작되는 단어들이 포함되어 있는 그림판을 제시한다(인지재활 별첨 3).
3. 그림판에 ‘주의집중’ 하면서 특정 자음으로 시작되는 사물을 되도록 많이 찾도록 한다.
4. 한 팀이 자신들이 찾은 단어를 부르면, 다른 팀의 회원들은 주의집중하여 듣고 표시를 한 후, 다른 팀이 부르지 않은 단어가 남아 있는 경우 발표하도록 한다.
5. 함께 소감을 나누고 마무리한다.</td></tr>
<tr><td>유의점 및 고려할 사항</td><td colspan="2">* 회원의 기능 수준을 고려하여 짝을 정하는 것이 중요하다. 이때 기능 수준이 좋은 사람이 과제를 주도해 나가지 않도록 주의가 필요하며, 서로 상의하여 단어를 찾아 나가도록 격려한다.</td></tr>
<tr><td>응용방법</td><td colspan="2">* 특정 자음으로 시작되는 단어를 찾아, 찾은 단어로 빙고 게임을 하면 흥미를 더욱 유발시킬 수 있다.</td></tr>
</table>

〈인지재활 별첨 3〉

〈'ㅅ' 으로 시작되는 그림판〉

예: 새, 소방차, 산, 사다리, 삽, 삼거리, 시계, 세시 오분, 사슴, 신호등, 숲, 산타, 수도, 수건, 선물보따리, 세발자전거, 삽살개, 수박, 소, 소시지, 선풍기 등

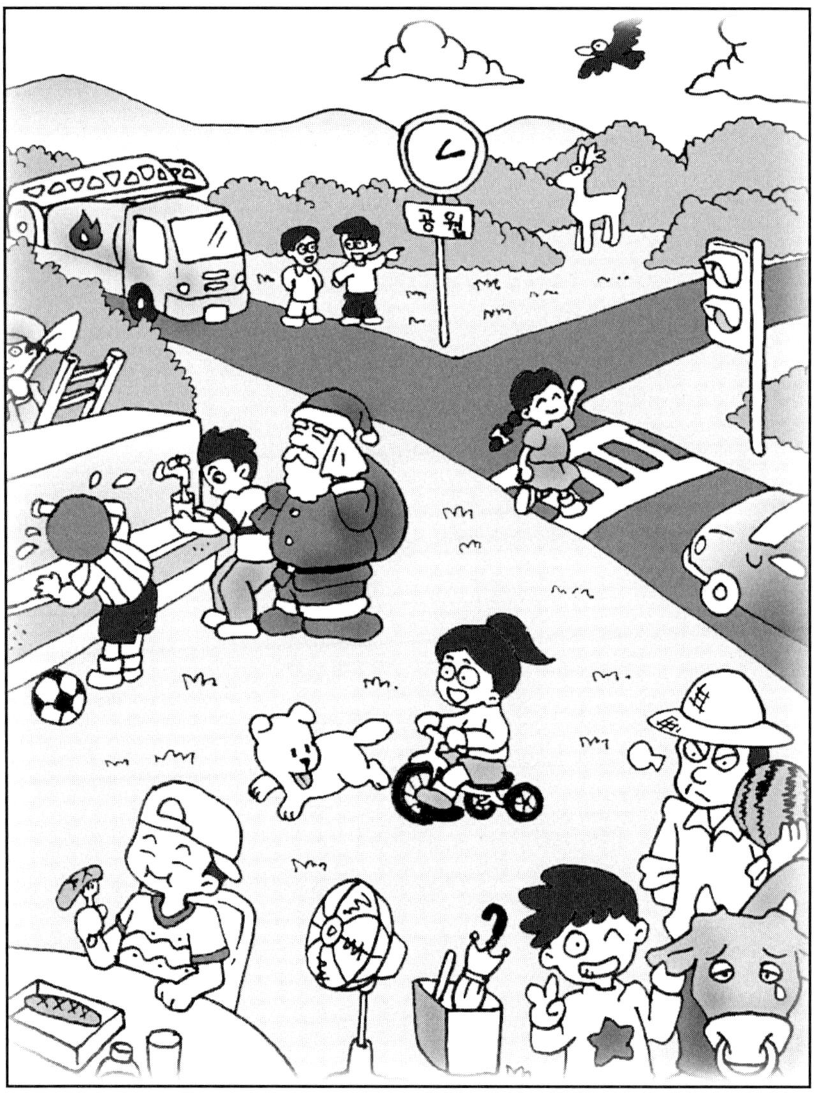

〈인지재활 4〉

<table>
<tr><td>제 목</td><td colspan="2">단어 개념화(언어 III)</td></tr>
<tr><td>치료목표</td><td colspan="2">단어들의 공통성을 파악함으로써 추상적인 사고 능력을 배양한다. 또한 하위 개념과 상위 개념을 분류하도록 유도함으로써 개념화 능력을 증진시킨다.</td></tr>
<tr><td rowspan="2">내 용</td><td>준비물</td><td>글자판(인지재활 별첨 4), 필기구, 작성지</td></tr>
<tr><td>실시방법</td><td>〈워밍업: 공통성 찾기〉
예) 사과–복숭아: 과일

〈본 프로그램〉
1. 주어진 낱자를 가지고 단어를 만들 것이라고 설명한다.
2. 한 칸에 한 글자씩 들어 있는 글자판을 제시한 후, 다양한 단어를 찾도록 한다.
3. 찾은 단어들의 공통점들을 찾아 상위개념으로 명명하도록 유도한다(예: ‘사자–개’ 의 공통점은 동물).
4. 상위개념으로 분류된 단어들을 묶어 보다 더 높은 상위개념으로 명명하도록 한다.
5. 소감을 나눈다.</td></tr>
<tr><td>유의점 및 고려할 사항</td><td colspan="2">* 단어 찾기가 어려운 경우, 범주와 개념을 미리 제시하고 단어를 찾으면 더 쉽다. 예를 들어, “주어진 낱자들을 모아 동물 이름을 만들어 보세요.”</td></tr>
<tr><td>응용방법</td><td colspan="2">* 반대말과 유사어, 단어 뜻 등으로 구성된 ‘가로세로 단어 퍼즐’ 을 활용할 수 있다.</td></tr>
</table>

〈인지재활 별첨 4〉

〈단어 개념화〉

■ 공통성 찾기

지능검사의 '공통성' 검사를 활용하는 것도 도움이 된다.
예) 붕어-메기: 물고기
눈-귀: 감각기관

■ 글자판의 예

장	참	장	플	어	잉	붕	어	기	북
무	해	치	어	금	시	고	러	공	이
포	뻐	독	끼	고	기	래	꾀	뱀	아
나	소	호	티	바	까	기	수	가	이
미	무	새	러	민	등	랑	리	악	구
국	단	튤	나	라	이	고	느	마	나
전	나	슴	토	리	나	립	무	거	소
백	풍	이	들	꼬	사	기	등	도	매
나	자	화	개	스	합	무	뱀	룡	나
레	무	아	사	기	리	꾸	어	어	무

꽃: 장미, 튤립, 백합, 국화, 개나리
나무: 단풍나무, 전나무, 느티나무, 소나무
포유류: 소, 사슴, 호랑이, 사자, 고래
새: 기러기, 뻐꾸기, 독수리, 매
물고기: 붕어, 잉어, 고등어, 참치, 장어
파충류: 악어, 뱀, 공룡, 이구아나

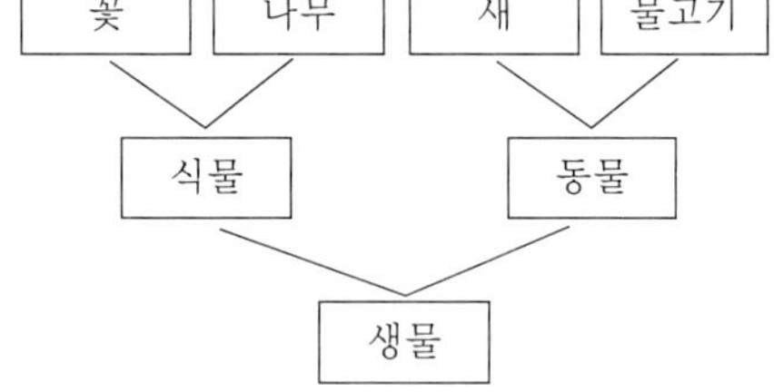

〈인지재활 5〉

<table>
<tr><td>제 목</td><td colspan="2">이야기 듣고 도형배열 그리기(언어 Ⅳ)</td></tr>
<tr><td>치료목표</td><td colspan="2">도형배열을 정확하게 설명하고 이를 이해하는 과정을 통해서 정확한 의사소통의 중요성을 인식시키고, 의사소통의 효율성을 증진시킨다.</td></tr>
<tr><td rowspan="2">내 용</td><td>준비물</td><td>도형배열 그림(인지재활 별첨 5-①), 필기구, 작성지, 지우개</td></tr>
<tr><td>실시방법</td><td>〈워밍업〉
1. 사각형 혹은 원 하나를 제시한다.
2. 진행자는 설명하는 하나의 도형을 회원들이 똑같이 그릴 수 있도록 설명한다(예: “A4용지 오른쪽 위에 지름 3cm 가량의 원을 하나 그리세요.” 자세히 설명할 수록 좋다.).
3. 회원들이 설명에 따라 그림을 그렸는지 확인하고, 과정이 익숙해질 수 있도록 회원들이 직접 다른 도형을 설명해 보도록 한다.

〈본 프로그램〉
1. 한 회원이 나와 도형배열을 보고 하나씩 설명한다(인지재활 별첨 5-①).
2. 다른 회원들은 설명을 듣고, 들은 설명에 따라 도형을 그려 나간다. 이때, 질문은 할 수 없다.
3. 그린 그림을 원래 그림배열과 비교해 보고, 어떤 점이 어려웠는지 서로 이야기 해 본다.
4. 다시 한번 위의 과정을 다른 그림으로 실시해 보되, 이번에는 질문을 할 수 있도록 한다. 질문을 할 수 없을 때와 할 수 있을 때의 차이점에 대해 논의한다.
5. 소감을 나누고 마무리 한다.</td></tr>
<tr><td>유의점 및 고려할 사항</td><td colspan="2">* 도형 배열을 설명할 때, 되도록 상세한 부분까지 설명하도록 돕는다. 진행자가 미리 설명 예를 들어주는 것도 진행에 도움이 될 수 있다.
* 일방적 의사소통과 양방적 의사소통의 차이점을 충분히 논의하도록 한 후, 명확한 의사소통을 위한 방법 및 의사소통에 있어 오해를 줄일 수 있는 방법 등에 대해 논의해 보는 것도 중요하다.</td></tr>
<tr><td>응용방법</td><td colspan="2">* 도형의 모양이나 개수 등을 조절해서 난이도를 조정할 수 있다.
* 서로 유사한 그림들을 일정 모양으로 배열한 후, 그림의 특성들을 설명하여 동일하게 배치하도록 할 수도 있다. 이 때, 그림들은 매우 유사한 특성을 지닌 모호한 것이 좋다(인지재활 별첨 5-②).
* 지도 그리기: 빈 지도를 제시해 주고, 설명하는 대로 건물들을 그려 넣도록 한다.</td></tr>
</table>

〈인지재활 별첨 5-①〉

■ 도형배열의 예

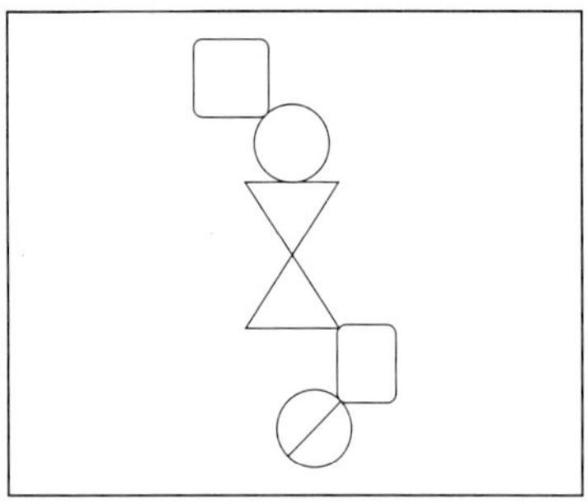

■ 도형설명의 예

"한 변의 길이가 약 3cm정도 되는 정사각형을 종이의 왼쪽 상단부에 그려 넣습니다. 이때 종이 윗부분과 도형은 약 2~3cm 떨어지게 그립니다.

다음은 지름 3cm 정도의 원을 그리는데, 먼저 그렸던 사각형 아랫변의 오른쪽 꼭지점에 원이 닿도록 그립니다.

원 아래에는 역삼각형을 그리는데, 한 변의 길이가 원의 지름과 비슷한 정삼각형을 그립니다. 이렇게 그리면 한 변의 가운데에 원이 닿게 됩니다.

역삼각형 아래에는 같은 모양의 삼각형을 그립니다. 즉, 역삼각형의 아래 꼭지점과 두 번째 삼각형의 꼭지점이 서로 닿아, 두 삼각형의 모양은 세로로 세워 놓은 리본 모양이 됩니다.

삼각형 아래에는 직사각형을 그리는데, 가로 약 2cm, 세로 약 4cm 정도의 직사각형입니다. 직사각형의 왼쪽 위 꼭지점이 정삼각형의 아래 오른쪽 꼭지점에 닿도록 그립니다.

직사각형의 아래 왼쪽 꼭지점에 닿도록 원을 그리는데, 이전에 그린 원과 같은 크기 입니다(지름 약 3cm). 원 안에는 지름을 따라 직선이 하나 그려져 있는데, 직사각형의 아랫 부분 왼쪽 꼭지점부터 시작하여 왼쪽으로 기울어진 직선입니다."

■ 주의점

도형의 모양이나 수를 변화시켜 난이도를 조정할 수 있으므로, 처음에는 한두 개의 간단한 도형 배열을 그려 보는 것이 좋다.

설명 중간에 회원들이 잘 따라 그리고 있는지 확인해 보는 것이 좋으며, 설명하는 회원이 너무 부담을 느낄 경우 릴레이로 설명하는 것도 좋다.

〈인지재활 별첨 5-②〉

■ 그림배열의 예

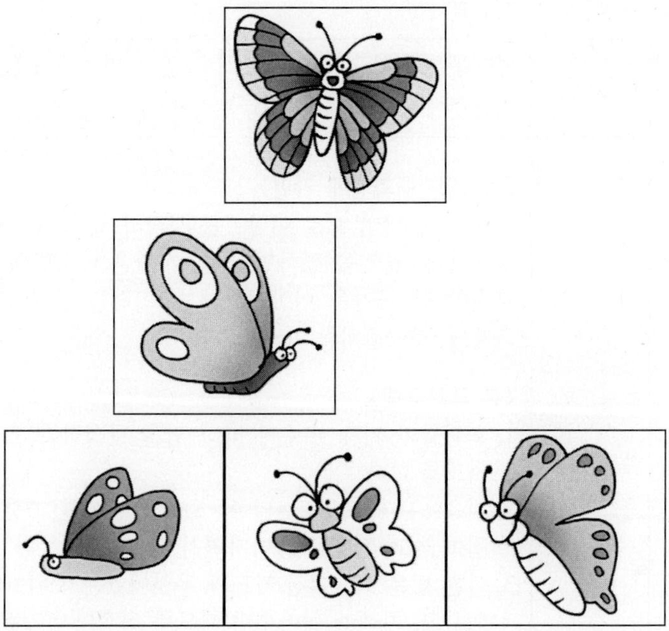

주의점:

① 모양과 위치를 둘 다 정확하게 설명해야 함을 유의해야 한다.

② 그림을 선택할 때 명확하게 구분이 되지 않는 그림이 더 좋다. 예를 들어, '빨간색 나비'라고 지칭하지 않도록 너무 구별되는 색은 사용하지 않는 것이 좋으며, 모양으로 명확하게 구별되는 그림도 좋지 않다. 그림의 세부적인 묘사를 하도록 유도하기 위해서, 모호한 그림이면 더욱 좋다.

〈인지재활 6〉

<table>
<tr><td>제　　목</td><td colspan="2">같은 카드 찾기(기억 I)</td></tr>
<tr><td>치료목표</td><td colspan="2">청각 자극에 대한 기억력과 더불어 시공간 자극에 대한 기억력을 활용, 증진할 수 있도록 돕는다.</td></tr>
<tr><td rowspan="2">내　　용</td><td>준비물</td><td>카드묶음(똑같은 그림이 2개씩 있는 카드; 16개, 25개, 36개: 인터넷에서 구할 수 있다), 트럼프</td></tr>
<tr><td>실시방법</td><td>〈워밍업: 백화점에 가면〉
'백화점에 가면'으로 이야기를 시작하여, 첫 번째 사람이 백화점에서 살 물건을 말하면, 다음 사람은 앞사람의 목록에 더해 자신이 살 물건을 이야기한다. 주의력을 환기시키고, 기억력 과제에 대한 준비를 할 수 있다.

〈본 프로그램〉
1. 회원들의 기능 수준에 따라 팀을 구성한다. 3~4명을 넘지 않도록 한다.
2. 처음에는 가로세로 4열(4×4)로 이루어진 16장의 카드를 뒤집어 놓고, 팀별로 돌아가면서 2장씩 뒤집는다.
3. 다른 팀은 뒤집어진 카드가 무엇이었는지 위치와 모양을 기억하고, 차례가 돌아오면 카드를 뒤집어서 같은 카드 2장을 찾는다.
4. 익숙해지면, 5열, 6열 카드배열을 활용하여 난이도를 높인다.
5. 소감을 나누고 마무리한다.</td></tr>
<tr><td>유의점 및 고려할 사항</td><td colspan="2">* 회원들의 기능 수준을 고려하여, 유사한 수행을 할 수 있도록 팀을 구성한다.
* 기억 과제에 회원들이 너무 부담을 갖지 않도록 게임 형식을 이용하는 것이 좋다.
* 팀별로 전략을 짜도록 하거나, 기억 책략에 대해 논의하도록 한다.
* 카드로 제시하는 것보다 다 함께 볼 수 있는 큰 판에 그림을 제시하면 실시하기 편리하다.</td></tr>
<tr><td>응용방법</td><td colspan="2">* 회원들의 기능이 좋을 경우, 트럼프를 활용하여 기억 게임을 하는 것도 흥미를 유발할 수 있다.
* '숫자 카드'와 '특정 사물 개수로 이루어진 그림 카드'를 섞어, 그림에 매치되는 숫자를 고르도록 하는 것도 응용 가능하다(인지재활 별첨 6).</td></tr>
</table>

〈인지재활 별첨 6〉

〈같은 카드 찾기〉

■ 카드의 예(응용)

♥	4	♨♨ ♨ ♨♨	7
3	★★	◆◆◆ ◆ ◆◆◆	8
▲▲▲ ▲▲▲	6	1	♣♣ ♣♣
▶▶▶ ◀◀ ▶▶▶	5	♠♠♠	2

여기서는 도형의 개수와 숫자가 짝을 이루므로 '하트 1개 그림' 과 '숫자 1' 이 짝이 된다. 같은 형식으로 '별 2개 그림' 과 '숫자 2' 가 짝이다.

〈인지재활 9〉

<table>
<tr><td>제 목</td><td colspan="2">방 꾸미기(기억 II)</td></tr>
<tr><td>치료목표</td><td colspan="2">시공간 기억력을 함양시키며, 기억력을 촉진, 유지할 수 있는 다양한 방법을 학습한다.</td></tr>
<tr><td rowspan="2">내 용</td><td>준비물</td><td>8절 색도화지, 가구 그림이 그려진 카드(인지재활 별첨 7)</td></tr>
<tr><td>실시방법</td><td>〈워밍업: 옛날 옛적에〉
첫 번째 사람이 '옛날 옛날에' 로 시작하는 문장을 만들면, 다음 사람은 앞사람의 내용에 덧붙여 새로운 이야기를 만들어 나간다. 주의력 및 기억력, 언어 구사 능력이 모두 활용되어야 하는 프로그램이다.

〈본 프로그램〉
1. 회원들의 기능을 고려하여 두 팀으로 나눈다.
2. 색도화지를 이사를 간 방으로 가정하고, 한 팀이 먼저 방에 여러 가지 가구를 배치한다. 이 때, 상대편 팀이 가구 위치를 잘 기억하도록 하기 위해 한 사람에 하나씩 가구를 배열하며, '왜 거기에 그 가구를 놓는지' 에 대한 이유를 설명해 준다.
3. 잠시 방 배치를 기억할 시간을 주고, 색도화지에서 가구들을 제거한다.
4. 상대 팀은 방 배치를 기억하여, 다시 재배열 해본다.
5. 가구를 배치하는 팀을 바꾸어 다시 한번 실시해 본다.
6. 소감을 나누고 마무리 한다.</td></tr>
<tr><td>유의점 및 고려할 사항</td><td colspan="2">* 상대 팀의 배열이 맞았는지 틀렸는지를 알기 위해서는 배열을 하는 팀도 위치를 기억해야 함을 상기시킨다.
* 의사소통이 별로 없이 진행되는 프로그램이므로, 자칫 지루해질 우려가 있으므로 유의한다. 또한 기억을 위한 책략과 프로그램의 원활한 진행을 위해, 가구를 배치하는 회원들이 '왜 그곳에 가구를 배치하는지' 설명을 하도록 유도해야 한다.</td></tr>
<tr><td>응용방법</td><td colspan="2">* 가구의 수를 변경함으로써 난이도를 조정할 수 있다(가구 모형은 인터넷에서 얼마든지 검색 가능하다).</td></tr>
</table>

〈인지재활 별첨 7〉

〈가구 모형〉

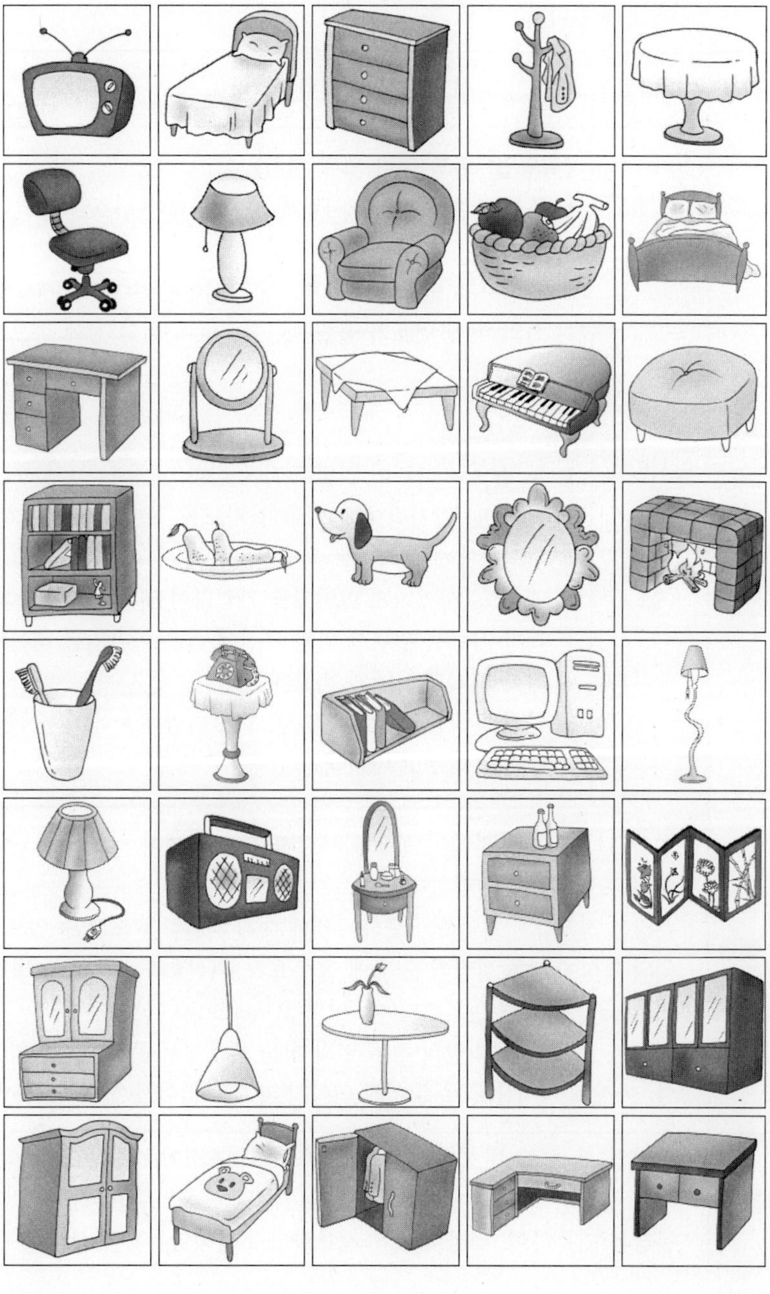

〈인지재활 8〉

<table>
<tr><td>제 목</td><td colspan="2">이야기 기억하여 전달하기(기억 III)</td></tr>
<tr><td>치료목표</td><td colspan="2">주의력과 함께 청각적 기억력을 함양하고, 정확한 의사소통의 중요성을 인식하도록 한다.</td></tr>
<tr><td rowspan="2">내 용</td><td>준비물</td><td>이야기 구성 카드(인지재활 별첨 8), 필기구, 작성지</td></tr>
<tr><td>실시방법</td><td>〈워밍업: 번호 따라 어깨 치기〉
1. 둘씩 짝을 지어, 한 사람씩 양쪽 어깨에 번호를 붙인다 (1~4까지 번호가 매겨지게 된다).
2. 진행자가 번호를 부르면, 해당 어깨를 손으로 친다. 이때 자신의 어깨 번호가 불릴 때, 상대방이 치기 전에 손으로 막을 수 있다.

〈본 프로그램〉
1. 두 팀으로 나누어 일렬로 서게 한다.
2. 팀의 맨 앞사람에게 이야기 카드를 보여주고, 잘 기억하여 뒷사람에게 귓속말로 전달하도록 한다.
3. 맨 끝의 사람까지 이야기를 기억하여 귓속말로 전달되면, 마지막 사람은 칠판에 나와 자신이 들은 이야기를 적는다.
4. 처음 제시된 문장과 비교해 본다.
5. 차이가 생긴 이유를 생각해 보고, 기억 책략에 대해 논의한다.
6. 소감을 나누고 마무리한다.</td></tr>
<tr><td>유의점 및
고려할 사항</td><td colspan="2">* 기억력과 관련된 과제이므로, 너무 부담감을 느끼지 않도록 간단한 문장부터 프로그램을 진행한다.
* 문장을 정확하게 기억하지 못하는 것에 대해 좌절감을 느낄 수 있으므로 기억의 특성에 대해 설명해 준다(예: 초두효과, 최신효과; 인지재활 별첨 8).
* 기억 책략에 대해 논의한다(예: 이미징(imaging) 기법).
* 기능 수준이 낮은 회원의 경우 열의 처음 부분에서 문장을 전달하도록 한다. 이것도 어려울 경우 주어진 이야기 카드를 읽어서 전달하도록 한다.</td></tr>
<tr><td>응용방법</td><td colspan="2">* 워밍업 시, 해당 번호를 늘림으로써 난이도 조정이 가능하다.
* 특정 정보가 포함되어 있는 문장 혹은 문단을 불러주고 개인별로 기억한 문장을 기록하여, 얼마나 많은 정보량이 포함되었는가를 살펴볼 수 있다.</td></tr>
</table>

〈인지재활 별첨 8〉

〈이야기 기억하여 저장하기〉

■ 문장의 예

희선이는 밤늦게까지 직장에서 일을 하다가 10시 30분이 되어서야 퇴근을 하게 되었습니다.

정화와 효진이는 주말에 호수공원에 가서 공놀이를 하다가, 점심에는 김밥 2줄과 떡볶기 1인분, 순대 1인분을 잔디밭에 앉아서 먹었습니다.

■ 기억의 특성

1. 초두효과(primary effect): 먼저 처리된 항목들이 상대적으로 많은 시연(rehearsal)의 기회를 갖게 되므로 더 많이 기억하게 된다.
2. 최신효과(recency effect): 나중에 제시된 항목들은 잊을 확률이 상대적으로 적어 더 많이 기억하게 된다.

■기억증진법

1. 주어진 기억 소재를 재구성 혹은 재부호화하는 방법

이 방법은 용량의 한계를 해결해 줌으로써 기억능력을 증진시킬 수 있다.

예를 들어, '15-924-19-198-66-25' 는 외우기가 힘들지만 '1592-4.19-1986-6.25' 는 특정 역사적 사건과 관계된 연대 및 날짜라는 것을 알면 기억하기가 더 쉬워진다.

2. 심상을 이용하는 방법

예를 들어, '담배-피아노'와 같은 짝지워진 단어 목록을 학습할 때, 피아노의 건반에 담배가 끼워 물린 광경을 마음 속으로 그려보는 것으로서 기억의 효율성을 높일 수 있다.

1) 장소법 (method of loci)

평소 눈에 익은 장소의 여러 부분에 심상을 통해 기억하려는 내용을 관련시키는 방법이다. 예를 들어, 눈에 익은 장면이 자기 응접실이라고 하고, 응접실 내에 피아노, 소파, 액자, 흔들의자, TV가 있다고 가정하자. 지금 외워야 할 것이 장을 볼 물품으로 '오이, 쇠고기, 감자, 두부'라고 하면, 소파에 큰 오이가 누워서 쉬고 있고, 소가 흔들의자를 타고 있고, TV의 화면이 감자에 맞아 깨져 있고, 액자에 두부를 못으로 고정해 놓은 기이한 장면을 머리 속에 그려 봄으로써 쉽게 기억할 수 있다.

2) 암송(rehearsal)

암송의 횟수가 많을수록 단기기억의 정보가 장기기억으로 전환되어 영구저장될 확률이 더 높아진다. 그러나 암송이 수동적으로 이루어지면 기억이 잘 향상되지 않으므로 능동적으로 암송하는 것이 중요하다.

〈참고문헌〉

이수원(1996). 심리학 -인간의 이해-. 정민사.

〈인지재활 9〉

제　　목	여행 가기(계획 I)	
치료목표	여행 물품을 고르는 과정에서 의견합의 및 의사결정을 하도록 유도하고, 구체적인 여행 계획을 세워 봄으로써 계획 능력을 함양시킨다.	
내　　용	준비물	물품 선택을 위한 질문 카드(인지재활 별첨 9-①), 물품 목록 카드(인지재활 별첨 9-②), 작성지, 필기구
	실시방법	1. 회원의 기능 수준을 고려하여 팀을 나눈다. 대략 2~3팀 정도가 적당하며 한 팀에 4~5명을 넘지 않도록 한다. 2. 팀끼리 여행 장소와 기간 등을 간략하게 계획한다. 3. 흥미 유발을 위하여 진행자가 넌센스 및 상식문제를 내고, 문제를 맞춘 팀이 물품을 선택하도록 한다. 4. 물품 선택은 개인이 아닌 팀 내 합의를 통해 결정하도록 하며, 팀의 계획에 맞춰 물건을 선택한다. 여행 계획에 차질이 생기면, 팀원의 합의 하에 여행 계획을 수정할 수도 있다. 5. 모든 팀이 골고루 물품을 골랐으면, 팀이 가지고 있는 물품을 이용하여 어떻게 여행을 할지에 대해 최대한 구체적으로 계획을 수립한다. 6. 팀별로 여행 계획을 발표해 보고, 다른 팀의 여행이 순조롭게 이루어질 수 있을지 평가한다. 7. 소감을 나누고 마무리한다.
유의점 및 고려할 사항	* 한 사람이 계획을 주도하지 않도록 유의해야 한다. * 가능한 구체적으로 계획을 짤 수 있도록 돕는다. 이를 위해서는 선택한 물품을 언제, 어떤 방식으로 사용할 것인지를 결정하도록 한다. * 여행 물품을 선택하는 데 지나치게 많은 시간이 소요되지 않도록 주의해야 하며, 시간이 너무 많이 걸린다고 판단될 경우 미리 물품을 나누어 주고 계획에 중점을 두는 것이 더 좋다. * 한 가지 종류의 물품만 지나치게 많이 가져오지 않도록 유의한다(예를 들어, 한 팀이 계속 '돈'만 가져오는 경우). * 질문 및 물품은 카드 형태로 제시하는 것이 진행에 도움이 된다.	
응용방법	* 본인의 결정과 팀의 결정을 비교해 보고, 의사결정 과정의 차이점에 대해 생각해 보도록 하는 것도 좋다. * 한 여행지를 정해 주거나 여행지를 뽑도록 하는 것도 좋다.	

〈인지재활 별첨 9-①〉

〈O X 퀴즈〉

■ 퀴즈의 예

퀴 즈	정 답
바둑알은 흰색과 검은색 알의 크기가 같다	다르다. (흰색은 팽창색이기 때문에 크기가 더 작다.)
얼룩말은 흰말에 검은색 줄무늬다	맞다
뱀은 뒤로 갈 수 있다	아니다
지금 이 방에 있는 의자의 개수는?	회원들이 직접 방에 있는 의자 개수를 세도록 한다. 정답을 알기 위해서는 진행자 및 상대팀도 함께 세어야 한다.
지하철 한 량의 문의 개수는?	10개 (내리고 타는 출입문 외에도 다른 열차를 연결시켜 주는 출입구가 앞 뒤에 한 개씩 있다.)
우리나라의 대표적인 산 이름을 5개 말하시오.	백두산, 한라산, 치악산, 관악산, 설악산, 도봉산, 지리산 등등…

〈인지재활 별첨 9-②〉

〈여행가기〉

■ 여행물품

여행안내 책자 (국내)	여행안내 책자 (국외)
기차표	편도 항공권
여행 가방	자전거
티셔츠	텐트
고추장	소설책
휴대폰	30만원
버너	10만원
쌀	코 펠

〈인지재활 10〉

<table>
<tr><td>제 목</td><td colspan="2">어느날 갑자기(계획 II)</td></tr>
<tr><td>치료목표</td><td colspan="2">위기상황에서 탈출하기 위해 물품의 중요도를 결정하는 과정에서 의사결정 능력 및 논리성을 증진시키고, 위기탈출 계획을 세워 봄으로써 계획력을 증진시킨다.</td></tr>
<tr><td rowspan="2">내 용</td><td>준비물</td><td>위기상황이 설명되어 있는 종이(인지재활 별첨 10-①), 작성지(인지재활 별첨 10-②), 필기구</td></tr>
<tr><td>실시방법</td><td>1. 회원의 기능 수준을 고려하여 팀을 구성한다. 한 팀 당 3~4명 정도가 적당하다.
2. 회원들이 돌아가면서 위기 상황을 읽고, 상황을 이해하도록 한다.
3. 남아 있는 물품을 확인하고, '자유물품' 으로 더 필요하다고 생각되는 한 가지 물품을 적어 넣는다. 자유물품은 팀 내 합의를 통해 품목을 선택한다.
4. 남아 있는 품목의 우선순위를 결정하고, 그 물건이 필요한 이유에 대해 기술한다.
5. 우선순위와 필요한 이유를 바탕으로, 위기상황에서 빠져 나올 계획을 구체적으로 수립한다.
6. 각 팀별로 계획을 발표한다.
7. 상대 팀과 우선 순위가 어떻게 다른지 비교하고, 이에 대해 논의해 본다.
8. 소감을 나누고 마무리한다.</td></tr>
<tr><td>유의점 및 고려할 사항</td><td colspan="2">* 회원들의 기능 수준에 따라 팀을 구성하는 것이 필수적이다.
* 일부 회원이 계획을 주도하지 않도록 유의하면서, 팀 내 합의를 통해 우선순위, 이유, 계획을 결정하도록 격려한다.</td></tr>
<tr><td>응용방법</td><td colspan="2">* 다양한 위기 상황과 품목들을 설정해 볼 수 있다.</td></tr>
</table>

〈인지재활 별첨 10-①〉

〈위기상황 I〉

■ 위기상황 설명

때는 더위가 최고의 기승을 부리던 8월 어느날 오후 2시. 당신이 타고 가던 경비행기가 이름 모를 사막에 불시착한다. 비행기는 전소하였고, 조종사를 비롯한 승무원은 모두 사망한다. 겨우 구한 몇 개의 물건과 우리만이 살아남게 되었다. 조종사는 추락 직전 비행위치를 어디에도 연락하지 못했다. 그러나 다행히도 우리는 타다 남은 비행기 계기판을 보고 현재의 위치를 가늠할 수 있었다. 우리는 어느 탄광촌으로부터 남남서쪽 1,100Km 지점에 추락하였다. 그리고 비행기는 예정항로에서 650Km나 벗어나 추락하였음을 알았다.

추락지점은 아주 평범한 사막지대이다. 선인장 외에는 식물이라고는 찾아볼 수 없는 불모지대이다. 라디오에서 나오는 일기예보에 따르면 현재 온도는 섭씨 43도이며, 지열의 온도는 섭씨 52도이다. 여러분은 얇은 반소매 셔츠와 반바지를 입고 있으며, 양말과 운동화를 신고 있다. 가지고 있는 현금은 약 400,000원이며, 담배 3개피와 성냥 한통이 있다. 다행히 비행기가 불타기 시작했을 때 다음의 15가지 물건을 건져냈다. 이들은 모두 쓸 수 있는 상태이다.

1. 생존자들은 지금 함께 하고 있는 팀원들뿐이다.
2. 발견된 품목: 건전지, 다용도 등산용 칼, 지역지도, 성인용 우비, 나침반, 의료기구, 실탄이 장전된 권총, 낙하산, 정제소금 1,000g, 1인당 1리터의 물, '사막의 식용동물' 이라는 책, 1인당 선글라스 1개, 보트카 2병, 1인당 긴팔 윗옷 1개, 손거울

〈인지재활 별첨 10-②〉

〈위기상황 Ⅱ〉

■ 위기상황 작성지

품목	중요도	용도
1. 건전지		
2. 다용도 등산용 칼		
3. 지역 지도		
4. 성인용 우비		
5. 나침반		
6. 의료기구		
7. 실탄이 장전된 권총		
8. 낙하산		
9. 정제소금 1000g		
10. 1인당 1리터의 물		
11. '사막의 식용동물' 라는 책		
12. 1인당 선글라스 1개		
13. 보드카 2병		
14. 1인당 긴팔 윗옷 1개		
15. 손거울		
16. (　　　　　　)		

〈인지재활 11〉

제 목	나도 요리사(계획 III)	
치료목표	요리 순서, 재료 등 계획을 구체적으로 세워봄으로써, 계열처리 능력 및 계획력을 증진시킨다.	
내 용	준비물	음식 그림(인지재활 별첨 11), 작성지, 필기구
	실시방법	1. 회원들의 기능 수준에 따라 팀을 구성한다. 팀 내의 의사소통을 위하여 너무 많은 사람이 한 팀에 속하지 않도록 조정한다. 2. 여러 가지 요리 그림이나 사진 혹은 요리 이름이 적힌 카드를 접어 회원들은 볼 수 없도록 상자에 넣고, 팀마다 그림을 하나씩 뽑는다.(예: 된장찌개, 비빔밥 등) 3. 팀 별로 각자의 요리를 만들기 위한 재료를 생각한다. 4. 생각해 낸 재료를 가지고 요리를 만들기 위한 계획을 구체적으로 적어본다. 5. 팀별로 요리 제목과 요리 순서를 발표하고, 다른 팀에서는 요리가 잘 되었는지 평가한다. 6. 소감을 나누고 마무리한다.
유의점 및 고려할 사항	* 중요한 재료를 생각해 내는 것도 중요하지만, 독특한 재료를 생각해 내는 것도 좋은 방법이라는 것을 알려 준다. * 일부 회원이 과제를 주도하지 않도록 유념하면서 진행한다.	
응용방법	* 흥미 유발을 위하여, 팀원끼리 상의하지 않은 상태에서 뽑은 음식을 만들 때 필요하다고 생각되는 재료 3가지 씩을 각자 적는다. 이때, 팀원이 쓴 재료만을 모아서 음식 만들 계획을 세울 것이라는 것을 알려 준다. 즉 중복되는 재료가 많으면 상대적으로 사용할 수 있는 재료는 줄어든다. * 각자 재료를 적고, 재료를 모아 만들 수 있는 요리를 생각하여 요리 순서를 적어본다. * 절기별로 필요한 요리를 만들어 보는 것도 좋다.	

〈인지재활 별첨 11〉

〈나도 요리사〉

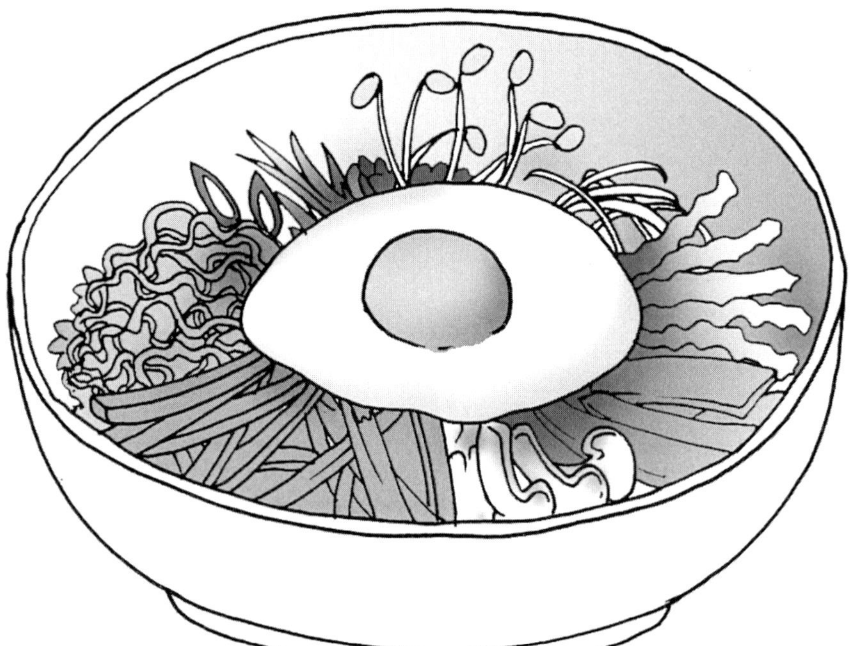

〈인지재활 12〉

제 목	차례맞추기	
치료목표	사회적 단서를 파악하여 상황을 이해하고 전체 맥락을 파악하는 과정에서, 계열처리능력 및 사회적 상황에 대한 이해력을 증진시킨다.	
내 용	준비물	시간 순서에 따라 구성된 그림카드(인지재활 별첨 12)
	실시방법	**〈워밍업〉** 〈인지재활 1〉에서 활용되었던 그림들을 활용하여 틀린 그림을 찾아냄으로써, 그림의 세부 사항에 주의를 기울이도록 돕는다. **〈본 프로그램〉** 1. 제시된 그림이 어떤 그림인지에 대해 서로 이야기해 본다. 2. 진행자는 그림 내용을 설명해 주고, 그림의 세부 사항에 따라, 그리고 시간 순서에 따라 전후 맥락이 달라질 수 있다는 것을 설명한다. 3. 개인 혹은 팀별로, 그림의 세부사항에 주의를 기울이면서 전후 관계를 파악한다. 4. 전후 관계에 따라 파악한 그림을 시간 순서에 따라 배열한다. 5. 배열한 그림을 논리적으로 설명해 본다. 6. 다른 회원들은 그림 설명이 논리적인지 평가해 본다. 7. 소감을 나누고 마무리한다.
유의점 및 고려할 사항	* 카드 수가 많아지면 어려울 수 있으므로, 단서를 잘 파악할 수 있도록 격려한다.	
응용방법	* 그림 카드 수를 늘림으로써 난이도를 높일 수 있다. 즉 처음에는 2~4개의 카드부터 시작하여 난이도를 높이는 것이 좋다.	

〈인지재활 별첨 12〉

〈차례 맞추기〉

우리 동네에는 맛으로 아주 유명한 국수집이 있습니다. 점심시간마다 많은 사람들이 줄을 서서 기다릴 정도죠. 오늘도 역시 많은 손님들이 와서 국수를 맛있게 먹고 있네요. 다음은 국수집 풍경을 찍은 8장의 사진입니다. 순서에 맞게 배열해 주세요.

정답 순서: 8-7-4-1-2-3-6-5

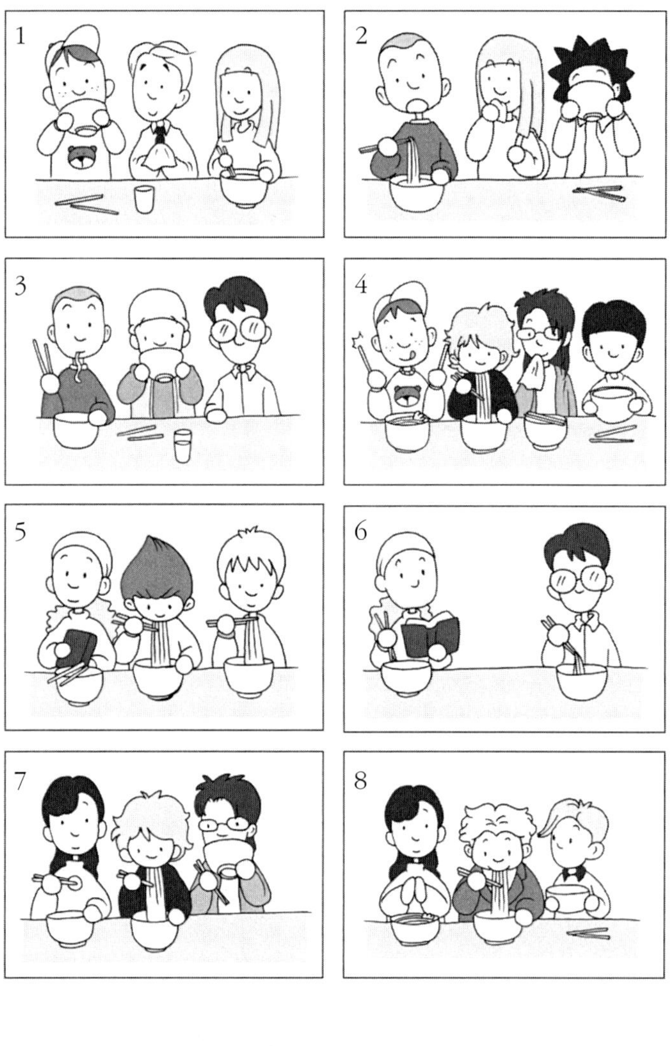

〈인지재활 13〉

제 목	A4 조각 맞추기(시공간 구성능력 I)	
치료목표	시공간 조직화 능력을 함양하고, 주의력 및 인내력, 융통성 있는 사고를 키운다.	
내 용	준비물	A4 용지를 여러 조각으로 나눈 종이 여러 세트, 퍼즐판
	실시방법	**〈워밍업: 퍼즐 맞추기〉** 조각을 맞추면 일정 모양이 되는 퍼즐판을 제시하고, 조각들을 맞춰 모양을 만들어 본다. **〈본 프로그램〉** 1. 회원들의 기능수준을 고려하여 팀을 나눈다. 2. A4 용지를 여러 개의 조각으로 나눈 조각 세트를 팀별로 나누어 준다. 3. 종이조각들을 다시 사각형의 A4 용지 모양으로 맞추도록 한다. 이 때 조각 수는 3~4개 정도의 적은 수부터 늘려 가는 것이 좋다. A4 용지 조각 수에 따라 난이도를 조정할 수 있다. 4. 소감을 나누고 마무리한다.
유의점 및 고려할 사항	* A4 용지는 일반 퍼즐과는 달리 단서가 주어지지 않으므로 오히려 난이도가 높아질 수 있다는 점을 명심해야 한다. 또한 진행자가 정확히 답을 알고 있어 적시에 힌트를 줄 수 있어야 한다. * 직선으로 A4 용지를 자르지 말고 곡선으로 자르면 더 맞추기가 쉽다.	
응용방법	* 난이도가 쉬울 경우에는 '빨리 맞추기' 등의 팀별 대항을 하는 것도 흥미를 높일 수 있다. * 지능 검사 '토막짜기'를 활용하여 토막으로 주어진 모양 만들기나 시중에서 판매되고 있는 퍼즐 맞추기를 활용하여도 좋다.	

인지 재활 훈련

〈인지재활 14〉

<table>
<tr><td>제 목</td><td colspan="2">회전도형 인식하기(시공간 구성능력 II)</td></tr>
<tr><td>치료목표</td><td colspan="2">실제로 도형은 회전시키지 않고 상상으로 도형을 회전시켜 봄으로써(Mental Rotation), 시공간 구성능력과 함께 사고 유연성을 증진시킨다.</td></tr>
<tr><td rowspan="2">내 용</td><td>준비물</td><td>회전도형 그림판(인지재활 별첨 14-①)</td></tr>
<tr><td>실시방법</td><td>1. 회원들 기능수준을 고려하여 팀을 구성한다.
2. 팀별로 4쌍으로 구성된 그림판을 제시한다. 도형 중 세 가지는 동일한 모양이나 회전이 되어 있으며, 나머지 한 가지는 다른 모양이다.
3. 그림판을 직접 회전시키지 않고 mental rotation을 시켜봄으로써, 모양이 같지 않은 하나를 찾아낸다.
4. 실제 도형을 회전시켜 동일한 위치로 만들어서, 찾아낸 답이 맞았는지를 확인해 본다.
5. 소감을 나눈다.</td></tr>
<tr><td>유의점 및 고려할 사항</td><td colspan="2">* 쉬운 그림판부터 점차 난이도를 높여 지루하지 않도록 유도하는 것이 좋다.
* 먼저 맞힌 팀에 점수를 주는 등의 게임방식을 활용하면 흥미를 유발할 수 있다.</td></tr>
<tr><td>응용방법</td><td colspan="2">* 유사한 다른 도형들 중에서 같은 도형을 찾도록 하는 것도 좋다.
* 입체도형 토막 세기(인지재활 별첨 14-②): 토막이 쌓여 있는 모양의 입체도형카드를 제시한다. 2차원 그림을 3차원으로 전환하여, 도형카드에서 토막이 몇 개 사용되었는지 세어본다.</td></tr>
</table>

〈인지재활 별첨 14-①〉

〈회전도형〉

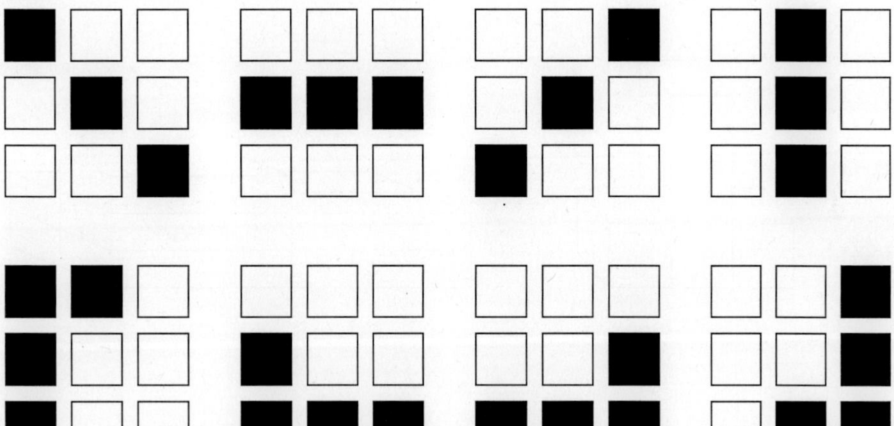

〈인지재활 별첨 14-②〉

〈입체도형〉

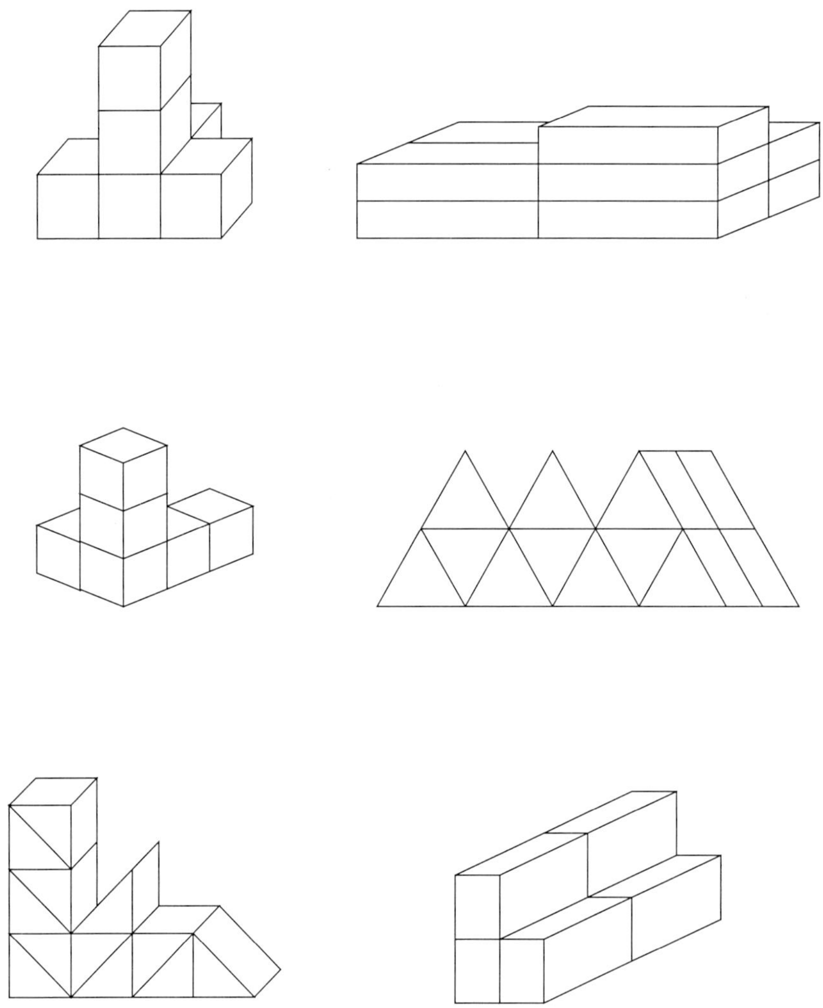

작문요법

제 8 장

1. 삼행시쓰기
2. 묘사하기
3. 기사작성하기
4. 은유법과 비유법
5. 표정카드로 이야기 만들기
6. 독서감상
7. 이야기 꾸미기
8. 그림엽서 이야기 만들기
9. 편지쓰기
10. 생활 속의 기쁨과 슬픔(수필쓰기)
11. 만화 완성하기
12. 주장하는 글쓰기
13. 광고카피쓰기

작문요법

■ 작문요법의 개념

회원들의 문학적 재질이나 언어를 빌어 표현하는 기술로서 개성 있는 문체를 중시하기보다는 회원 자신의 사고과정이나 내용 또는 감정처리 등을 살펴보는 방법으로 심적 갈등이나 고통을 표현하도록 일기, 시, 소설 등 작문기법을 활용한 요법이다.

■ 작문요법의 목적

1. 자신의 감정처리 혹은 심적 갈등을 표현할 수 있는 기회를 제공한다.
2. 감정처리 혹은 심적 갈등을 상징적이고 간접적인 방법으로 표현하는 기회를 제공한다.
3. 지나친 주관과 빗나간 사고의 과정을 바로잡을 수 있는 기회를 제공한다.

■ 작문요법의 대상자

1. 글을 통한 표현이 가능한 환자
2. 자기표현이 적은 환자

3. 고독감을 느끼는 환자
4. 위축된 환자
5. 소외감을 느끼는 환자
6. 긴장 속에서 지내는 환자
7. 사고가 경직된 환자

■ 고려사항

1. 주 1~2회, 회당 40~50분 소요된다.
2. 참여하는 회원의 전체적인 인지능력 정도를 사정한다.
3. 일상적이고 쉬운 주제를 선택하도록 한다.
4. 다양하고 재미있는 글쓰기 기법을 이용한다.
5. 오후보다는 오전에 진행하는 것이 집중을 돕는다.
6. 무의식의 탐구가 해로운 환자, 기질성 뇌증후군 환자, 반사회적 성격자, 급성 정신병환자는 진행시 주의가 필요하다.
7. 글쓰기 후 발표를 할 때 개인적인 내용을 밝히기 어려워 하는 경우에는 강요하지 않는다.

〈작문요법 1〉

제　목	삼행시쓰기	
치료목표	연상작용을 통하여 자신의 개성 및 가치관을 소개하며 다른 사람에게 비춰진 자신의 모습을 이해하고 서로에 대한 관심을 유도한다.	
내　용	준비물	작성지, 필기구, 삼행시 예시
	실시방법	1. 진행자는 미리 준비한 재미있는 삼행시를 대상자들에게 소개하고 참여 분위기를 조성한다. 2. 진행자는 작성지를 나누어 주고 삼행시를 짓도록 한다. – 자신의 이름으로 삼행시 짓기 – 자신이 선택한 다른 회원의 이름으로 삼행시 짓기 – 진행자가 제시한 단어로 삼행시 짓기 – 자신이 선택한 단어로 삼행시 짓기 3. 회원들은 자신의 글을 돌아가면서 발표한다. 4. 진행자는 회원들이 소감을 나눌 수 있도록 한다.
유의점 및 고려할 사항	* 서로 긍정적인 피드백을 주고받도록 유도한다. * 팀을 구성할 때에는 회원 각자의 기능 및 상호관계를 고려한다.	
응용방법	* 가족 및 친구 등 다른 사람들의 이름으로 삼행시를 지어 소개한다. * 팀으로 나누어 공동으로 삼행시를 지어 본다. – 3글자로 팀이름 정하기 – 팀이름으로 삼행시 짓기 – 자신의 이름으로 삼행시 짓기 – 진행자가 제시한 단어로 삼행시 짓기 * 워밍업으로 사용해도 좋다.	

〈작문요법 별첨 1〉

〈삼행시를 지어보자〉

■ 자신의 이름으로 삼행시 짓기

자신의 이름을 이용하여 다른 사람들에게 자신을 표현해 봅시다.

■ 자신이 선택한 다른 회원의 이름으로 삼행시 짓기

그 사람의 장점을 칭찬하거나 표현하는 삼행시를 써 봅시다.

■ 진행자가 제시한 단어로 삼행시 짓기

예) 낮병원, 정수기

■ 팀이름으로 삼행시 짓기

- 3글자로 팀이름을 지어야겠죠?
- 2글자로 팀이름을 정하고 싶다면 마지막 자는 '팀' 자를 운으로 하여 삼행시를 지으면 됩니다.
- 팀이름을 먼저 의논하여 정하고 함께 멋진 삼행시를 지어 봅시다.

〈작문요법 2〉

제　　목	묘사하기	
치료목표	사물을 보고난 후 각자의 느낌을 표현하도록 격려하고 사고와 느낌의 다양성을 이해한다.	
내　　용	준비물	묘사할 사물, 필기구, 작성지
	실시방법	1. 진행자는 묘사할 사물을 테이블 가운데에 놓는다. 2. 진행자는 준비된 사물을 보고 어떤 느낌이 드는지에 대하여 서로 자유롭게 이야기하도록 한다. 3. 묘사란 그림을 그리듯 글로 표현하는 것임을 간략히 설명하고, 사물을 자세히 관찰한 후 그 사물에 대한 묘사의 글을 작성한다. 4. 회원들은 자신의 글을 돌아가면서 발표한다. 5. 소감을 나누고 마무리한다.
유의점 및 고려할 사항	* 워밍업으로 '한 문장으로 묘사하기' 를 먼저 연습해 본다. * 눈으로 보이는 직접적인 사실과 더불어 자신의 느낌도 표현하도록 격려한다.	
응용방법	* 묘사의 대상을 사물로 한정하지 말고 회원들을 대상으로 해도 좋다. * 다양한 사물을 대상으로 한다.	

〈작문요법 별첨 2〉

〈묘사에 도전해 보자〉

앞에 놓여 있는 대상을 보세요?
어떻게 생겼나요?
그리고 어떤 느낌이 드나요?
묘사란… 대상을 눈에 보이는 그대로 그림을 그리듯 글로 표현하는 것입니다.
하지만 그렇게 딱딱하게만 쓸 필요는 없겠죠?
그림을 그리듯 눈에 보이는 대로 글로 표현하면서
자신이 대상을 보고 느낀 점도 같이 써봅시다.

■ 예시)펩시콜라 캔

콜라캔의 대부분이 푸른색으로 되어 있다. 단순하게 태극무늬를 그리고 흰 띠를 사이에 둔 펩시콜라의 마크가 윗부분에 그려져 있다. 태극무늬의 주변은 옅은 하늘색으로 뿌옇게 처리되어 마치 빛이 나는 듯한데 매우 시원하게 보인다. 그 왼쪽에는 납작한 글씨체로 '펩시' 라는 흰색의 글자가 세로방향으로 쓰여 있고 짙은 파랑색으로 그림자 처리가 되어 있다. 푸른색의 바탕에는 흰색이 섞인 연하고 밝은 파란색이 마치 얼음이나 빙산 같은 느낌으로 무늬를 그리고 있다. 그래서 시원한 느낌이 저절로 든다. 더운 여름날 바라보는 것만으로도 시원한 느낌이 들면서 마시고 싶은 생각이 든다.

〈작문요법 3〉

<table>
<tr><td>제 목</td><td colspan="2">기사작성하기</td></tr>
<tr><td>치료목표</td><td colspan="2">현재의 사회적 이슈와 사건 등에 대한 관심을 유도하고 사회문제를 보는 다양한 관점을 이해하도록 한다. 사건이나 사실에 대해 다른 사람의 흥미를 끌고 내용을 잘 전달할 수 있는 글쓰기 방법을 연습한다.</td></tr>
<tr><td rowspan="2">내 용</td><td>준비물</td><td>신문, 잡지, 주간지, 필기구, 작성지, 색연필, 가위, 풀</td></tr>
<tr><td>실시방법</td><td>1. 인상 깊었던 사건이나 신문 기사에 대해 서로 이야기를 나눠본다.
2. 진행자는 〈만약 내가 기자라면 어떤 기사를 쓰고 싶은가〉에 대하여 돌아가면서 이야기해 본다.
3. 진행자는 회원들에게 신문이나 잡지 주간지를 나누어 준다.
4. 회원들은 작성지에 작성하고자 하는 기사와 어울리는 사진을 오려 붙이거나 그림을 직접 그리는 등 정형화된 신문과 달리 자유롭고 독특한 형식의 신문으로 꾸미고, 기사를 작성한다.
5. 회원들은 자신의 글을 돌아가면서 발표한다.
6. 소감을 나누고 마무리한다.</td></tr>
<tr><td>유의점 및 고려할 사항</td><td colspan="2">* 사고내용이 빈약하여 기사를 작성하기 어려운 회원들은 사진을 이용해 사진에 대한 간략한 설명을 하게 하여 기사를 대신하게 한다.
* 기능 수준에 따라 기사의 난이도를 조절하여 제공한다.</td></tr>
<tr><td>응용방법</td><td colspan="2">* 〈내가 신문에 나온다면?〉을 주제로 자신이 어떤 모습으로 신문에 실리고 싶은지 가상기사를 써보도록 한다. '미래의 나의 모습' 등을 기사로 작성하도록 하여 장래에 대해 생각할 수 있는 시간을 제공한다.
* 낮병동 행사나 프로그램, 회원들에 대한 기사를 작성하여 병동신문을 만들어 본다.
* 가족에 대해 이야기하는 시간을 갖고 가족신문을 만들어 본다.</td></tr>
</table>

〈작문요법 4〉

<table>
<tr><td>제 목</td><td colspan="2">은유법과 비유법</td></tr>
<tr><td>치료목표</td><td colspan="2">은유법과 비유법을 이용해 자신의 생각이나 느낌을 다양하고 개성있게 표현해 본다. 독특하고 창의적인 표현을 유도해 사고의 획일화를 지양하고 다면적으로 사고하도록 돕는다.</td></tr>
<tr><td rowspan="2">내 용</td><td>준비물</td><td>준비된 자료, 필기구, 작성지</td></tr>
<tr><td>실시방법</td><td>1. 워밍업: 연상단어 게임
(예: 초승달-눈썹, 입술-앵두, 호수-내 마음)
2. 준비된 자료를 주고 은유와 직유에 대해 설명한 뒤, 직유법과 은유법에 대한 예를 제시한다.
3. 제시된 단순한 문장을 은유법과 직유법을 이용해 바꾸어 쓰도록 한다.
4. 소감을 나누고 마무리한다.</td></tr>
<tr><td>유의점 및 고려할 사항</td><td colspan="2">* 지루하고 어려운 시간이 될 수 있으므로 쉽고 재미있는 표현을 예시로 사용한다.</td></tr>
<tr><td>응용방법</td><td colspan="2">* 비유법과 대유법 등 다양한 문학적 표현기법을 이용한다.
* 은유법과 비유법을 사용하여 시를 써 본다.</td></tr>
</table>

〈작문요법 별첨 4〉

〈작문의 표현〉

■ 직유법

'~같은, ~처럼, ~듯, ~양' 이라는 비교하는 말을 써서 이것과 저것을 직접 견주는 방법이다.

예: 사과같이 예쁜 얼굴
호수처럼 넓은 마음

■ 직유법 만들기

'~처럼, 마치 ~하듯이, ~인 양' 을 넣어 같은 의미가 되도록 표현하는 방법이다.

예) 냄새를 잘 맡는 코 ⇒ 사냥개처럼 냄새를 잘 맡는다.
아주 조용한 ⇒ 쥐 죽은 듯이 조용한

1. 재미있는 이야기 ⇒
2. 개와 고양이 ⇒
3. 어려운 수수께끼 ⇒
4. 높은 아파트 ⇒
5. 환하게 웃는 ⇒

■ 은유법

'이것은 저것이다' 'A는 B이다' 의 형식.
이것과 저것을 비교하여 표현하는 방법이다.
비교하는 연결어가 없이 두 관념을 동일시하는 것이 직유법과 다른 점이다.
* 다음을 보기처럼 " 이것은 무엇이다" 로 만들어 봅시다.

〈보기〉 꿈 ⇒ 꿈은 제2의 인생.
책 ⇒ 책은 지식의 보물 창고

1. 시간 ⇒
2. 소나기⇒
3. 사자 ⇒
4. 노래 ⇒
5. 무지개 ⇒

〈작문요법 5〉

제 목	표정카드로 이야기 만들기	
치료목표	여러 장의 표정카드를 연결하여 이야기를 완성하는 과정에서 감정의 인식과 표현을 돕는다.	
내 용	준비물	여러 가지 표정이 그려진 표정카드, 작성지, 가위, 풀, 색연필, 필기구
	실시방법	1. 각 회원들의 다양한 표정에 대해 이야기를 나눈다. 2. 회원들에게 표정카드를 나누어 주어 자유롭게 배열하도록 하고, 배열된 표정카드에 따른 줄거리를 상상하여 작성하도록 한다. 3. 회원들은 자신의 글을 돌아가면서 발표한다. 4. 소감을 나누고 마무리한다.
유의점 및 고려할 사항	* 기능 수준이 저하된 경우, 어떠한 상황에서 주어진 표정카드와 같은 표정이 연출될 수 있는지에 대해 간략히 글을 쓰도록 한다. * 회원의 기능 수준에 따라서 표정카드의 수를 조절한다.	
응용방법	* 자신의 경험을 표정카드로 나타내고 그때의 감정변화나 생각 등을 말로 표현하거나 글로 쓰게 한다. * 표정카드를 이용하여 일기를 써 본다.	

〈작문요법 별첨 5>

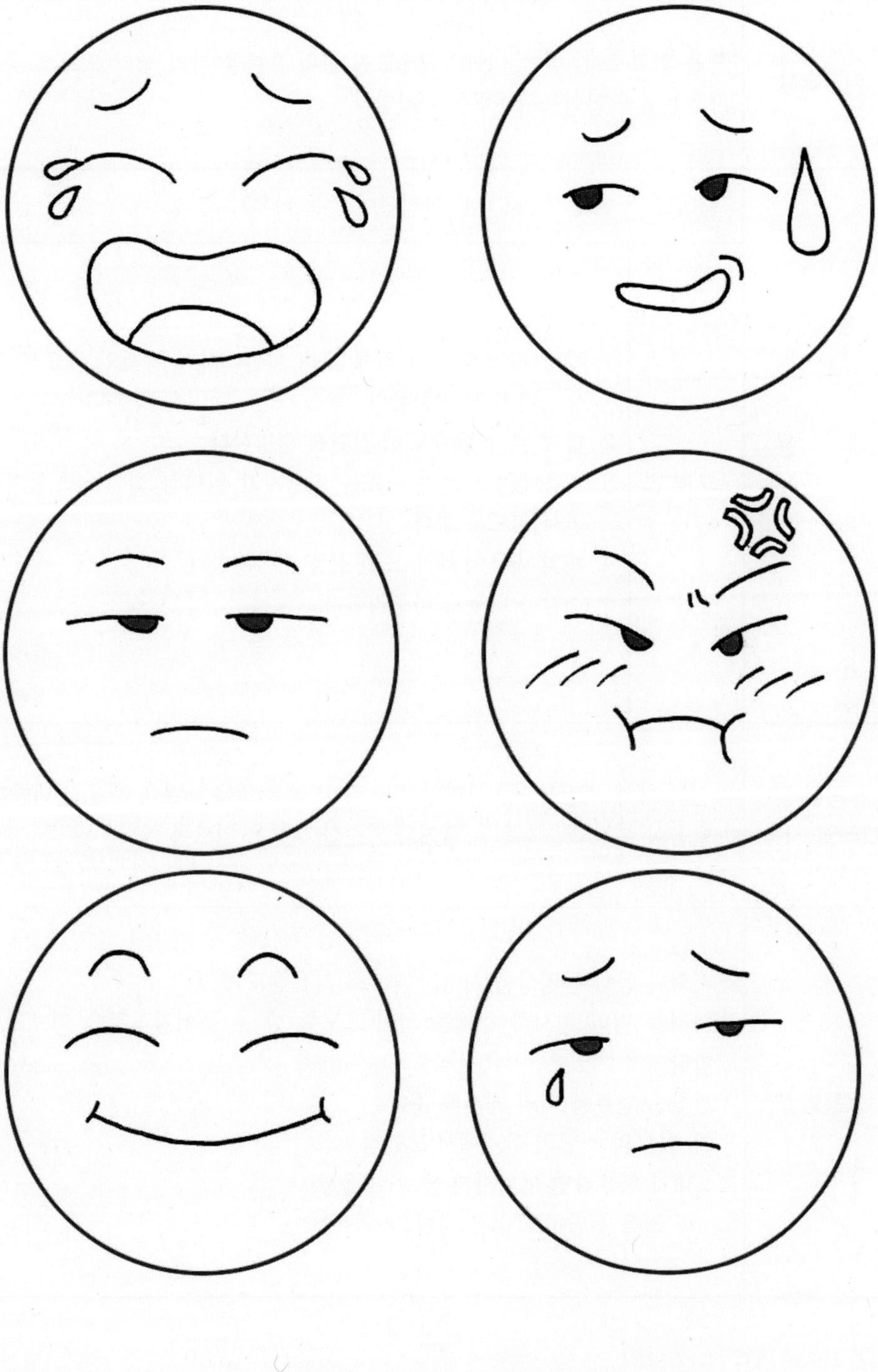

〈작문요법 6〉

<table>
<tr><td>제 목</td><td colspan="2">독서감상</td></tr>
<tr><td>치료목표</td><td colspan="2">책을 읽고 느낀 점을 이야기함으로써 글의 흐름을 다시 생각해 보고 상황 표현능력과 언어구사능력을 향상한다.</td></tr>
<tr><td rowspan="2">내 용</td><td>준비물</td><td>시청각 자료(예: 아낌없이 주는 나무)</td></tr>
<tr><td>실시방법</td><td>1. 감명 깊게 읽었던 책에 대해 이야기하며 독서의 중요성, 필요성에 대해 언급한다.
2. 함께 읽을 책에 대해 간단히 설명한다.
3. 처음에는 시청각 자료를 진행자가 읽다가 회원들이 돌아가면서 읽도록 한다.
4. 책의 내용에 대해 느낀 점을 이야기한다.
5. 소감을 나누고 마무리한다.</td></tr>
<tr><td>유의점 및 고려할 사항</td><td colspan="2">* '꽃들에게 희망을' 등 삽화가 많고 글이 적은 짧은 내용의 책을 선택한다.
* 발음이 부정확한 회원은 짧거나 단순한 부분을 읽도록 한다.</td></tr>
<tr><td>응용방법</td><td colspan="2">* 시화나 동화 동영상을 시청각 재료로 사용해도 좋다.
* 과제를 미리 제시하여 책을 읽어 오도록 한 후 독서감상문을 써보도록 한다.
* 감상 포인트를 미리 제시해 준다.
예: 나무와 소년의 관계에서 느낀점
내가 나무라면 어디까지 줄 수 있을까?
이 책을 선물하고 싶은 사람은? 이유는?</td></tr>
</table>

〈작문요법 7〉

<table>
<tr><td>제 목</td><td colspan="2">이야기 꾸미기</td></tr>
<tr><td>치료목표</td><td colspan="2">상상력을 발휘해 내용과 관련된 글을 이어 씀으로써 창의적 사고를 돕는다.</td></tr>
<tr><td rowspan="2">내 용</td><td>준비물</td><td>이야기를 요약한 자료, 필기구</td></tr>
<tr><td>실시방법</td><td>1. 진행자는 유년시절 읽었던 동화에 대해 회원들과 이야기를 나눈다.
2. 진행자가 준비한 이야기의 원작(작문요법 별첨 7-①)에 대해 간단히 이야기하고 후속 이야기를 자유롭고 창의적으로 작성하도록 한다.
3. 회원들은 자신의 글을 돌아가면서 발표한다.
4. 소감을 나누고 마무리한다.</td></tr>
<tr><td>유의점 및 고려할 사항</td><td colspan="2">* 진행자는 회원들의 기능을 고려하여 자료를 준비한다.</td></tr>
<tr><td>응용방법</td><td colspan="2">* 글을 여러 단락으로 나누어 회원들이 원하는 부분의 이야기를 구성하도록 해도 좋다(작문요법 별첨 7-②).
* 친숙한 영화내용을 자료로 사용해도 좋다.
* 회원들의 기능이 좋은 경우, 익숙하지 않은 이야기를 제시하여 좀더 다양한 이야기가 나오도록 유도한다.</td></tr>
</table>

〈작문요법 별첨 7-①〉

〈백설공주 이야기 꾸미기〉

어느 눈 내리는 겨울날, 평화로운 성에 작고 예쁜 아기가 태어났습니다.
아기의 눈은 밤하늘처럼 까맣고, 살결은 창 밖으로 내리는 눈만큼이나 희어서 모두들 백설공주라 불렀어요.
백설공주는 자라면서 더욱 그 아름다움이 더해 가고, 산새와 숲속의 동물들 또한 항상 백설공주의 주위에서 떠나지 않았어요. 그런 공주의 모습을 보면서 왕과 왕비는 흐뭇한 미소를 지었습니다.
그러나 행복한 순간은 그리 오래가지 못했습니다. 왕비는 갑자기 병을 얻어 세상을 떠나고 말았고 슬픔에 젖어 있는 백설공주를 위해 왕은 새 왕비를 맞이했습니다.
새 왕비는 질투심이 아주 많고, 무엇이든지 물어보면 대답하는 신기한 요술 거울을 가지고 있는 마녀였습니다.

〈끝〉

〈작문요법 별첨 7-②〉

〈선녀와 나무꾼 이야기 꾸미기〉

1) 옛날 금강산 기슭에 마음씨 착한 나무꾼이 어머니를 모시고 살고 있었습니다. 어느 날 나무를 하고 있는데 사슴 한 마리가 뛰어와 “사냥꾼이 저를 잡으러 와요. 살려 주세요.”하고 눈물을 흘리며 말했어요. 잠시 뒤 사냥꾼이 헐레벌떡 뛰어와 “사슴 한 마리가 뛰어가는 것을 보지 못했소?”라고 물었습니다. “저쪽으로 가던데요.” 나무꾼은 사냥꾼에게 엉뚱한 길을 가르쳐 주었습니다.
2) 사냥꾼이 멀리 가는 것을 본 후 나무 뒤에 숨어 있던 사슴은 나와서 고맙다며 수없이 절을 하였습니다. 그리고 산 깊숙한 연못에 보름밤이 되면 하늘의 선녀들이 내려와서 목욕을 하고 간다고 일러주면서 선녀의 날개옷 한 벌을 감추도록 했습니다. 그리고 아이를 넷 낳을 때까지 절대 옷을 보여주지 말라고 당부했습니다.
3) 보름밤이 되어 사슴이 일러준 연못에 가보니, 과연 선녀들이 목욕을 하고 있었고 나무꾼은 사슴이 일러준 대로 옷 한 벌을 감추었습니다. 목욕을 한 후 선녀들은 하나둘씩 하늘로 갔지만 옷을 잃어버린 선녀는 나무꾼의 아내가 되어 아들 딸 둘을 낳고 행복하게 살았습니다.
4) 더이상 하늘에 갈 수 없다는 생각에 하늘을 보며 눈물을 짓는 아내가 가여워 마음씨 착한 나무꾼은 선녀의 날개옷을 보여 주고 말았답니다. 날개옷을 한 번만 입어 보겠다던 선녀는 옷을 입자마자 아이들을 데리고는 하늘로 가 버렸습니다.
5) 나무꾼이 시름에 젖어 있자 예전에 만났던 사슴이 찾아와 모든 사실을 알고 있다는 듯 보름밤에 하늘에서 내려오는 두레박을 타고 하늘로 올라가도록 일러 주었습니다.
6) 하늘에 올라온 나무꾼은 선녀와 아이들을 만나 다시 행복한 나날들을 보냈습니다. 하지만 혼자 남겨둔 어머니가 걱정이 되어 견딜 수가 없었습니다. “서방님 용마를 타고 내려가서 어머니를 만나고 오세요. 하지만 용마에서 내려 땅을 밟으면 다시는 하늘로 올 수 없습니다. 꼭 명심하셔야 해요.”
7) 용마를 타고 내려온 나무꾼은 부엌에서 팥죽을 끓이고 있는 어머니를 보았습니다. 어머니를 부르자 어머니는 너무나 반가워하면서 “얘야 내려오지 않고 뭐하느냐.” 라고 했습니다. 그럴 수 없음을 말하자 어머니는 “그럼 이 팥죽이라도 한 그릇 먹고 가라.”며 방금 끓인 팥죽을 그릇에 담아 건네주었습니다. 나무꾼은 이 뜨거운 팥죽을 손에 들고 먹다가 그만 말에서 미끄러지고 말았습니다.
8) 용마는 하늘 높이 올라가고 나무꾼은 하늘만 바라보며 망연자실 앉아 있었습니다.

〈작문요법 8〉

<table>
<tr><td>제 목</td><td colspan="2">그림엽서 이야기 만들기</td></tr>
<tr><td>치료목표</td><td colspan="2">그림엽서를 보고 떠오르는 감정이나 생각을 글로 적어봄으로써 자기표현 능력을 기른다.</td></tr>
<tr><td rowspan="2">내 용</td><td>준비물</td><td>다양한 그림엽서, 작성지, 필기구</td></tr>
<tr><td>실시방법</td><td>1. 다양한 엽서 중 각자 마음에 드는 엽서를 한 장씩 고르도록 한다.
2. 진행자는 각자 고른 엽서를 보고 어떤 느낌이 드는지에 대하여 서로 자유롭게 이야기하도록 한다.
3. 엽서를 보고 느낀 감정이나 생각을 글로 쓰도록 한다.
4. 회원들은 자신의 글을 돌아가면서 발표한다.
5. 소감을 나누고 마무리한다.</td></tr>
<tr><td>유의점 및 고려할 사항</td><td colspan="2">* 눈에 보이는 그림에 대한 단순한 서술보다는 감정이나 생각에 초점을 맞추어 글을 쓰도록 격려한다.</td></tr>
<tr><td>응용방법</td><td colspan="2">* 신문이나 잡지 등에 실린 사진을 이용해 글을 써 보아도 좋다.</td></tr>
</table>

〈작문요법 9〉

제 목	편지쓰기	
치료목표	자신에게 의미 있는 이들에 대한 감정 및 생각을 글로 표현해 본다. 다른 사람에게 말로 하기 어려웠던 것들을 글로써 표현하는 방법을 배운다.	
내 용	준비물	편지지, 필기구, 조용한 음악, 오디오
	실시방법	1. 진행자는 회원들과 함께 어떨 때 편지를 쓰고 싶은지, 기억에 남는 편지가 있는지 편지를 주제로 함께 이야기를 나눈다. 2. 편지 쓸 대상자를 생각해 보도록 하고, 조용한 음악으로 분위기를 조성한 후, 편지를 작성하도록 한다. 3. 회원들은 자신의 글을 돌아가면서 발표한다. 4. 소감을 나누고 마무리한다.
유의점 및 고려할 사항	* 편지의 특성상 개인적 내용이 있을 수 있어 밝히기 어려운 경우도 있으므로 발표 시 유의한다.	
응용방법	* 다른 사람이 되어 나에게 편지를 써 보도록 하고 받아볼 수 있도록 편지에 우표를 붙여 보낸다. * 기념일이나 의미 있는 날에 실시하면 좋다. 예: 스승의 날, 어버이 날 등	

〈작문요법 10〉

<table>
<tr><td>제 목</td><td colspan="2">생활 속의 기쁨과 슬픔(수필쓰기)</td></tr>
<tr><td>치료목표</td><td colspan="2">자신의 일상을 되돌아보고 자유롭게 글로 써 봄으로써 생활 속의 만족감을 찾도록 한다.</td></tr>
<tr><td rowspan="2">내 용</td><td>준비물</td><td>작성지, 필기구</td></tr>
<tr><td>실시방법</td><td>1. '나를 기쁘게 하는 순간들/ 나를 슬프게 하는 순간들' 이란 시를 소개하고 각자의 생활 속에서 기쁨과 슬픔의 감정이 이는 때에 대해 회상하고 이야기해 보도록 한다(작문요법 별첨 10-①).
2. 각자의 생활 속의 기쁨과 슬픔을 글로 써 보도록 한다.
3. 회원들은 자신의 글을 돌아가면서 발표한다.
4. 소감을 나누고 마무리한다.</td></tr>
<tr><td>유의점 및 고려할 사항</td><td colspan="2">* 생활 속에서 기쁨을 주는 사소한 것들을 찾아내도록 격려하여 생활 속의 만족감을 찾는 데 중점을 둔다.</td></tr>
<tr><td>응용방법</td><td colspan="2">* 피천득의 '나의 사랑하는 생활' 수필을 빈칸 채워넣기 형식으로 이용할 수 있다(작문요법 별첨 10-②).</td></tr>
</table>

〈작문요법 별첨 10-①〉

〈우리를 기쁘게 해주는 순간들〉

스키장이나 해수욕장 가는 도중 차안에서 몸살 앓다가 목적지 표지판을 발견할 때
책상 정리하고 있는데 기억에도 없는 만원짜리가 책갈피에서 떨어질 때
정말 지겨운 과목 선생님이 갑작스레 외출하여 반장이 『오늘 자습이야』할 때
꼭 보고 싶은 프로를 못 봤는데 흥미없는 스포츠 중계시간에 우천관계로 그 프로를 재방송해줄 때
학교에서 삼천 원 내라는 영수증 받아 앞에 2자를 그려넣고 조마조마한 마음으로 엄마에게 보여드렸는데 아무 의심없이 그 돈을 주셨을 때
친구가 자기 여자 선 좀 봐달래서 나갔는데 여자친구의 친구도 내 친구를 보러 나와 재미있게 놀다 들어왔을 때
약속장소에 삼사십 분 정도 늦게 나가 죽었구나 했는데 약속한 아이가 나보다 이삼 분 늦게 나와 미안해 죽겠다는 표정으로 저녁을 사줄 때
택시비가 삼천 원이 나와 오천 원을 드리고 거스름 돈을 받았는데 집에 와서 보니 칠천 원이었을 때
주점에서 술 마시고 있는데 옆사람들과 죽이 맞아 합석해서 부어라 마셔라 하며 노래 부르고 그 사람들이 2차 가자며 우리 술값까지 계산해 주었을 때
이삼만 원 정도를 어디다 썼는지 도무지 생각이 안 나는데 며칠 후 친구가 잘 썼다며 갚아주었을 때
누군가 나도 모르고 있던 점을 넌 이런 점이 참 좋아해 줬을 때

〈우리를 슬프게 하는 순간들〉

태연이 머리에 쥐가 나는 관계로
더 이상 쓰기가 불가능하오니
우리를 기쁘게 하는 순간들을 다시 한번 읽으시며
반대의 순간을 연상시켜 주십시요.
대단히 죄송합니다.

원태연의 '우리를 기쁘게 해주는 순간들' / '우리를 슬프게 하는 순간들'

작문요법

〈작문요법 별첨 10-②〉

〈나의 사랑하는 생활〉

나는 우선 내 마음대로 쓸 수 있는 돈이 (　　　) 생기기도 하는 생활을 사랑한다.
그러면 그 돈으로 (　　　　　)을 사고 싶다.
그리고 (　　　　　)에게 (　　　　　)을 사주고,
(　　　　　)에게는 (　　　　　)을 사주고 싶다.
나는 잔디밟기를 좋아한다.
(　　　　　)밟기를 좋아한다.
(　　　　　)걷기를 좋아한다.
아기의 머리칼을 만지기 좋아한다.
(　　　　　)을 만지기 좋아한다.
(　　　　　)을 만지기 좋아한다.
(　　　　　)을 만지기 좋아한다.
나는 아름다운 얼굴을 좋아한다.
(　　　　　)는 얼굴을 더 좋아한다.
(　　　　　) 웃는 얼굴도 좋아한다.
나는 (　　　　　) 빛을 사랑한다.
(　　　　　) 색깔을 좋아한다.
나는 (　　　　　) 소리를 좋아하며
(　　　　　) 소리를 반가워하며
(　　　　　) 소리를 즐긴다.
나는 (　　　　　) 웃음 소리를 좋아한다.
(　　　　　) 말소리를 좋아한다.
(　　　　　)냄새, (　　　　　)냄새를 좋아한다.
나는 친구와 (　　　　　)를 좋아한다.
나는 (　　　　　) 되는 나의 집을 좋아한다.
나는 (　　　　　) 아침에는 (　　　　　) 싶은 충동을 느낀다.
여러 사람을 좋아하며 아무도 미워하지 아니하며,
(　　　　　)을 끔찍이 사랑하며 살고 싶다,
그리고 나는 (　　　　　) 늙어가고 싶다.

피천득의 '나의 사랑하는 생활'

〈작문요법 11〉

<table>
<tr><td>제 목</td><td colspan="2">만화 완성하기</td></tr>
<tr><td>치료목표</td><td colspan="2">만화로 제시된 상황을 유추해 보고 상황에 맞는 글을 적어 넣음으로써 상황 판단력과 표현력을 기른다.</td></tr>
<tr><td rowspan="2">내 용</td><td>준비물</td><td>지문이 지워진 4~6컷 정도의 만화(작문요법 별첨 11-①, ②, ③), 필기구</td></tr>
<tr><td>실시방법</td><td>1. 진행자는 회원들과 함께 어린 시절 즐겨 보던 만화에 대해 이야기 나누어 봄으로써 만화에 대한 관심을 유도한다.
2. 회원들에게 준비된 만화를 나누어 주고 지워진 대사 부분에 글을 쓰도록 한다.
3. 회원들은 자신의 글을 돌아가면서 발표한다.
4. 소감을 나누고 마무리한다.</td></tr>
<tr><td>유의점 및 고려할 사항</td><td colspan="2">* 발표시 주어진 만화를 보고 어떤 상황으로 유추했는지 설명하도록 격려한다.
* 회원들의 기능 수준에 따라 만화 컷 수로 난이도를 조절한다.</td></tr>
<tr><td>응용방법</td><td colspan="2">* 주어진 만화 외에 그림을 추가로 그려 만화를 완성해 본다.</td></tr>
</table>

〈작문요법 별첨 11-①〉

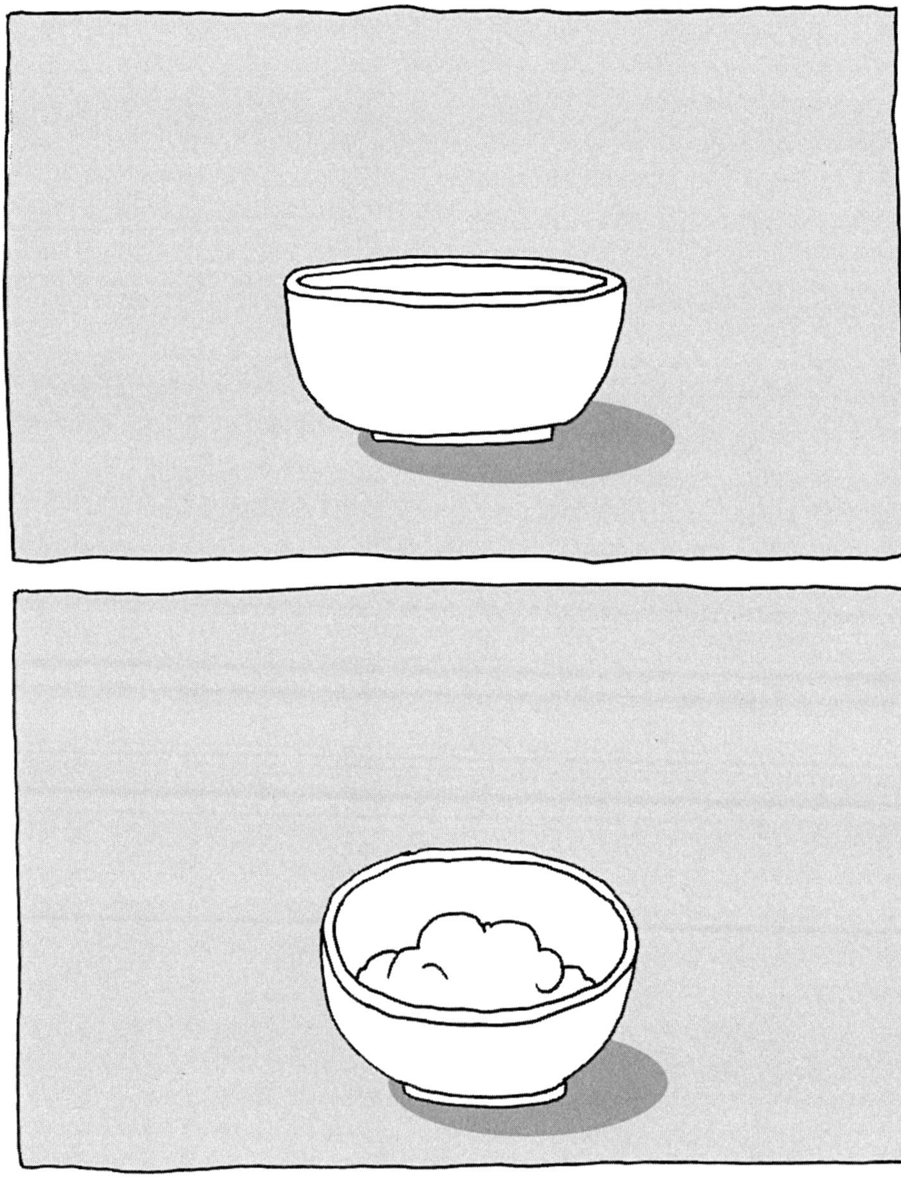

〈작문요법 별첨 11-②〉

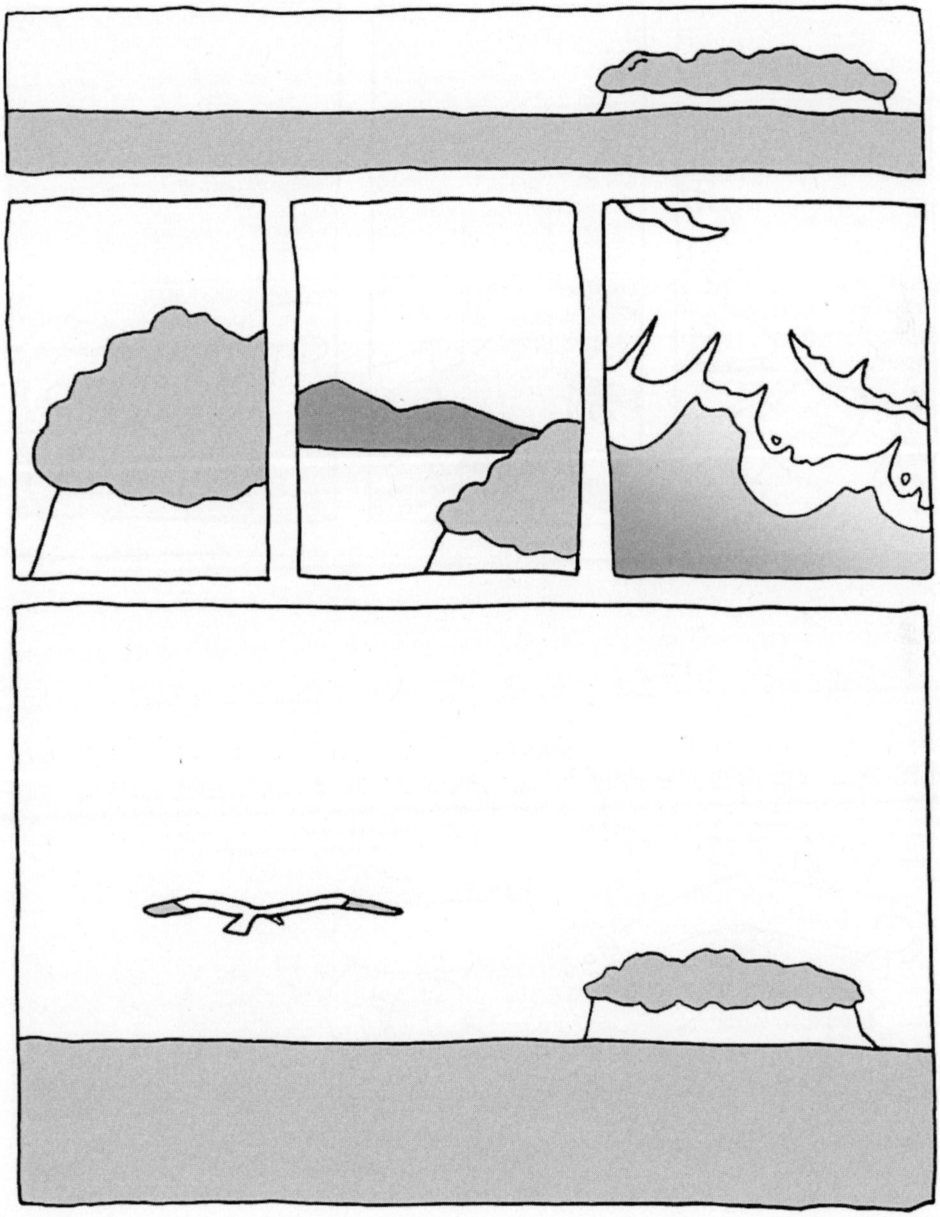

〈작문요법 별첨 11-③〉

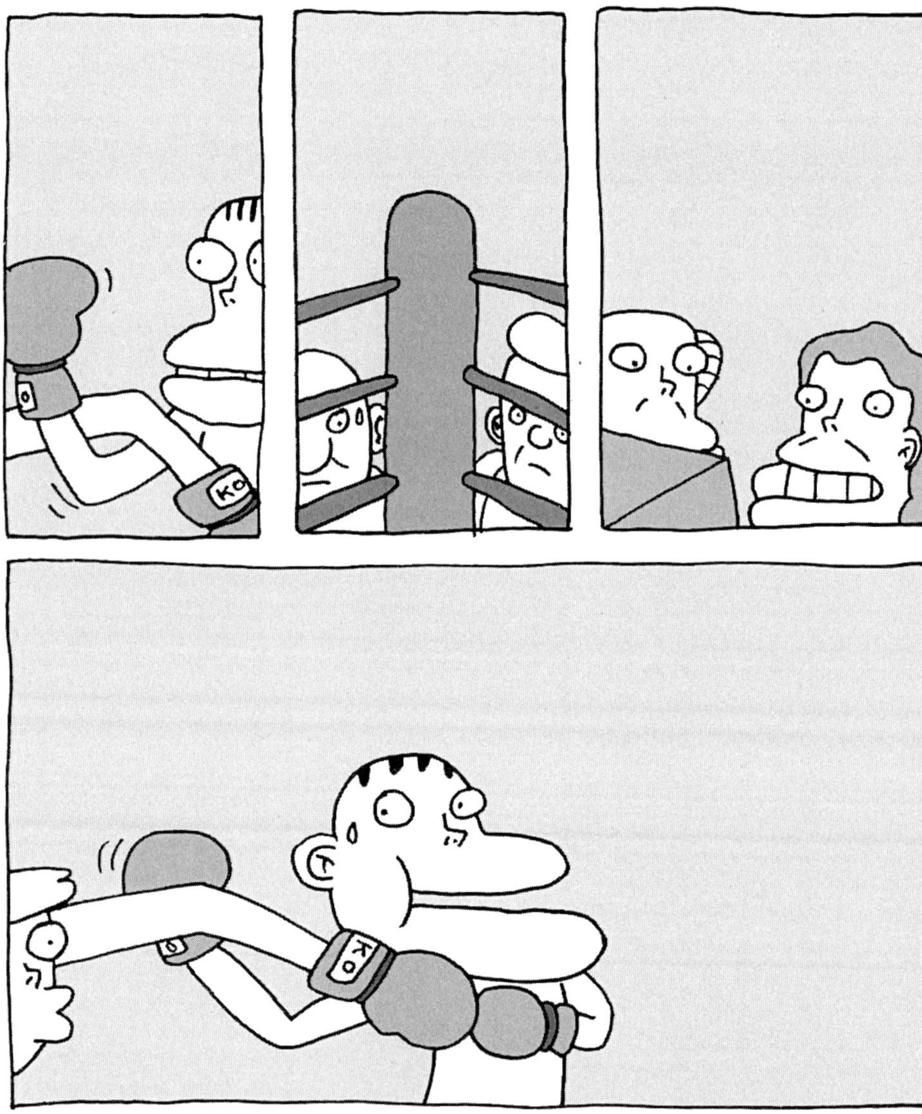

〈작문요법 12〉

제　　목	주장하는 글쓰기	
치료목표	글을 통하여 자신의 주장을 논리적이고 설득력 있게 표현해 본다.	
내　　용	준비물	작성지(작문요법 별첨 12), 필기구
	실시방법	1. 진행자는 흥부와 놀부의 인물 성격에 대한 새로운 평가가 제시되고 있음을 설명하고 회원들이 각 인물에 대해 어떻게 생각하는지 이야기하도록 유도한다. 2. 자신의 생각을 정리해 글을 쓰도록 하되, 자신이 왜 그렇게 생각하는지 이유를 제시하며 글을 쓰도록 격려한다. 3. 회원들은 자신의 글을 돌아가면서 발표한다. 4. 소감을 나누고 마무리한다.
유의점 및 고려할 사항	* 사고내용이 빈약한 회원에게는 어려운 과제일 수 있으므로 각 그룹의 기능 수준을 고려해 논술의 주제를 제시해야 한다.	
응용방법	* 회원들 간의 문제나 낮병원 내의 의사결정이 필요한 문제를 주제로 제시해 글을 써 보도록 한다. * 찬 · 반 양 팀으로 나누어 제시된 주제에 대해 반대되는 입장에서 팀별로 토의를 거친 후 글을 써 보도록 한다.	

〈작문요법 별첨 12〉

〈주장하는 글쓰기〉

판소리계의 고전소설 '흥부전'의 주인공 흥부는 어려움을 참고 견딘 결과 결국은 복을 받게 되는 인물이다. 그러나 어떤 사람들은 오늘날의 현실에서는 흥부가 지나치게 소극적이고 비현실적이기 때문에 별로 바람직하지 않은 인물이라고 비판하기도 한다. '오늘날에도 흥부와 같은 인물이 복을 받을 수 있을 것인가?'라는 문제에 대해 논해 보자.

〈작문요법 13〉

제　목	광고카피 쓰기	
치료목표	자신이 선택한 주제나 사물에 맞는 광고 카피를 써봄으로써 창의적 사고를 증진한다.	
내　용	준비물	광고사진, 필기구, 사인펜, 색연필, 작성지
	실시방법	1. 진행자는 평소에 인상 깊었던 광고, 최근의 광고 등을 주제로 이야기할 수 있도록 유도한다. 2. 광고지를 배분하고 회원들 스스로 카피라이터가 되어 창의적으로 새로운 광고 카피를 만들어 보도록 한다. 3. 회원들은 자신의 글을 돌아가면서 발표한다. 4. 소감을 나누고 마무리한다.
유의점 및 고려할 사항	* 직접적인 표현보다는 추상적 이미지를 이용해 카피를 만들어 보도록 유도한다. * 회원들의 기능수준을 고려해서 새로운 문구를 만들기 어려워하는 회원은 기존의 카피 문구를 변형해서 쓰도록 한다.	
응용방법	* 각자의 사진을 준비해 자신을 주제로 광고를 만들어 보아도 좋다. * 영화 사진을 이용해 영화포스터를 만들어 본다.	

작업치료

제 9 장

1. 우편함
2. 염색하기
3. 포푸리 주머니 만들기
4. 계절달력 만들기
5. 부채에 그림그리기
6. 열쇠걸이
7. 글라스데코 액자
8. Quilling
9. 골판지 티슈케이스
10. 칼라믹스 메모 홀더
11. 복주머니
12. 발렌타인 데이 원형 초콜렛 상자
13. [어버이날 이벤트]
- 입체 감사카드 만들기 / - 카네이션 코사지
14. [크리스마스 이벤트]
- 리스 만들기 / - 컵 포인세티아 장식

작업치료

■ 작업치료의 개념

작업치료는 19C초 인본주의와 인도주의 사상의 영향을 받아 정신과 분야에서 환자들이 일상 생활에 참여하도록 하고 다양한 과제(task)를 주어서 정상적인 삶을 살아갈 수 있도록 하자는 도덕치료(Moral therapy)가 주장되면서 시작되었다(최혜숙 외).

처음에는 환자들로 하여금 조직된 생활을 하게 하고 활동(activity)이나 작업(occupation)의 일환으로 노동과 레크리에이션 등으로 구성된 프로그램에 참가하도록 했으나, 점차 다양한 수공예(craft)나 예술(art)을 이용하여 작업치료를 시행하게 되었다.

사람의 유일한 특색은 활동을 통해 시간을 조직화하는 능력이며, 활동에의 능동적 참여가 인간의 정신 건강에 도움이 된다는 것을 밝힌 메이어를 통해 정신장애 환자들을 '치료할 수 있는 사람' 으로 보는 낙관적 견해가 높아졌고, 20C초 영국의 러스킨과 모리스가 수공예는 운동과 더불어 스스로 유용하고 아름다운 물건을 만들면서 만족을 얻게 하며 이를 통해 신체적, 정신적 건강을 증진시킨다고 강조했다(최혜숙, 이지연).

작업치료의 패러다임은 자발적인(volition) 훈련(habituation)을 통한 수행(performance)이 핵심을 이루는데, 그 패러다임은 목적 있는 활동(Purposeful activity)과 작업(occupation)을 통해 치료를 돕는다는 것을 의미한다(Bruce, M. 1993).

목적 있는 활동은 여러 가지 일상생활활동(Activities of daily living), 운동, 시간관리, 문제해결연습, 사회기술훈련, 매체를 통한 활동, 사회적응훈련 등으로 다양화되는데, 그 중에서 수공예는 정신장애 환자들에게 부정적인 감정을 해소하고 조절하여 성취감, 만족감, 자존감 등의 긍정적인 감정으로 발전하도록 돕고 자발성이나 일에 대한 의욕을 촉진해 주며 집단 가운데서 일함으로써 사회적응능력을 증진할 기회를 제공하는 데서 치료적 의미를 찾을 수 있다.

■ 작업치료의 목적

1. 손으로 직접 여러 가지 재료를 만지는 과정에서 손의 감각자극을 증진시키며 현실감을 제공한다.
2. 도구를 이용하여 작업함으로써 일상생활에서 활용하는 도구사용 기술을 익힌다.
3. 양손으로 작업하는 과정을 통하여 눈-손 협응력, 팔과 손의 대 · 소 근육 협응력과 기술, 양손 협응력 등을 증진시킨다.
4. 2차원적인 재료를 가지고 3차원적인 물체를 완성하는 과정을 통하여 공간구성능력 등의 인지능력을 증진시킨다.
5. 진행자의 지시를 듣고 이해하며 과제를 완성함으로써 집중력, 문제해결능력 등의 인지기능을 증진시킨다.
6. 한 회기 동안 스스로 작품을 완성해 냄으로써 자기표현의 기회를 제공하고, 작업수행에 대한 지구력을 증진시킨다.
7. 만들어진 작품을 일상생활에서 사용함으로써 만족감과 자신감, 자존감을 증진시킨다.
8. 다른 사람들에게 선물할 기회를 제공함으로써 대인관계경험을 격려하고, 대인관계기술을 증진시킨다.
9. 집단 내에서 여러 회원들과 함께 작업함으로써 상호작용의 기회를 제공하고, 긍정적인 경쟁의식을 격려한다.
10. 계절이나 절기, 기념일 등에 필요한 작품을 만들어 봄으로써 사회적인 수행(social conduct)을 경험한다.

11. 직업재활을 위한 기본기술을 익힐 수 있다.

■ 고려사항

1. 전체 회원들의 소근육 기술, 인지능력 등의 기능정도를 파악하여 활동을 선정한다.
2. 개개인의 기능이 다를 수 있으므로, 개인별로 도움을 줄 수 있는 보조진행자가 필요하다.
3. 작업치료의 주제는 되도록이면 일상생활에서 활용할 수 있는 것이 좋다.
4. 가위나 커터 칼, 송곳 등 날카로운 도구를 사용할 때는 프로그램 시작 전 · 후 개수를 확인하도록 하고 사고의 위험이 있는 집단일 경우 도구사용에 주의한다.
5. 글루건 등의 열 도구를 사용할 때에는 손을 데지 않도록 주의하고, 잘 다루지 못하는 회원일 경우는 진행자가 직접 해주거나 공예용 본드나 다른 접착제로 대치하는 것이 좋다.
6. 회원들의 주의집중 시간을 고려하여 전체 프로그램은 50분을 넘지 않는 것이 좋으며, 시간이 오래 걸리는 과제는 2회기로 나누어 실시한다.
7. 시각적인 완성품을 만드는 것이므로, 미리 예시품을 만들어 보여주는 것도 도움이 된다. 그러나 똑같이 따라하지 않고 회원 나름대로 창의적으로 작업해 보도록 격려한다.
8. 진행자는 '누가 예쁘게 만들었는가' 에 중점을 두기보다는 '누가 집중하여 끝까지 수행하였는가, 누가 더 자기표현을 잘 하였는가' 등 치료적인 관점에서 피드백을 주도록 한다.
9. 완성 후, 집으로 가져가 가족들로부터 긍정적인 강화를 받도록 격려한다.
10. 도구준비부터 정리까지 회원들을 격려하여 함께 한다.

〈참고문헌〉

최혜숙 외, 치료와 재활에 응용되는 수예와 공작, 영문출판사
최혜숙. 이지연, 작업치료학 개론, 계축문화사
Bruce, M. (1993), Psychosocial Occupational Therapy, 2nd., SLACK

■ 재료

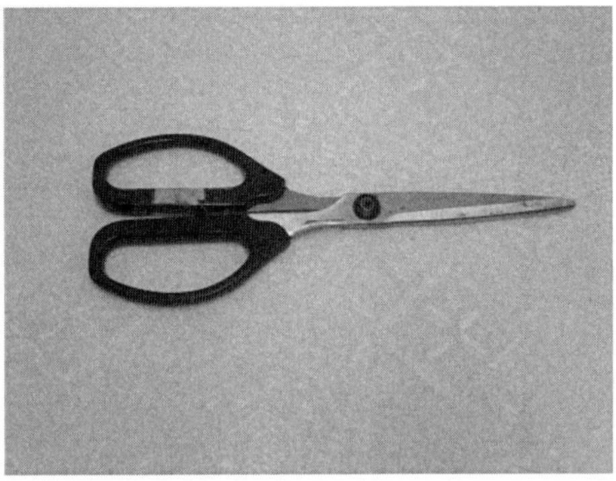

가위

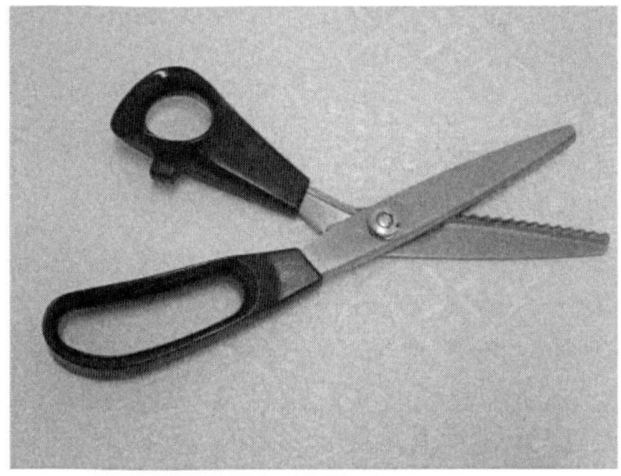

핑킹가위

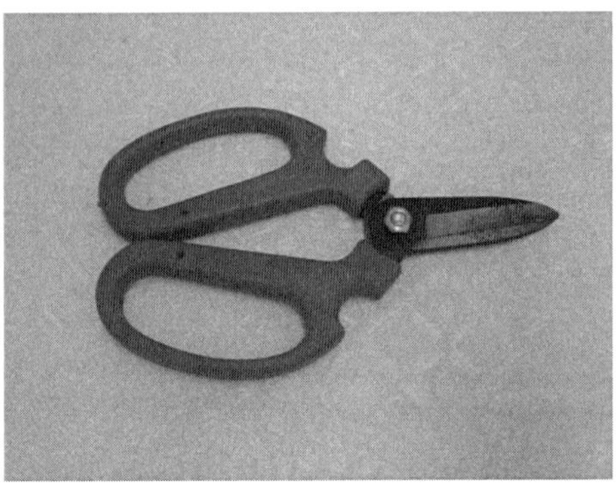

꽃가위

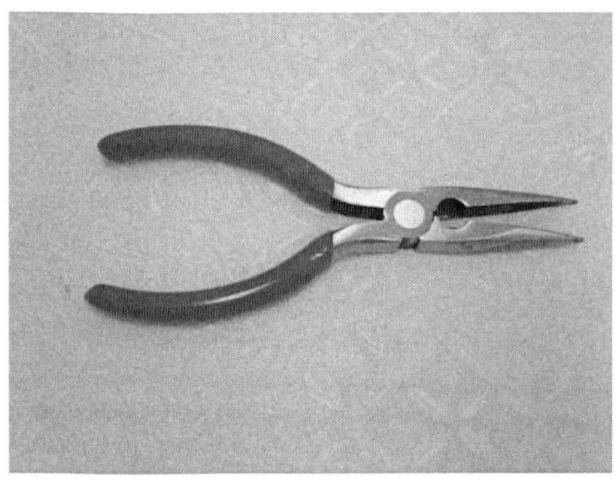

니퍼

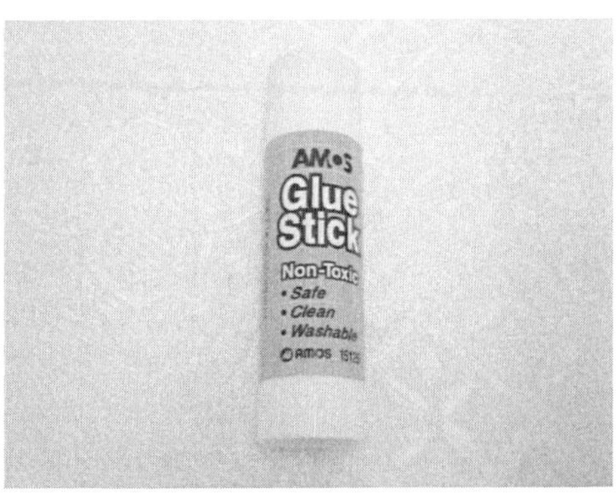

고체형 풀

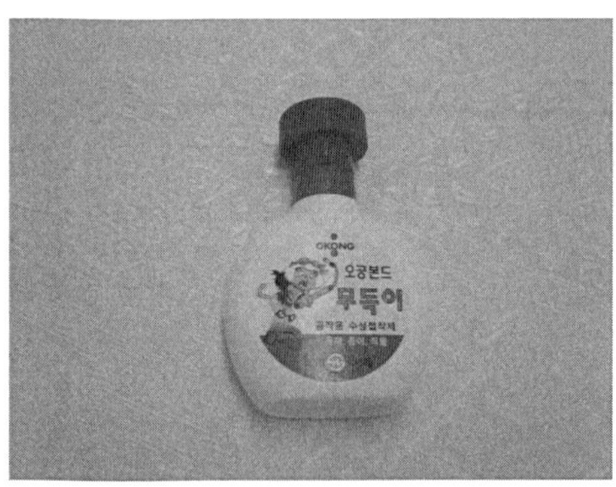

오공본드

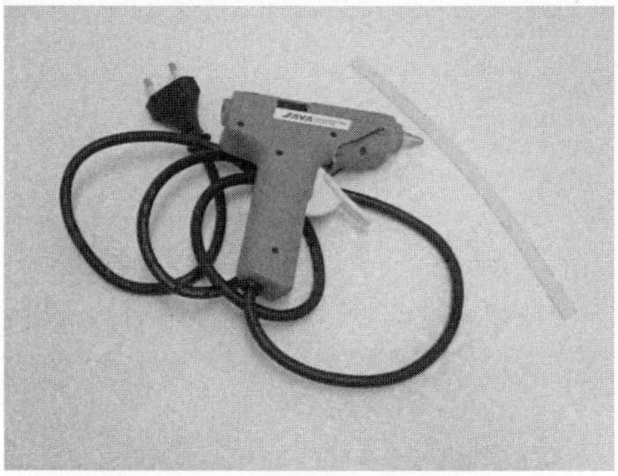

글루건

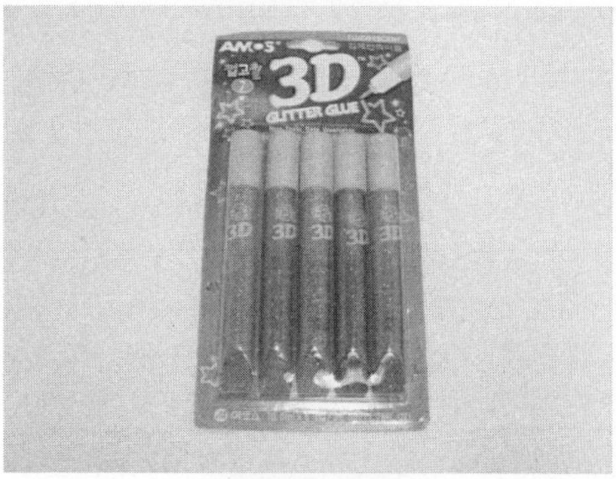

반짝이 풀

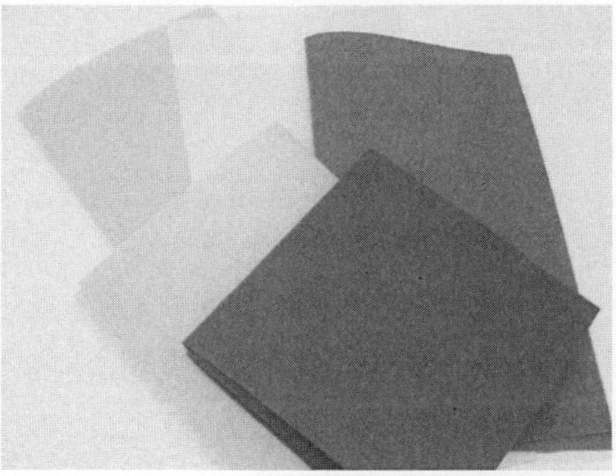

펠트지

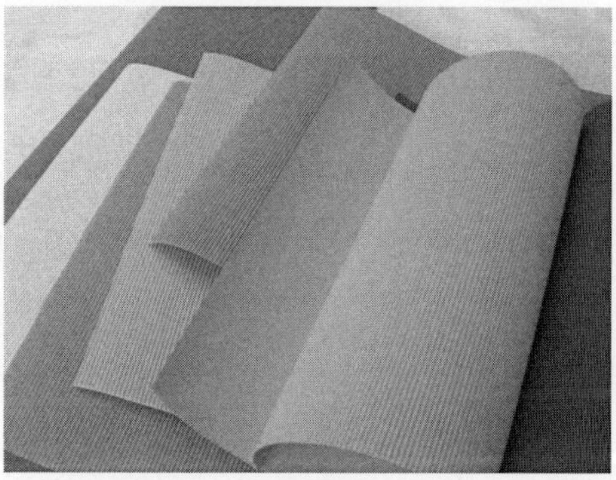

골판지

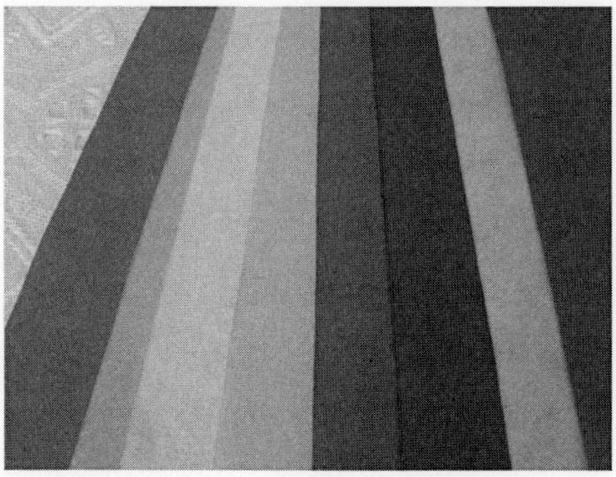

한지

〈작업치료 1〉

<table>
<tr><td>제 목</td><td colspan="2">우편함</td></tr>
<tr><td>치료목표</td><td colspan="2">도구를 사용하여 완성품을 만들어 냄으로써 만족감을 경험하고, 일상생활에서 우편함을 사용하도록 격려함으로써 사회적 대인관계 기술을 증진시킨다.</td></tr>
<tr><td rowspan="2">내 용</td><td>준비물</td><td>여러 가지 색상의 펠트지, 오공본드, 색실(십자수 실 가능함), 시침핀, 바늘, 가위, 글자도안, 자, 연필 또는 색연필</td></tr>
<tr><td>실시방법</td><td>1. 3가지 색 펠트지를 골라 한 장은 ①바닥, 한 장은 ②주머니, 한 장은 ③글자에 사용할 것으로 정한다.
2. 연필이나 파스텔을 이용하여 ①바닥으로 정한 펠트지를 집 모양으로 디자인한 후, 가위로 오린다.
3. ②주머니로 정한 펠트지는 가로 20cm, 세로 15cm의 직사각형으로 디자인한 후, 가위로 오린다.
4. ②주머니를 ①바닥 위에 올려놓고 움직이지 않도록 시침핀으로 고정시켜 준다.
5. 어울리는 색상의 실을 고른 후, 3가닥을 바늘에 끼우고 위쪽을 제외한 바닥과 주머니의 3면을 1cm 안쪽으로 들어가서 한 땀을 1cm 간격으로 홈질한다.
6. 다른 색의 펠트지에 글자를 적어 가위로 오리고 오공본드로 ②주머니 위에 붙인다.
7. 서로 만든 것을 보며 감상하고, 소감을 나눈다.</td></tr>
<tr><td>유의점 및 고려할 사항</td><td colspan="2">* 안전을 위하여 끝이 뭉툭한 십자수용 바늘을 이용하는 것이 좋다.
* 글자는 단순하고 큰 것으로 준비한다.</td></tr>
<tr><td>응용방법</td><td colspan="2">* 각자의 우편함을 낮병원에 비치해 두고 서로를 격려하는 쪽지나 편지를 전하는 용도로 사용하여 회원간의 대인관계기술을 증진시킨다.
* 집 모양은 견본으로 보여주고, 동물이나 과일 등 여러 가지 모양으로 변형해 본다.</td></tr>
</table>

〈작업치료 별첨 1〉

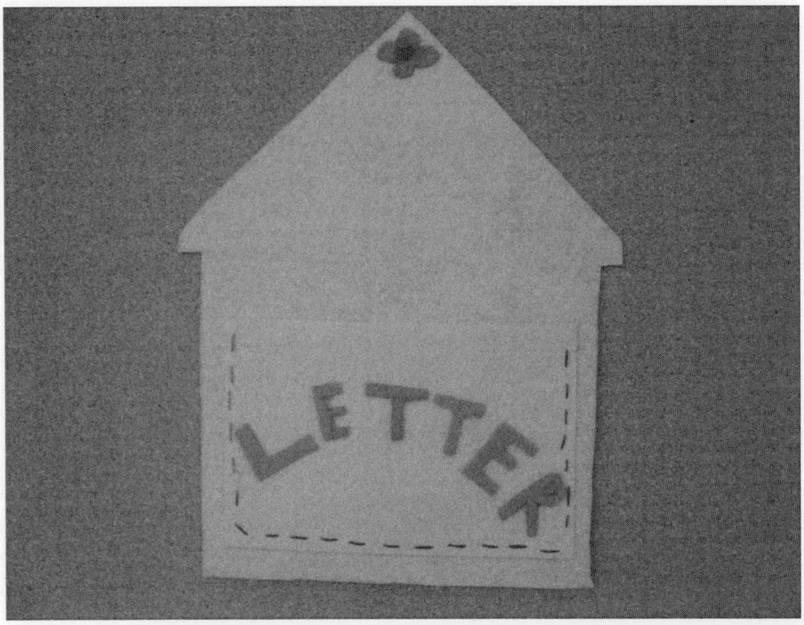

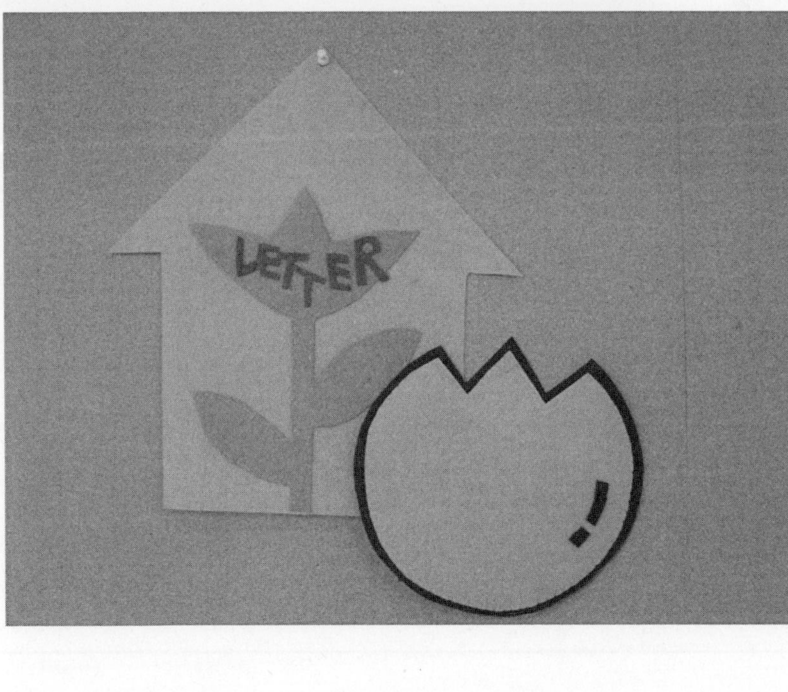

〈작업치료 2〉

<table>
<tr><td>제　　목</td><td colspan="2">염색하기</td></tr>
<tr><td>치료목표</td><td colspan="2">의도하는 염색의 효과와 우연의 효과를 상상해 보도록 함으로써 흥미를 유발시키고 시각적 상상력을 자극한다.</td></tr>
<tr><td rowspan="2">내　　용</td><td>준비물</td><td>흰색 면 손수건, 염색용 염료, 소금, 티스푼, 염료를 풀 통, 실, 고무줄, 나무젓가락, 뜨거운 물, 찬 물, 앞치마</td></tr>
<tr><td>실시방법</td><td>1. 흰색 면 손수건을 준비한다.
2. 염색할 손수건을 여러 가지 홀치기 염색방법(작업치료 별첨 2-①)을 이용하여 원하는 위치에 실이나 고무줄로 풀리지 않게 묶는다.
3. 묶은 손수건을 찬물에 적신 후, 물기를 짠다.
4. 뜨거운 물(60° 이상)에 염색용 염료 1개와 소금을 1티스푼 넣는다.
5. 염료를 푼 곳에 손수건을 넣어 나무젓가락으로 휘저어 15~20분 정도 담구어 둔다.
6. 손수건을 꺼내어 실이나 고무줄을 풀고 깨끗한 물에 헹군다.
7. 더 이상 염료가 안 나올 때까지 헹궈 짠 후, 그늘에서 말린다.
8. 그룹 내에서 서로 만든 것을 보며 감상하고, 소감을 나눈다.</td></tr>
<tr><td>유의점 및 고려할 사항</td><td colspan="2">* 뜨거운 염료물에 데이지 않도록 주의한다.
* 옷에 염료가 묻지 않도록 앞치마를 착용하고 작업한다.
* 염료와 물, 소금의 양을 잘 조절한다.
* 페트병을 잘라 염료 풀 통으로 사용해도 좋다.</td></tr>
<tr><td>응용방법</td><td colspan="2">* 색이 바랜 흰색 티셔츠 등을 염색하여 재활용한다.
* 큰 천을 염색하여 식탁보 등으로 사용할 수 있다.
* 홀치기 염색방법 외 조약돌, 빨래줄 등 여러 가지 재료를 사용한다.</td></tr>
</table>

〈작업치료 별첨 2-①〉

〈홀치기 염색 Tie dyeing〉

■ 홀치기 염이란?

홀치기 염은 피염물을 염색하기 전에 묶기, 접기, 바느질하기, 꺾쇠로 조이기 등으로 피염물 천을 부분적으로 방염하여 문양이 나타나게 하는 염색기법이다. 홀친 부분에 염료의 침투가 완전히 차단되지 않고 여리게 스며든 흔적이 있기 때문에 특별한 질감을 보여준다.

홀치기 염은 기법이 매우 다양하며 다른 염색기법이나 자수, 누비기 등과 함께 적용하면 각자의 창의력을 발휘할 수 있다.

■ 홀치기 염색의 여러 가지 기법

1. 대리석 무늬 (marbling)
 ① 마른 천을 마구 짖이겨 공처럼 만든 뒤 고무줄이나 끈으로 단단히 맨다.
 ② 염색 통에 넣고 잘 눌러서 염색물이 속까지 스미도록 한다.
2. 원 무늬 (circles)
 ① 천의 중심점을 잡아 올리면 원뿔 모양이 된다.
 ② 고무줄이나 끈으로 원하는 간격마다 단단히 동여맨다.
3. 줄무늬 (stripes)
 ① 천을 바닥에 평평하게 편다.
 ② 원하는 간격으로 천을 반복해서 접는다.
 ③ 원하는 간격으로 고무줄이나 끈을 단단히 동여맨다.
4. 단추 홀쳐매기 (tying)
 ① 단추, 조약돌, 콩, 기타 곡식알 등을 천으로 감싸서 단단히 고무줄이나 끈으로 동여맨다.
 ② 염색 통에 넣고 잘 눌러서 염색물이 속까지 스미도록 한다.

〈작업치료 별첨 2-②〉

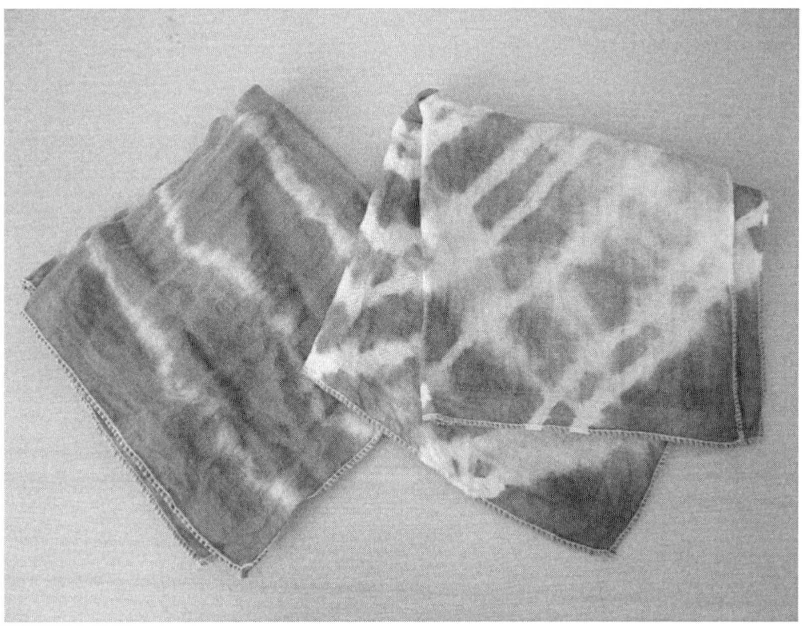

〈작업치료 3〉

<table>
<tr><td>제 목</td><td colspan="2">포푸리 주머니 만들기</td></tr>
<tr><td>치료목표</td><td colspan="2">향이 나는 포푸리를 재료로 하여 주머니를 만드는 과정에서 후각, 시각을 자극하여 각성 수준을 높이고, 바느질 작업을 통하여 손의 소근육 기술을 증진시킨다.</td></tr>
<tr><td rowspan="2">내 용</td><td>준비물</td><td>포푸리, 눈마, 실, 글루건, 바늘, 리본, 가위, 미니조화</td></tr>
<tr><td>실시방법</td><td>1. 눈마를 적당한 크기로 자른다(20cm× 20cm).
2. 반으로 접어 양쪽 면을 홈질하여 주머니를 만든다.
3. 바느질한 주머니를 뒤집고 포푸리를 넣은 후 리본으로 묶어 준다.
4. 리본 위에 글루건으로 미니 조화를 붙여 꾸며준다.
5. 서로 만든 것을 보며 감상하고, 소감을 나눈다.</td></tr>
<tr><td>유의점 및 고려할 사항</td><td colspan="2">* 바늘을 잃어버리지 않도록 주의한다.
* 바느질을 성기게 하면 주머니를 뒤집을 때 구멍이 나기 쉬우므로, 0.5cm 정도의 간격으로 홈질한다.
* 글루건에 화상을 입지 않도록 주의한다.</td></tr>
<tr><td>응용방법</td><td colspan="2">* 포푸리 주머니를 만들어 다른 사람들에게 선물함으로써 대인관계 기술을 증진시킨다.
* 주머니 모양으로 하는 것을 기본으로 하지만, 창의력을 발휘하여 사탕모양, 삼각뿔 모양 등으로 변형시켜 보도록 한다.</td></tr>
</table>

〈작업치료 별첨 3〉

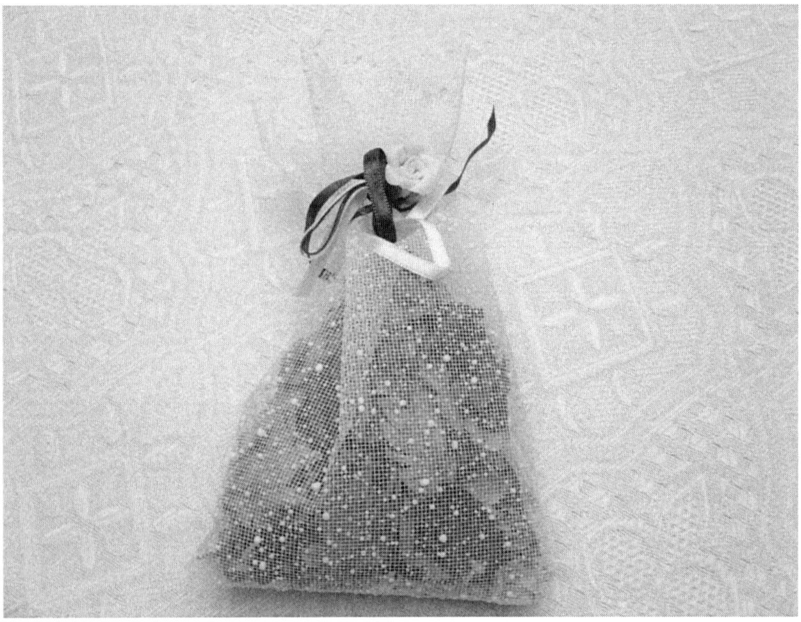

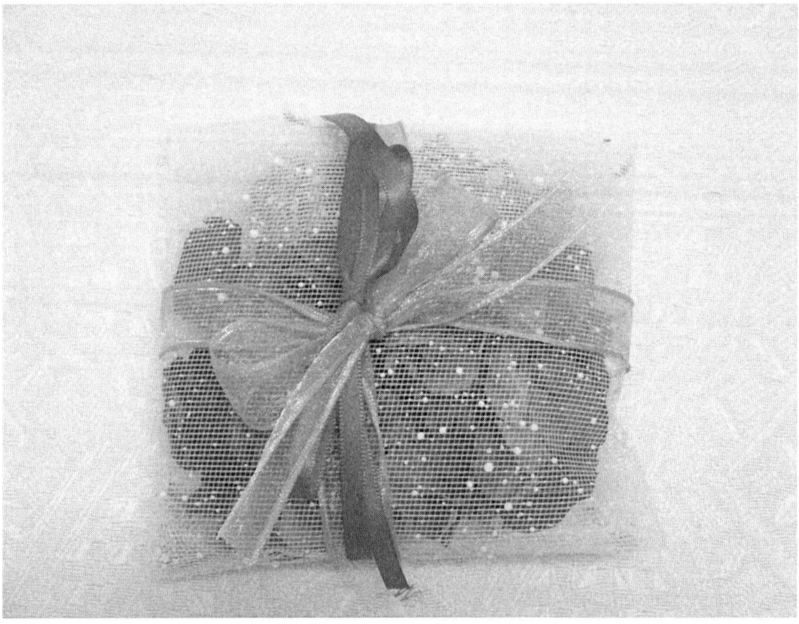

〈작업치료 4〉

제 목	계절달력 만들기	
치료목표	계절달력을 만드는 과정에서 계절감에 대한 지남력을 증진시키고 스스로 생활에 대한 계획을 세우도록 함으로써 자기관리를 격려한다.	
내 용	준비물	12개월 월별 달력(날짜와 요일이 적힌 것), 도화지, 잡지, 파스텔, 크레파스, 컬러 사인펜, 가위, 자, 풀, 필기도구
	실시방법	1. 자신에게 의미 있는 날을 고려하여 달을 선정한다. 2. 잡지를 보면서 계절의 이미지를 잘 나타내었거나, 자신이 표현하고 싶은 이미지가 있는 사진들을 선정한다. 3. 가위와 풀을 이용하여 오려 붙이고, 날짜들을 기록한다. 4. 일요일이나 공휴일, 기념일, 가족의 경조사 또는 기억해야 하는 날을 표시한다. 5. 자신의 월간 계획표에 대해 발표하고 회원들과 함께 이야기 나눈다.
유의점 및 고려할 사항	* 그림을 넣을 공간과 날짜를 적어 넣을 공간을 적절히 배치하도록 한다.	
응용방법	* 각 회원들이 1월부터 12월까지의 달력을 만들어 병원이나 센터에서 함께 사용해도 좋다. * 매월 말에 다음 달 달력을 만들면서 계획을 세워 보도록 격려한다. * 특정 달을 정하여 이벤트를 계획해 보는 '상상달력'을 만들어 본다.	

〈작업치료 별첨 4〉

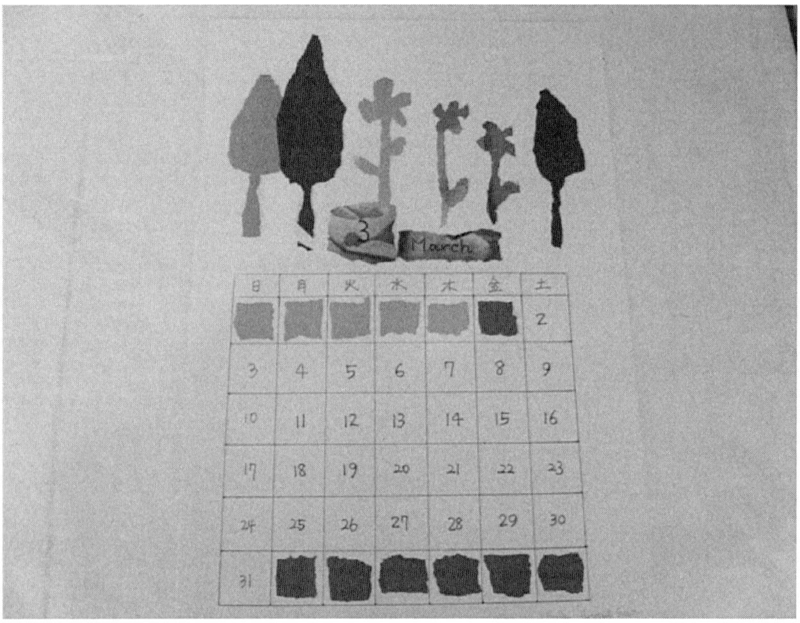

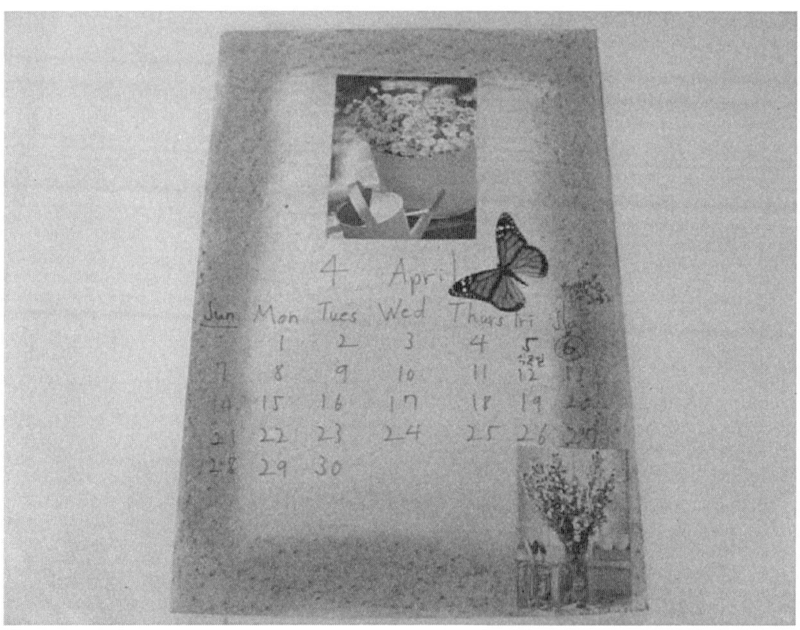

〈작업치료 5〉

제　　목	부채에 그림그리기	
치료목표	부채에 그림을 그리면서 계절감을 느껴보고 적절한 그림을 선정하여 모사하거나 창의적으로 그려보는 기회를 갖는다.	
내　　용	준비물	한지로 된 무늬 없는 부채, 그림엽서 또는 수채그림이 있는 그림책, 물감, 붓(굵은 것과 가는 것 각각 필요함), 팔레트, 물통, 지우개, 연필, 사인펜
	실시방법	1. 준비된 엽서나 책 중에서 마음에 드는 그림을 고른다. 자신이 여름의 풍경이나 정물, 그 외에도 떠오르는 이미지에 대하여 임의로 디자인해도 좋다. 2. 선택한 그림을 부채 위에 연필로 스케치한다. 3. 세밀한 부분을 작은 붓으로 먼저 색칠하고, 바탕은 큰 붓으로 색칠한다. 4. 그늘에서 잘 말린다. 5. 서로 만든 것을 보며 감상하고, 소감을 나눈다.
유의점 및 고려할 사항	* 물감을 칠할 때 물을 너무 많이 쓰면 한지가 찢어지거나 일어나므로 물 조절에 유의한다. * 그림은 간단한 풍경이나 정물그림이 있는 것 등 모사하기 쉬운 것으로 선택한다.	
응용방법	* 여름에는 '바람을 선물한다'는 의미에서 부채를 선물하는 관습이 있음을 설명하고, 주위 사람들에게 선물하도록 함으로써 대인관계의 기회를 제공한다. * 풀로 압화(pressed flower; 꽃의 수분을 인위적으로 제거하여 압축하여 말린 것)를 부채에 붙인 후, 얇은 한지로 한 겹 더 붙여 은은한 효과를 낼 수 있다. * 다양한 형태의 부채를 사용해도 좋다(원예치료 4: 압화부채 만들기 참조).	

〈작업치료 별첨 5〉

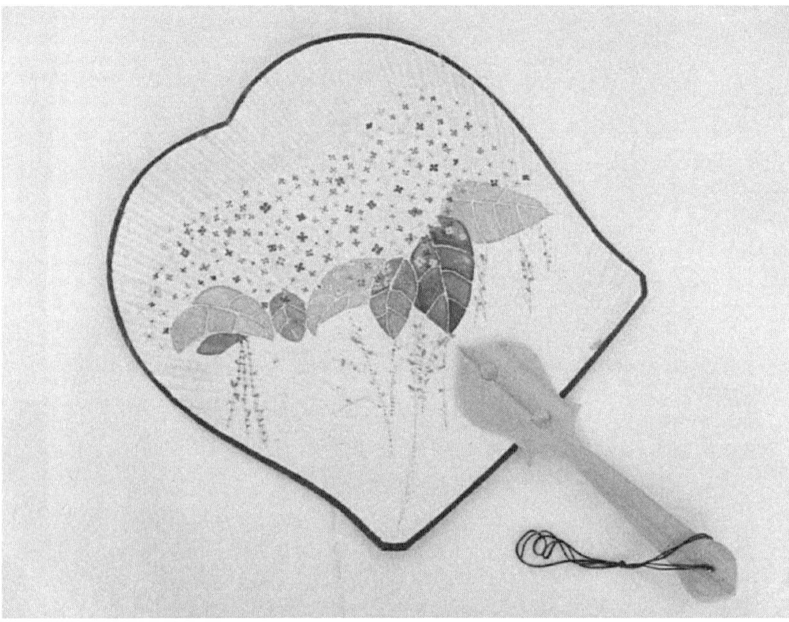

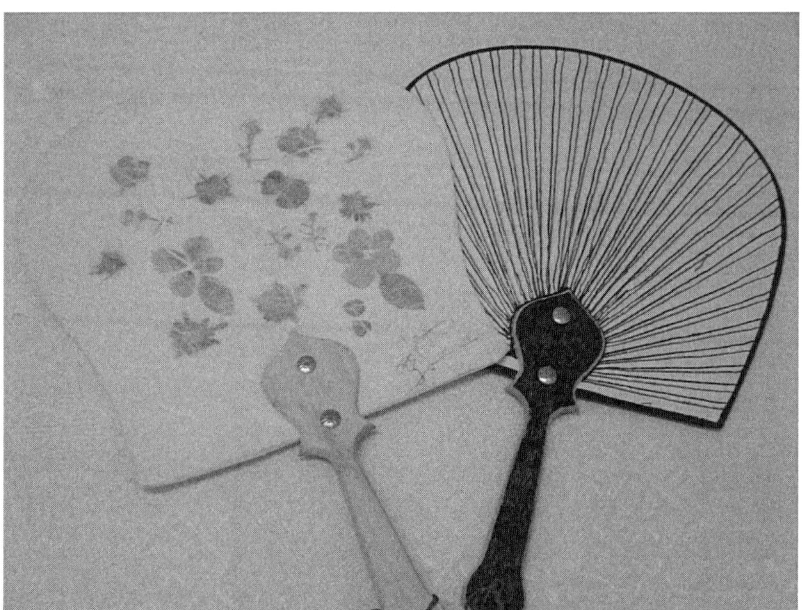

압화를 이용한 부채

〈작업치료 6〉

<table>
<tr><td>제 목</td><td colspan="2">열쇠걸이</td></tr>
<tr><td>치료목표</td><td colspan="2">기존에 만들어진 열쇠걸이판에 장식물을 부착하여 완성품을 얻을 수 있는, 비교적 과정이 간단한 작업이므로 기능이 낮은 회원도 쉽게 성취감을 얻을 수 있다.</td></tr>
<tr><td rowspan="2">내 용</td><td>준비물</td><td>나무로 된 키걸이 판, 조화, 리본끈, 가위, 글루건, 니퍼</td></tr>
<tr><td>실시방법</td><td>1. 나무로 된 열쇠걸이 판을 선택하고, 키걸이 색상과 어울리는 조화를 고른다.
2. 조화는 쉽게 분리되므로, 꽃은 손으로 떼어내고 잎은 가위로 잘라낸다. 철사로 된 줄기를 자를 때는 니퍼를 이용한다.
3. 꽃과 잎을 적절히 배치하고, 리본 끈으로 리본을 만들어 장식물들을 글루건으로 붙인다.
4. 그룹 내에서 서로 만든 것을 보며 감상하고, 소감을 나눈다.</td></tr>
<tr><td>유의점 및 고려할 사항</td><td colspan="2">* 장식품을 부착시킬 때, 장식품에 직접 글루건을 쏘지 않고 열쇠걸이에 글루건을 묻힌 후에 장식품을 부착하는 방법을 사용하여 글루건에 데지 않게 주의한다.</td></tr>
<tr><td>응용방법</td><td colspan="2">* 우산걸이, 구두주걱을 걸어두는 용도로 사용해도 좋다.
* 완성 후 포장하여 주위 사람들에게 선물한다.
* 장식물을 만들 때는 조화 대신 지점토 등 다양한 재료를 사용할 수 있다.</td></tr>
</table>

〈작업치료 별첨 6〉

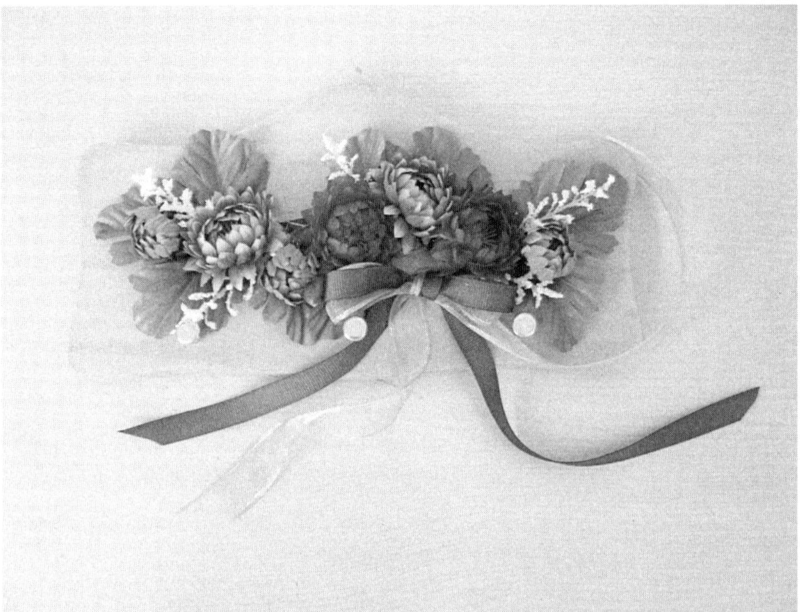

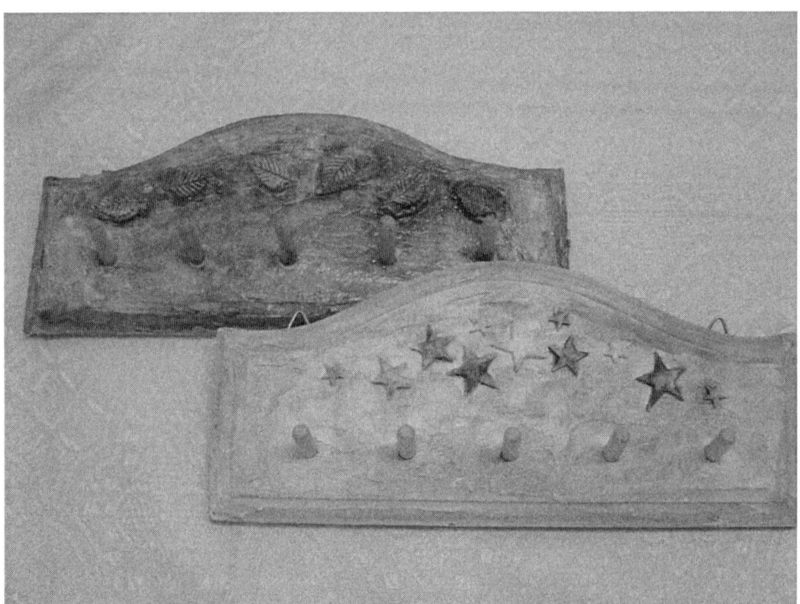

지점토를 이용한 열쇠걸이

〈작업치료 7〉

<table>
<tr><td>제 목</td><td colspan="2">스테인드글라스 액자</td></tr>
<tr><td>치료목표</td><td colspan="2">마음의 심상을 이미지화하거나, 일상생활에서 쉽게 구할 수 있는 책이나 엽서에 실린 그림들을 참고로 액자를 완성하여 일상생활에서 장식품으로 활용함으로써 자기만족감을 경험하고, 자존감을 향상시킨다.</td></tr>
<tr><td rowspan="2">내 용</td><td>준비물</td><td>액자틀, 그림도안, OHP 필름, 한 면 은(silver)지, A4지, 매스킹 테이프, 스테인드글라스 물감, 휴지, 신문지</td></tr>
<tr><td>실시방법</td><td>1. A4지, OHP 필름, 은지를 액자 뒤판 크기로 자른다.
2. 액자를 꾸밀 도안을 선택하거나, 스스로 생각하여 연필로 A4지에 그린다.
3. 매스킹 테이프로 그림을 도안한 A4지 위에 OHP 필름을 붙인다.
4. 도안을 따라 검은색 테두리 물감으로 테두리를 한 후 기다렸다가 테두리 물감이 마르면 나머지 공간을 색 물감으로 채운다.
5. 물감이 마르면 OHP 필름에서 도안지를 떼어내고 액자 뒤쪽에 배경으로 은지를 대어준다.
6. 뒤판을 액자에 고정시킨다.
7. 서로 만든 것을 보며 감상하고, 소감을 나눈다.</td></tr>
<tr><td>유의점 및 고려할 사항</td><td colspan="2">* 아크릴 물감이 옷에 묻지 않도록 주의하고, 작업하는 책상에도 반드시 신문지를 깔도록 한다.
* 안쪽에 채운 물감이 밖으로 나와 번지게 되므로 테두리가 완전히 마른 후에 색을 채워 넣는다.</td></tr>
<tr><td>응용방법</td><td colspan="2">* 큰 액자에 들어갈 그림을 도안하여 여러 명이 나누어 완성하는 협동작품도 좋다.
* 비닐 위에 글라스데코로 작업, 완성하여 떼어낸 후 유리창 장식으로 사용해도 좋다.</td></tr>
</table>

〈작업치료 별첨 7〉

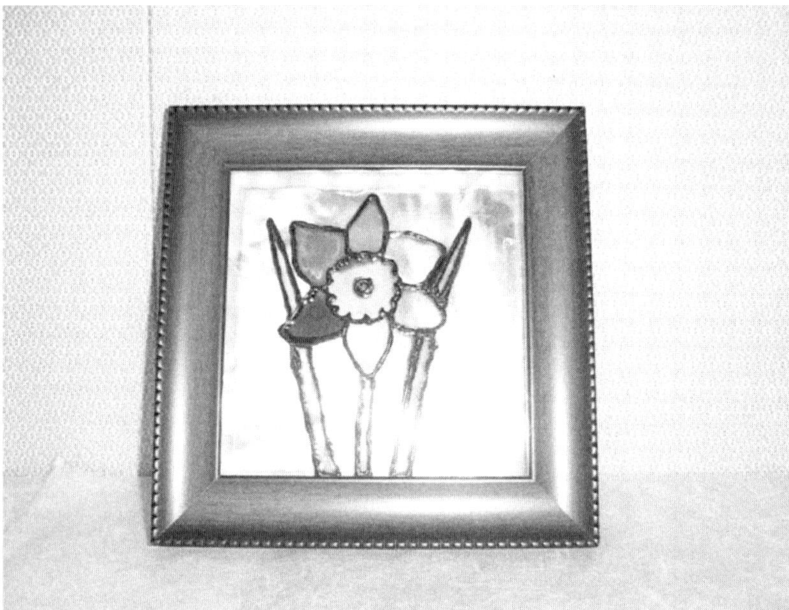

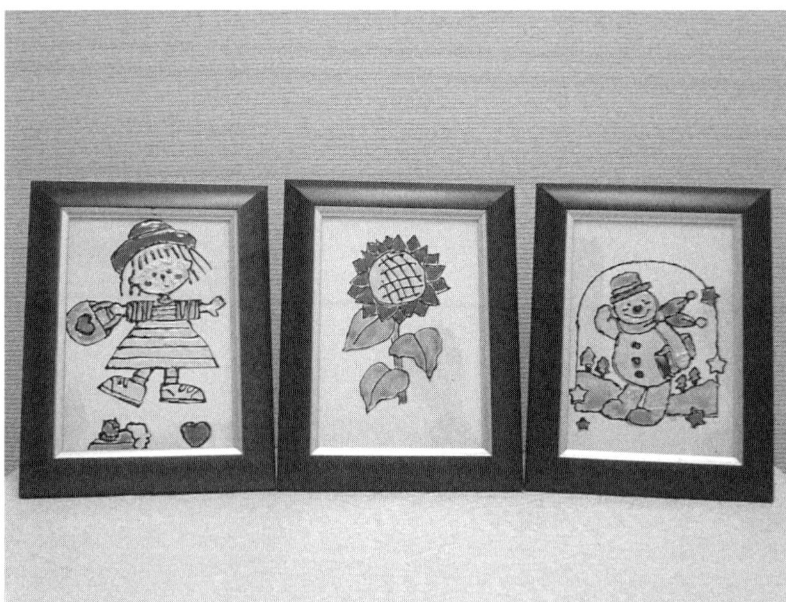

〈작업치료 8〉

<table>
<tr><td>제 목</td><td colspan="2">Quilling(종이감기 이용한 열쇠고리 만들기)</td></tr>
<tr><td>치료목표</td><td colspan="2">얇은 종이끈을 감아 작은 물체를 만들어 열쇠고리 장식을 만드는 과정에서 과제에 대한 집중력과 미세한 손의 소근육 기술을 증진시킨다.</td></tr>
<tr><td rowspan="2">내 용</td><td>준비물</td><td>다양한 색의 가는 종이(폭 0.3 cm, 길이는 후에 조절함), 플라스틱 프레임이 달린 열쇠고리 틀, 본드, 면봉, 이쑤시개, 가위</td></tr>
<tr><td>실시방법</td><td>1. 열쇠고리 플라스틱 프레임 틀에 들어갈 모양을 구상한다.
2. 이쑤시개로 종이의 한쪽 끝을 잡고 끝까지 동그랗게 만 후에 손가락 끝으로 뺀다.
3. 동그랗게 만 것을 엄지와 검지로 잡고, 손가락 끝에 약간 힘을 빼서 원하는 크기가 되도록 종이를 약간 풀리게 한 후, 공작 혹은 공예용 본드로 고정시킨다.
4. 위와 같은 방법으로 구상한 모양(예: 나비, 꽃 등)을 만든다.
5. 열쇠고리 틀 안에 집어넣은 후, 뚜껑으로 닫아 고정시킨다.
6. 서로 만든 것을 보며 감상하고, 소감을 나눈다</td></tr>
<tr><td>유의점 및 고려할 사항</td><td colspan="2">* 엄지와 검지로 잡고 종이를 풀리게 할 때, 힘조절을 잘 하여 다 풀어지지 않도록 주의한다.
* 종이끈의 길이로 원의 크기를 조절할 수 있다.
* 종이끈이 얇으므로 공예용(공작용) 본드로 고정시킬 때 면봉에 묻혀서 바르면 소량을 적절하게 사용할 수 있다.</td></tr>
<tr><td>응용방법</td><td colspan="2">* 종이끈의 색상을 다양하게 하고, 무늬를 복잡하게 하면 난이도를 높일 수 있다.
* 종이끈 이외에도 압화(pressed flower)를 넣어 열쇠고리 장식을 만들 수도 있다.
* 열쇠고리 외에 핸드폰고리 등으로 사용할 수 있다.</td></tr>
</table>

〈작업치료 별첨 8〉

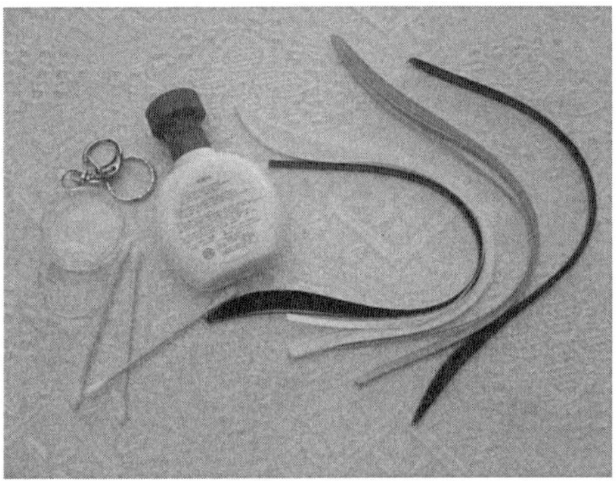

1. 재료준비

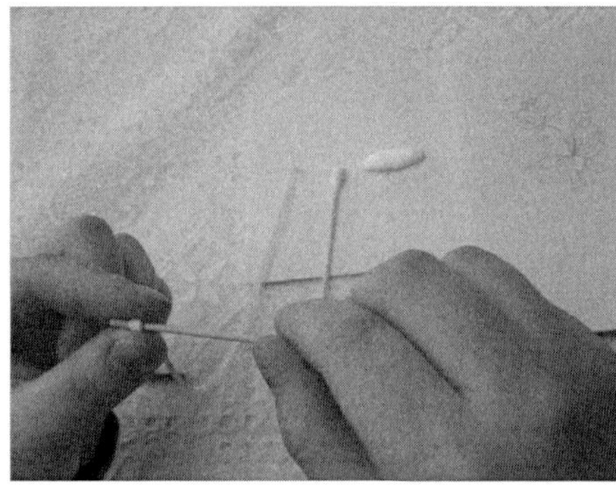

2. 동그랗게 말기

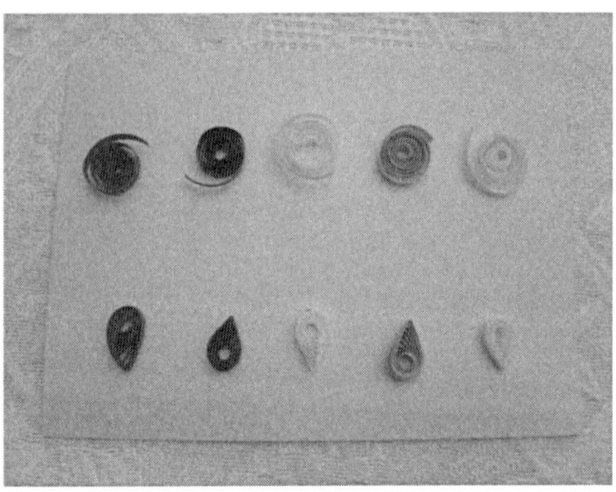

3. 오공본드로 고정

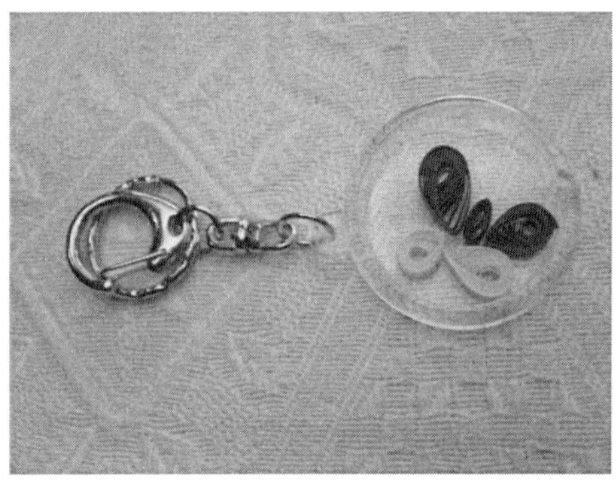

4. 열쇠고리 안에 넣기

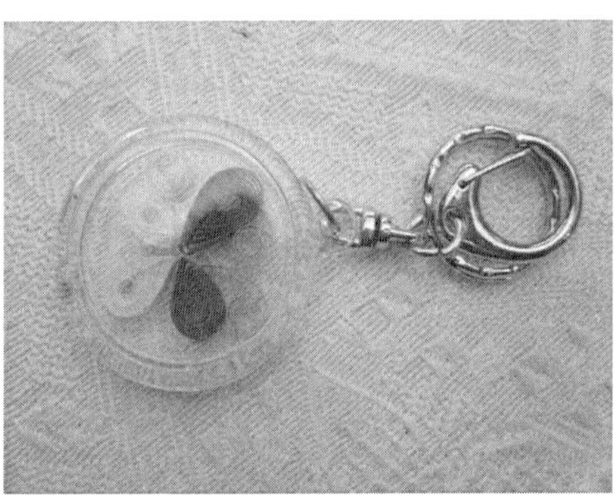

5. 완성

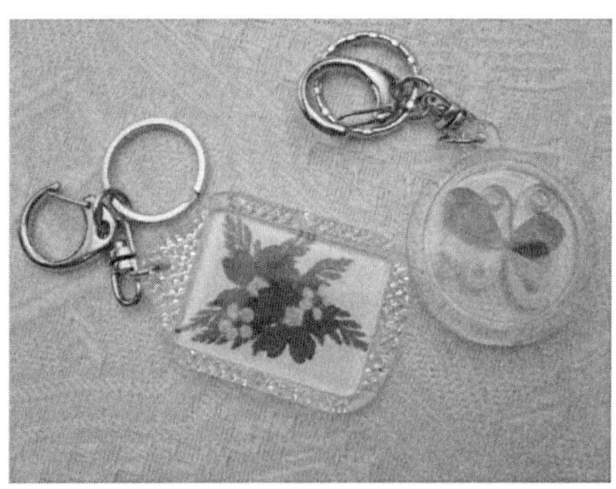

압화를 이용한 열쇠고리 만들기

〈작업치료 9〉

<table>
<tr><td>제　　목</td><td colspan="2">골판지 티슈케이스</td></tr>
<tr><td>치료목표</td><td colspan="2">2차원의 종이를 제도하고 마름질하여 3차원적인 물체로 조립하는 과정에서 입체 인지지각을 증진시킨다.</td></tr>
<tr><td rowspan="2">내　　용</td><td>준비물</td><td>골판지(2절지), 자(50cm 또는 30cm), 연필, 지우개, 공예용 본드, 글루건, 커터 칼, 가위, 티슈케이스 전개도</td></tr>
<tr><td>실시방법</td><td>〈케이스 만들기〉
1. 치수가 적혀 있는 티슈케이스 전개도(작업치료 별첨 9-①)를 준비한다.
2. 2절 골판지를 세로로 반으로 자른다.
3. 전개도를 참고하여 골판지에 티슈케이스의 실제크기 전개도를 제도한다.
4. 전개도를 따라 가위로 자른다.
5. 티슈가 나오는 구멍은 칼이나 가위로 오려낸다.
6. 시접 부분을 접어주고, 옆쪽부터 차례대로 글루건을 이용하여 각 면을 붙여준다.

〈장식하기〉
7. 여러 가지 방법(작업치료 별첨 9-②)으로 골판지를 말아서 다양한 모양을 만들어 본다.
8. 미리 만들어 놓은 티슈 케이스에 적절히 배치하여 붙인다.
9. 서로 만든 것을 보며 감상하고, 소감을 나눈다.</td></tr>
<tr><td>유의점 및
고려할 사항</td><td colspan="2">* 접는 부분은 자를 대고 가위 끝으로 눌러주면 접기 쉽다.
* 시접 부분을 잘라버리지 않도록 주의한다.
* 글루건에 화상을 입지 않도록 주의한다.
* 시간이 많이 소요되므로 케이스 만들기와 장식하기를 2회기로 나누어 하는 것이 좋다.</td></tr>
<tr><td>응용방법</td><td colspan="2">* 골판지를 이용하여 실생활에 활용할 수 있는 여러 가지를 만들 수 있다(예: 액자, 상자 등).</td></tr>
</table>

〈작업치료 별첨 9-①〉

티슈커버본

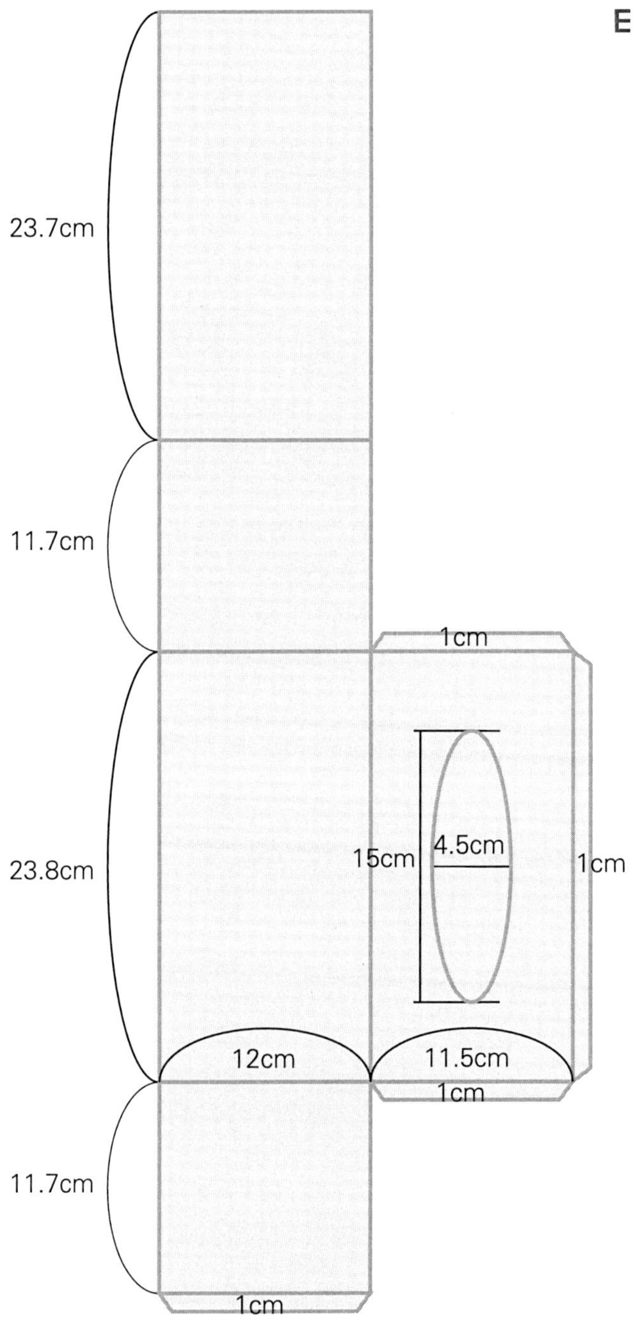

〈작업치료 별첨 9-②〉

〈골판지 작업을 할 때…이렇게 하세요^^〉

■ 골판지를 기본 띠지로 자를 때

1. 골판지는 골의 모양이 가로를 향하도록 놓은 뒤 뒤집어서 기본 띠지 폭(1cm)을 체크한다.
2. 기본 크기 띠지(폭 1cm, 길이 27cm)가 되도록 자를 반듯하게 대고 선을 그어 준다.
3. 가위로 반듯하게 그어놓은 선을 따라 자른다. 이 때 선에 자를 대어 칼로 자르면 더욱 깨끗하게 잘라낼 수 있다(하지만 손에 힘이 떨어지거나 손떨림이 있는 회원들은 가위로 자르는 것이 좋다).

■ 골판지를 감는 여러 가지 방법

1. 원 감기

① 골판지는 기본 띠지(폭 1cm, 길이 27cm)로 잘라 준비한다. 부드러운 면을 안쪽으로 하여 돌돌 감는다.

② 반 정도 돌돌 감은 띠지는 풀리지 않도록 엄지와 검지로 중심을 꼭 눌러 잡은 뒤 계속해서 끝까지 감아준다.

③ 끝까지 원 감기를 완성했으면 띠지의 끝부분에 글루건을 쏘아 마무리한다. 글루를 잘 붙이기 위해 너무 꽉 누르면 띠지가 구려질 수 있으므로 손가락에 힘을 뺀 다음 살짝 눌러준다.

2. 타원형 감기

① 골판지는 기본 띠지(폭 1cm, 길이 27cm)로 잘라 준비하여 원 감기를 한 뒤 손가락의 힘을 풀어준다.

② 느슨하게 풀어 준 ①은 눈물방울을 만들듯이 왼손으로 중심을 잡은 뒤 오른손 엄지와 검지로 오므린다. 반대편도 같은 방법으로 엄지와 검지로 오므린 다음

양손 엄지와 검지로 함께 눌러주어 타원형을 완성하여 글루건으로 마무리한다.

3. 토끼 귀 & 튤립 만들기

① 골판지는 기본 띠지(폭 1cm, 길이 27cm)로 잘라 준비하여 원 감기를 한 뒤 느슨하게 풀어주어 눈물방울 모양을 만든다.

② 눈물방울을 완성했는데, 띠지가 남았을 경우에는 가위로 끝을 잘라 깔끔하게 정리한다.

③ 눈물방울 한쪽은 왼손 엄지와 검지로 잡고, 한쪽은 엄지로 살짝 밀어 올려준다.

④ ③의 상태에서 왼손 엄지로 눌러 면을 직각으로 꺾은 다음, 꺾인 면의 중심을 잡고 양쪽으로 반을 접는다.

⑤ ④의 중앙에 손가락을 넣어 양쪽을 눌러 정확한 토끼 귀 또는 튤립 모양을 만든다.

4. 밀어내기

원감기를 완성한 뒤 양쪽 엄지를 넣어 살짝 밖으로 밀어낸다. 이 때 밖으로 밀어낸 골판지가 풀리지 않도록 골판지 안쪽 사방에 글루건을 쏘아 고정시킨다.

5. 이어감기

기본 띠지(폭 1cm, 길이 27cm)로 잘라 준비하여 원 감기를 한다. 원 감기를 마무리하기 전 2개 정도의 띠지 골 안쪽에 새로운 기본 크기의 띠지를 넣어 이어 감는다. 원하는 크기의 원이 나올 때까지 계속해서 감아주면 된다.

6. 눈물방울 만들기

① 골판지는 기본 띠지(폭 1cm, 길이 27cm)로 잘라 준비하여 원 감기를 한다.

② 원 감기를 완성하였으면 손바닥 위에 살짝 얹어 느슨하게 풀어준다. 여러 가지 모양을 연출하고 싶을 때 느슨하게 풀어주어야만 자연스러운 모양을 연출할 수 있다.

③ 느슨하게 풀어준 ②의 한쪽 면을 엄지와 검지를 살짝 오므려 눈물방울 모양을 만들어낸다.

④ ③의 눈물방울을 마무리하기 위해 띠지 끝부분에 글루건을 쏘아 붙인다.

<참고문헌: 창조적 지능개발 골판지 인형 만들기 세상, 효성출판사>

〈작업치료 별첨 9-③〉

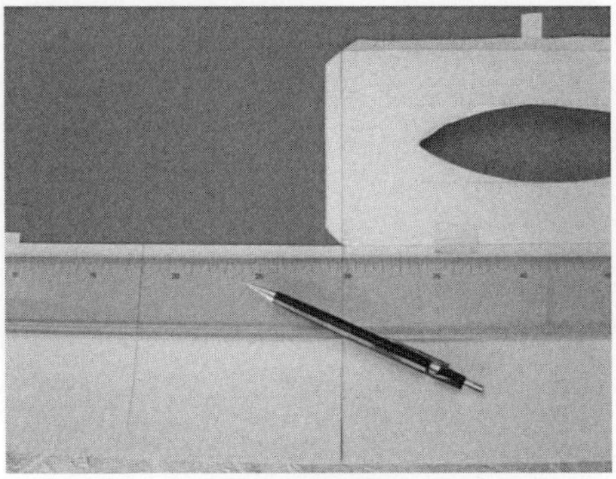

1. 재료준비

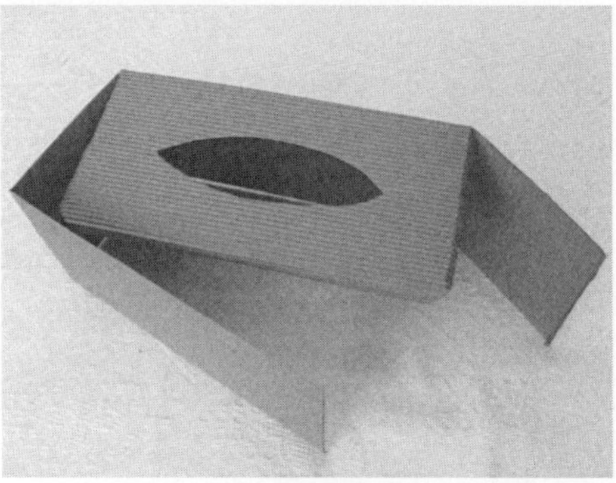

2. 케이스

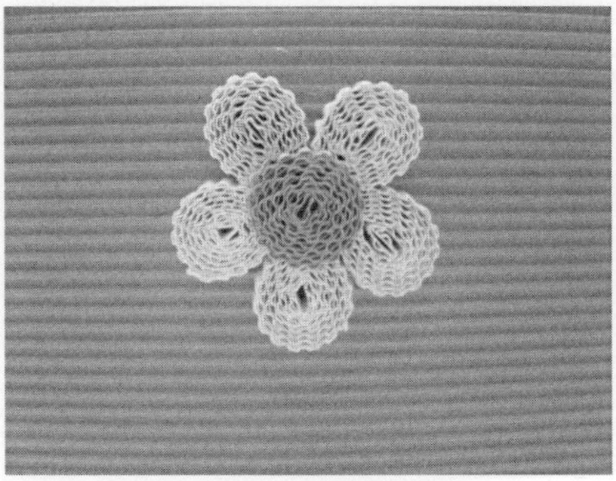

3. 장식하기

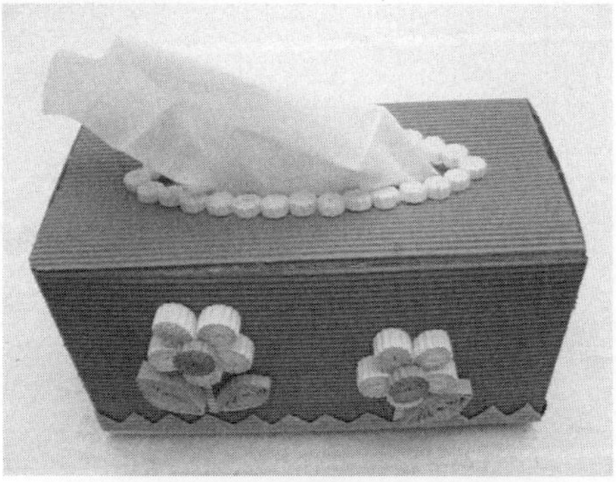

4. 완성

〈작업치료 10〉

<table>
<tr><td>제 목</td><td colspan="2">칼라믹스 메모 홀더</td></tr>
<tr><td>치료목표</td><td colspan="2">고무 성분으로 되어 있는 칼라믹스를 손으로 주물러 물체를 만들어 봄으로써 손에 감각자극을 제공하고 근력을 증진시키며 창의적인 작품을 만들어 본다.</td></tr>
<tr><td rowspan="2">내 용</td><td>준비물</td><td>기본 오색 칼라믹스(흰색, 노랑색, 빨강색, 파랑색, 검정색), 오조도구, 가위, 401본드, 칼, 자석, 냄비, 가열도구</td></tr>
<tr><td>실시방법</td><td>1. 만들고 싶은 모양과 필요한 색상을 생각한다.
2. 적당량의 기본 오색 칼라믹스를 알맞은 비율로 섞어(작업치료 별첨 10-①) 원하는 색을 만든다.
3. 원하는 모양을 만든다.
4. 끓는 물에 20분 정도 가열하여 굳히고, 찬물로 헹구어 준다.
5. 본드를 이용하여 칼라믹스 뒤쪽에 자석을 붙인다.
6. 서로 만든 것을 보며 감상하고, 소감을 나눈다.</td></tr>
<tr><td>유의점 및 고려할 사항</td><td colspan="2">* 가열 시, 뜨거운 물에 데지 않도록 보조도구를 사용하여 건져낸다.
* 칼라믹스는 플라스틱이나 매니큐어에 닿으면 녹는 성질이 있으므로 TV나 컴퓨터 위에 놓지 않는다.</td></tr>
<tr><td>응용방법</td><td colspan="2">* 칼라믹스를 다루는 데 능숙해지면 열쇠고리, 액자, 시계 등 복잡하고 난이도 있는 것도 만들어 본다.
* 칼라믹스 대신 골판지 종이감기 방법을 사용해도 좋다.</td></tr>
</table>

〈작업치료 별첨 10-①〉

〈칼라믹스 색 배합표〉

■ 기본 오색 칼라믹스(흰색, 노랑색, 빨강색, 파랑색, 검정색)를 혼합하여 여러 가지 색상을 만들 수 있다.

색상	배합	색상	배합
살색	빨강0.5+노랑0.5+흰색9	고동	빨강7+검정3
주홍	빨강7+노랑3	미색	노랑1+흰색9
주황	노랑7+빨강3	황토	노랑8+빨강6+검정1
진노랑	빨강0.5+노랑9.5	밤색	노랑5+빨강4+검정1
연두	파랑2+노랑8	연보라	보라1+흰색9
초록	파랑5+노랑5	진초록	파랑5+노랑4+검정1
청록	파랑7+노랑3	회색	검정1+흰색9
하늘	파랑1+흰색9	옥색	청록색0.5+흰색9.5
남색	파랑8+검정2	비취	연두색0.5+흰색9.5
보라	파랑5+빨강5	카키	진초록8+흰색2
자주	흰색3+빨강6+파랑1		

〈작업치료 별첨 10-②〉

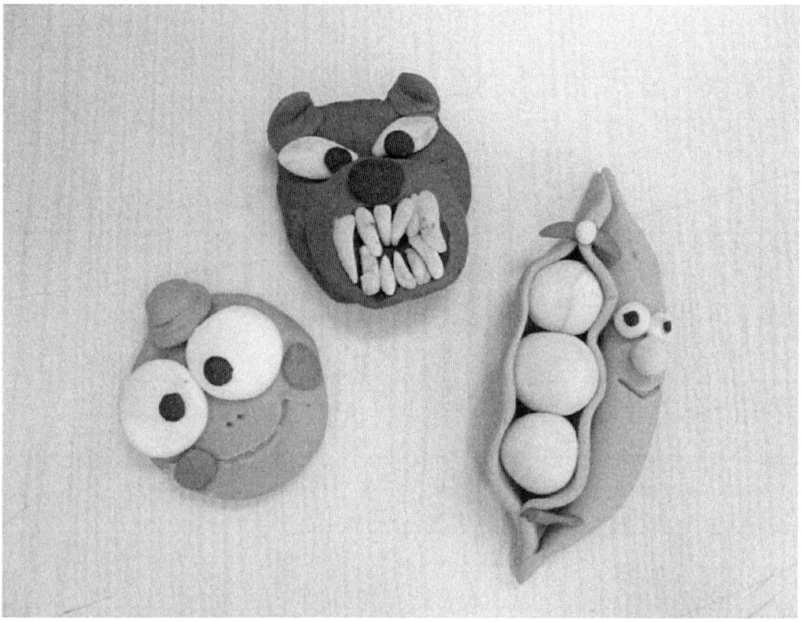

칼라믹스

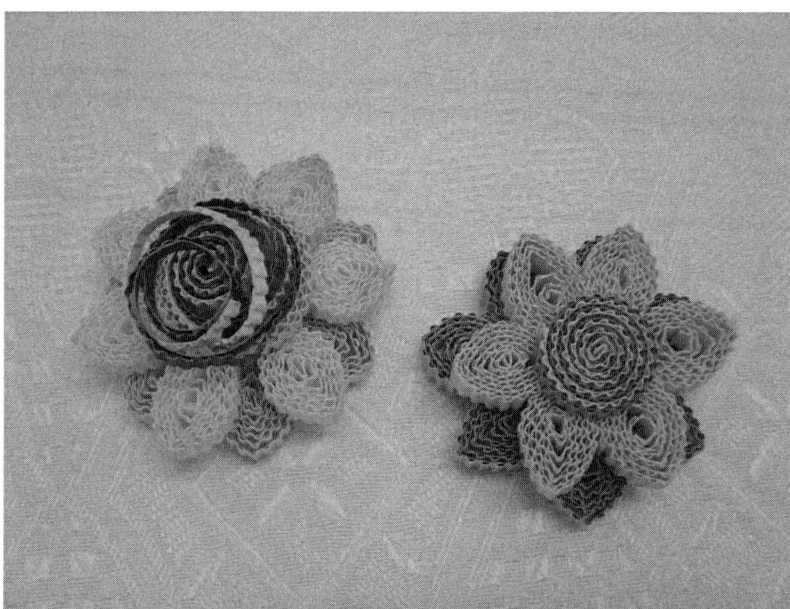

골판지

〈작업치료 11〉

제 목	복주머니	
치료목표	새해를 맞이하여 복주머니를 만들고 각자의 소원을 적은 종이를 넣어 본다. 자신의 바람과 계획을 정리하여 적어 보면서 긍정적인 사고를 격려하고 자신의 삶을 계획하는 시간을 갖는다.	
내 용	준비물	포장지, 색상이 있는 A4지, 오공본드, 가위, 리본 끈, 풀, 펜
	실시방법	1. 색상이 있는 A4지를 6등분(7cm×10cm)하고, 그곳에 새해 소망을 적는다. 2. 포장지를 가로로 3등분 한 후 양 옆을 0.3cm 정도 접어 깔끔하게 처리한다(작업치료 별첨 11-①). 3. 세로로 길게 놓고 3등분 하여 접은 후, 위로부터 2 : 3 : 3비율로 접은 후 편다. 4. 가운데를 중심으로 하여 사선으로 접은 후 양쪽 주머니 날개를 뺀 후, 1.에서 작성한 종이를 안쪽에 붙인다. 5. 주머니를 뺀 아랫부분을 위로 접어 올리고, 윗부분은 두 번 접어 내리는데, 주머니 부분과 5cm 정도 겹치게 접고 공예 · 공작용 본드로 붙인다. 6. 리본 끈으로 리본을 만들어 공예 · 공작용 본드로 붙여 장식한다. 7. 서로 만든 것을 보며 감상하고, 소감을 나눈다. 원하는 사람은 새해 소망을 발표해 보도록 격려한다.
유의점 및 고려할 사항	* 포장지를 접을 때 손으로 꼭꼭 눌러 접어야 정확한 모양이 나온다. * 주머니 날개를 빼는 부분에서 힘 조절을 잘 하여 찢어지지 않도록 주의한다.	
응용방법	* 복주머니 안에 적는 글은 자신의 새해 소망을 적는 대신, 덕담을 적어 주위 사람들에게 선물한다.	

〈작업치료 별첨 11-①〉

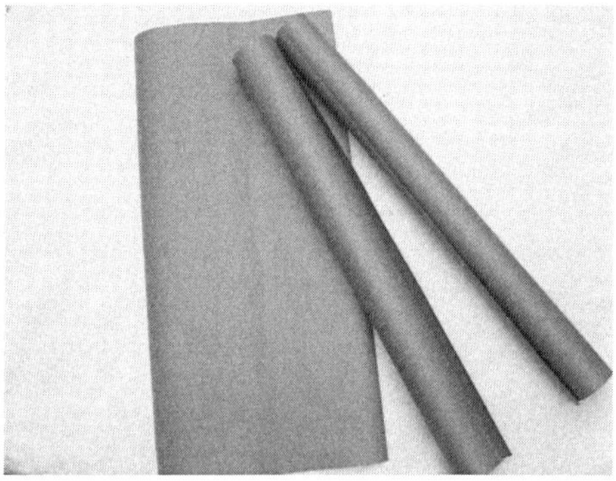

1. 포장지 준비

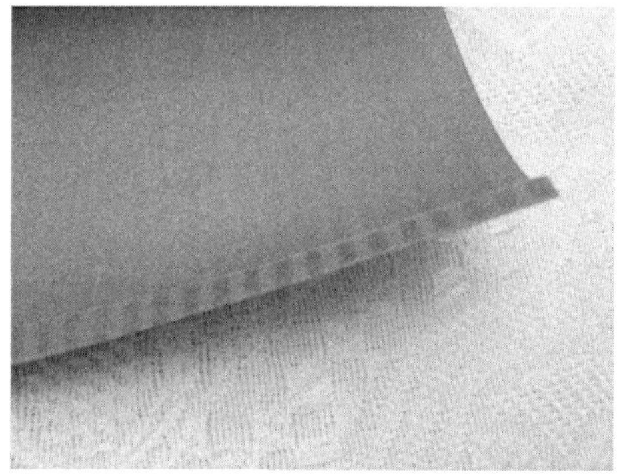

2. 0.3cm 접기

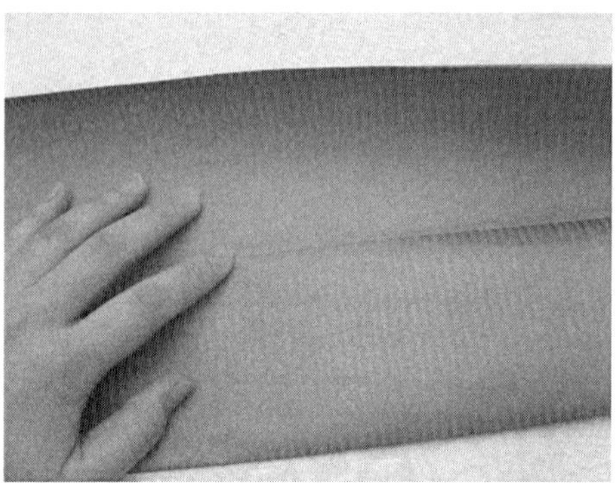

3. 3등분으로 접기

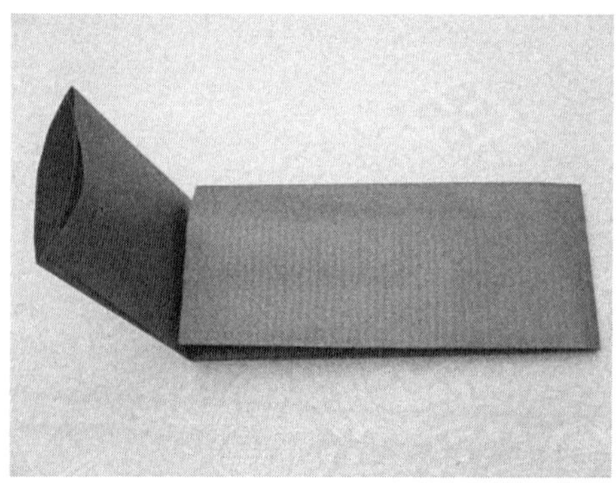

4. 2:3:3 비율로 접기

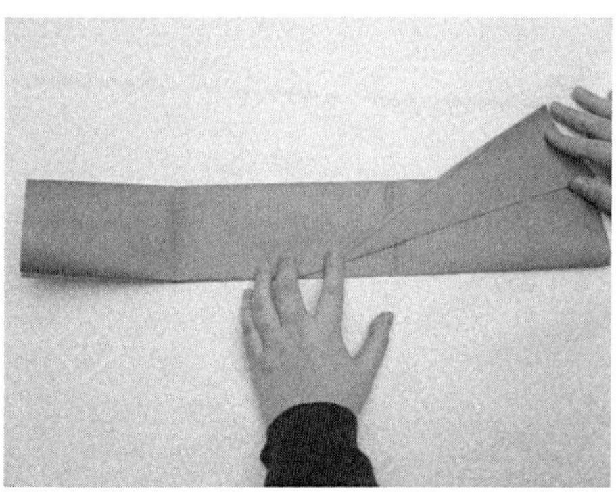

5. 가운데를 중심으로 주머니 접기

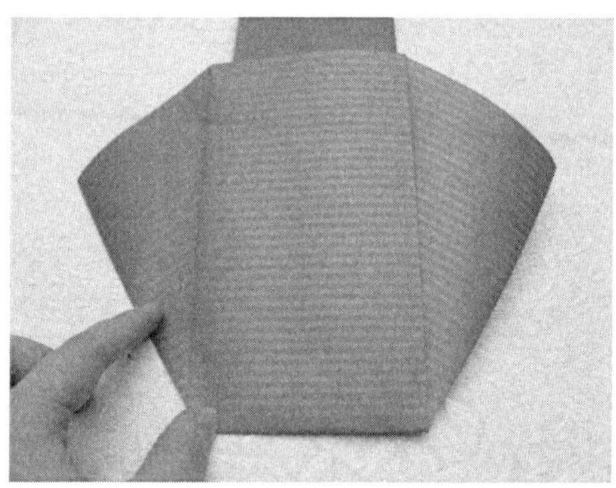

6. 접어 올리기

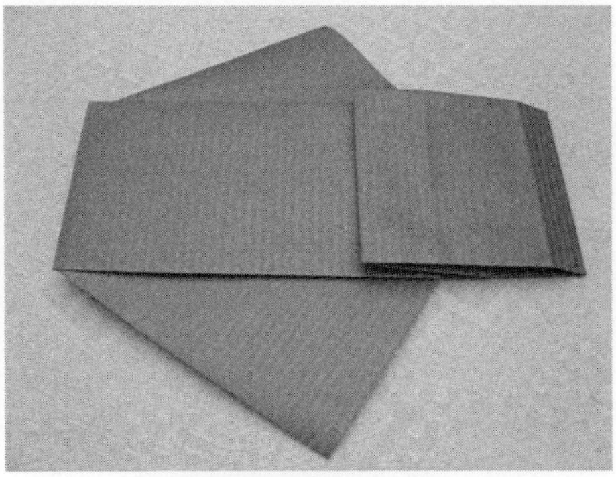

7. 윗부분 접어 내리기

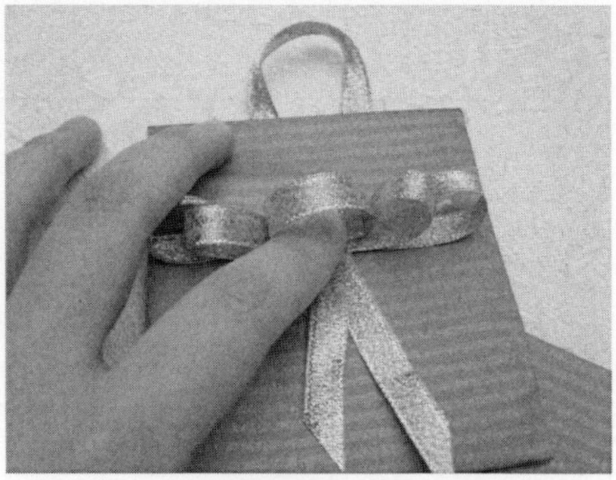

8. 리본 붙이기

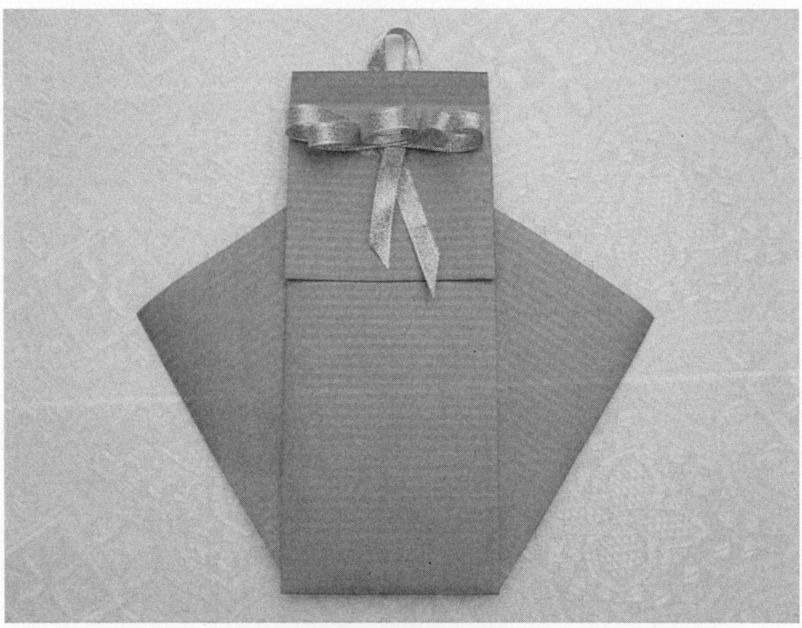

완성

〈작업치료 12〉

<table>
<tr><td>제 목</td><td colspan="2">발렌타인 데이 원형 초콜렛 상자 만들기</td></tr>
<tr><td>치료목표</td><td colspan="2">발렌타인 데이를 맞이하여 직접 초콜렛 상자를 만들어 본다.
상자를 만드는 과정에서 기념일과 선물의 의미에 대해 생각해 보고, 이전에 선물을 주고받았던 경험에 대해 이야기 나누어 보고 직접 선물하도록 함으로써 대인관계 경험을 제공하고 격려한다.</td></tr>
<tr><td rowspan="2">내 용</td><td>준비물</td><td>마분지, 포장지, 부직포, 자, 연필, 가위, 핑킹가위, 컴퍼스, 공예 · 공작용 본드, 글루건, 딱풀(고체형 풀), 미니조화, 구슬, 리본, 초콜렛</td></tr>
<tr><td>실시방법</td><td>(작업치료 별첨 12 참조)
1. 원 그리기
지름이 15cm인 원(몸통)과 15.3cm인 원(뚜껑)을 하나씩 그리고 각각의 원에서 바깥쪽으로 1cm 나가서 원 하나를 더 그린다.
2. 옆면 그리기
몸통 옆면을 제단한다.
−가로: 몸통 바닥 원의 안쪽 원둘레(지름×3.14)+2~3cm
−세로: 5cm
뚜껑의 옆면
−가로: 뚜껑 바닥 원의 안쪽 원둘레(지름×3.14)+2~3cm
−세로: 3cm
3. 겉 포장지 재단하기
포장지에 1. 원 그리기에서 만든 원을 참고로 하여 지름 15cm, 15.3cm 크기로 원을 1장씩, 2. 옆면 그리기에서 만든 직사각형과 세로길이는 같고 가로에는 2cm 여유를 두어 직사각형을 한 장씩 그린 후 가위로 자른다.
4. 상자 위 아랫면 가위집 내기
원 그리기에서 마분지로 재단한 원형 몸통과 뚜껑에 1cm 정도 여유분의 가위집을 낸다.
5. 옆면 붙이기
칼집 낸 여유분을 안쪽으로 꺾은 다음 딱풀을 꼼꼼히 바르고 각각의 옆면을 붙인다.</td></tr>
</table>

내 용	실시방법	**6. 겉 포장지 붙이기** 몸통 옆면에 고체형 풀을 바른 다음, 여유분 2cm를 위 아래로 1cm씩 나누어 여유분을 주고, 3에서 재단한 겉 포장지로 몸통 부분을 둘러싼다. 밑면 쪽 여유분은 칼집을 넣어 꺾어 풀로 붙이고 여유분은 안쪽으로 접어 넣는다. **7. 뚜껑에 겉포장하기** 뚜껑과 같은 크기로 재단한 포장지는 딱풀을 바른 다음 뚜껑의 윗면에 붙인다. **8. 꾸미기 & 초콜렛 담기** 미니조화, 구슬, 리본 등으로 뚜껑을 꾸민다. 핑킹가위로 자른 부직포를 통 바닥에 깔고 초콜릿을 담는다. **9.** 서로 만든 것을 보며 감상하고, 소감을 나눈다. 누구에게 선물할 것인지 이야기해 본다.
유의점 및 고려할 사항	* 치수를 정확히 제도한다. * 여러 단계로 진행되는 복잡한 과정이므로 집단의 수행 정도를 살피면서 천천히 순서대로 진행하도록 하고, 보조진행자를 두어 기능이 낮은 회원을 돕도록 한다. * 상자를 만드는 것이므로 겉포장지 재단 시, 두툼한 포장지를 사용하는 것이 좋다. * 기능이 낮은 회원을 위해서 원형 통이나 빈 깡통을 준비하여, 포장지만 붙여 쉽게 완성할 수 있도록 돕는다.	
응용방법	**〈좀더 쉬운 방법 – 사탕 주머니 만들기〉** * 준비물 : 알사탕, OHP 필름, 오팔지 (무지개빛의 얇은 투명 포장지), 무늬 있는 투명 포장지, 리본 끈, 가위, 투명 테이프 * 실시방법(작업치료 별첨 12) 1. 오팔지를 5cm 크기의 정사각형으로 자르고 알사탕을 넣은 후, 엄지와 검지로 잡고 비틀어 주머니 모양으로 만든다. 2. A4 OHP 필름을 반으로 잘라 원형이 되도록 양끝을 투명 테이프로 붙인다. 3. 원통을 포장지로 둘러싸고 한쪽을 리본으로 묶은 후 사탕을 넣는다. 4. 나머지 한쪽도 리본으로 묶어 완성한다.	

〈작업치료 별첨 12〉

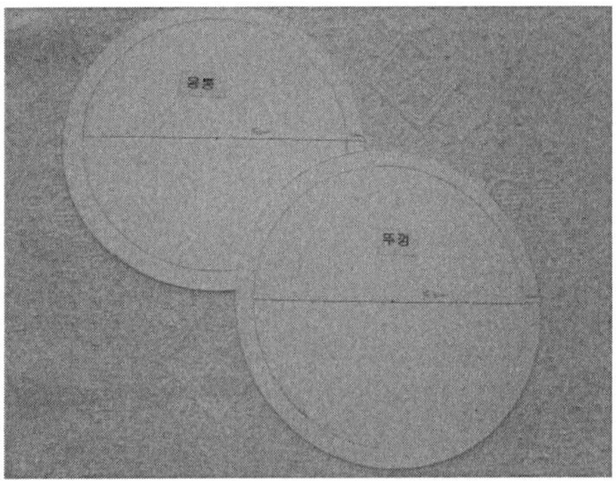

1. 원 그리기

2. 옆면 그리기

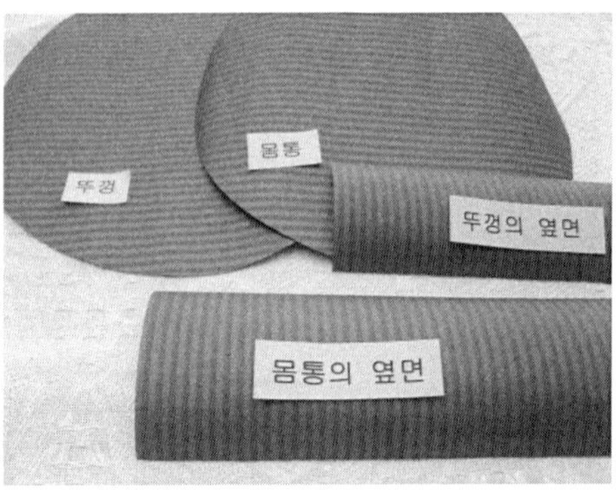

3. 겉 포장지 재단하기

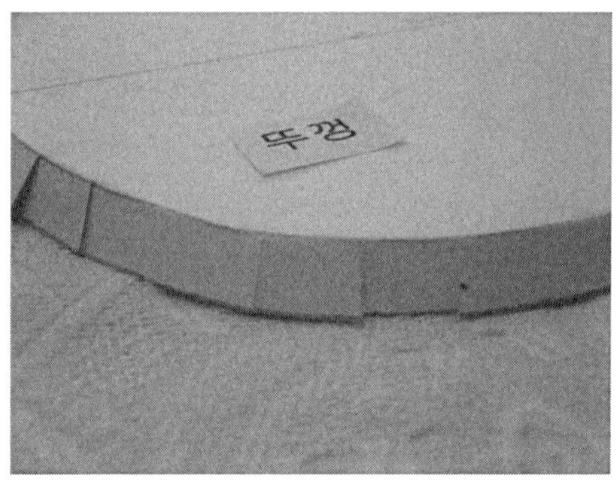

4. 가위집 내기

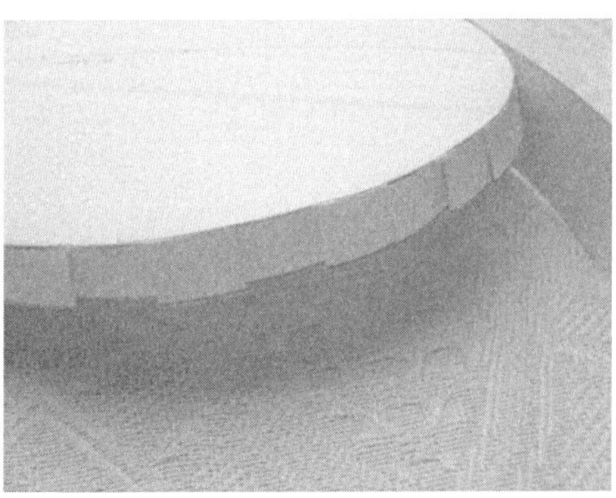

5. 옆면 붙이기

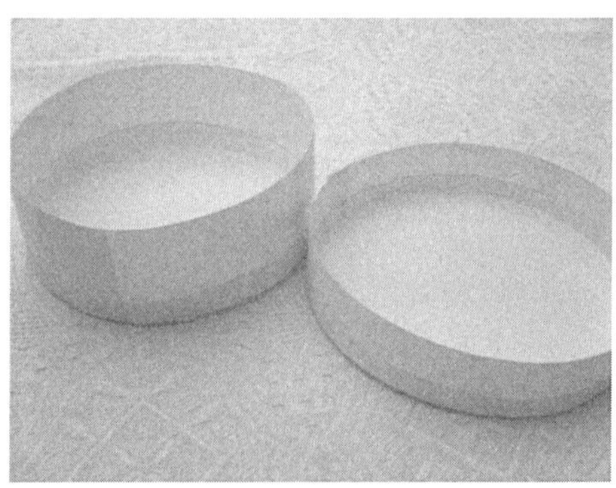

〈작업치료 별첨 12〉

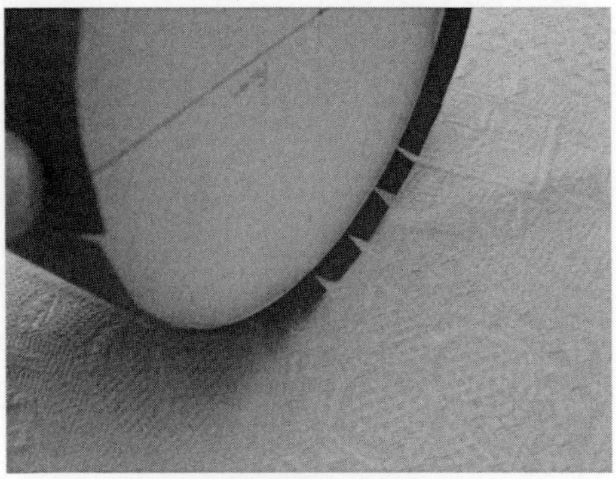
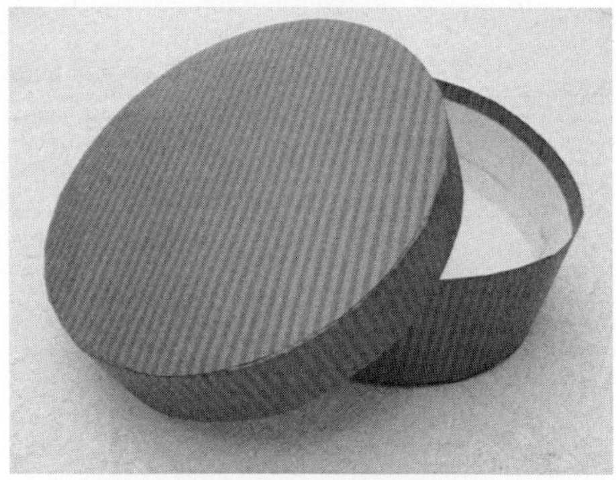

6. 겉 포장지 붙이기

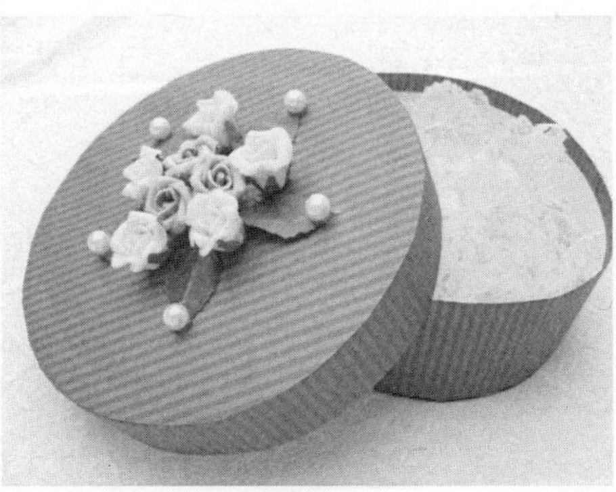
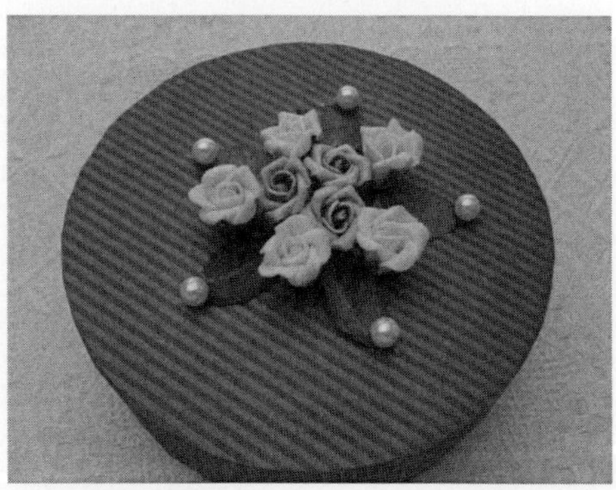

7. 부직포 넣기

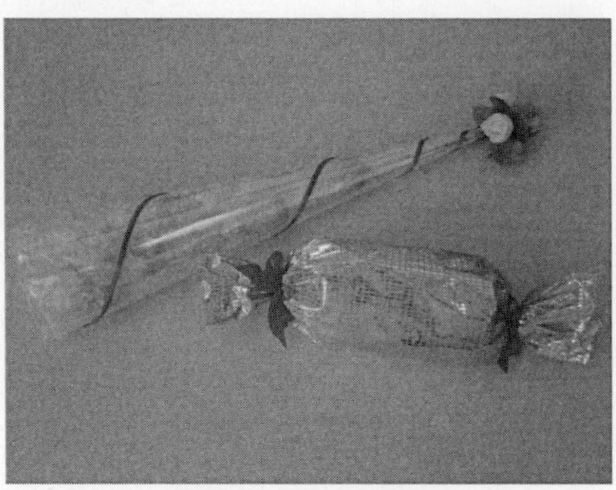

사탕주머니 만들기

〈작업치료 13〉

<table>
<tr><td>제 목</td><td colspan="2">[어버이날 Event]
* 입체 감사카드 만들기 * 카네이션 코사지</td></tr>
<tr><td>치료목표</td><td colspan="2">가정의 달, 감사의 달 5월을 맞이하여 자신이 만든 카드와 코사지로 감사의 마음을 표현하도록 격려한다.</td></tr>
<tr><td colspan="3">1. 감사카드 만들기</td></tr>
<tr><td rowspan="2">내 용</td><td>준비물</td><td>카드 본, 머메이드지(흰색, 남색, 초록색, 빨강색), 풀, 가위, 핑킹가위, 공예 · 공작용 본드, 연필, 지우개, 리본 끈</td></tr>
<tr><td>실시방법</td><td>(작업치료 별첨 13-① 참조)

〈카드 만들기〉
1. 회원수 대로 카드 본(작업치료 별첨 13-②)을 준비하고 나누어 준다.
2. 카드본을 A4지에 복사한 후 각각을 자른다.
(카드 겉표지, 속지, 앞부분, 카네이션 꽃 3장-대, 중, 소 꽃대, 꽃받침)
3. 카드 겉표지 만들기
가로 세로 15cm×24cm 흰색 머메이드지를 반으로 접고, 카드 겉표지 윗부분이 접힌 부분에 위치하도록 놓고 연필로 그린 후 가위로 자른다.
4. 카드 속지 만들기
가로 세로 13cm×22cm 남색 머메이드지를 반으로 접고, 카드 속지 윗부분이 접힌 부분에 위치하도록 놓고 연필로 그린 후 핑킹 가위로 자른다. 본에 있는 가위집 넣는 부분을 가위로 오리고, 손으로 접어 세워준다.
5. 앞부분 만들기
가로 세로 12cm×10cm의 빨강색 머메이드지 위에 카드 앞부분을 놓고 그린 후 핑킹 가위로 자른다.</td></tr>
</table>

<table>
<tr><td rowspan="1">내 용</td><td>실시방법</td><td>〈꽃 만들기〉
6. 가로 세로 11cm×6cm의 흰색 머메이드지 1장과 11cm×6cm의 빨강색 머메이드지 2장에 본에서 오린 카네이션 꽃 3장을 그린 후 가위로 자른다.
7. 가로 세로 2cm×8cm의 초록색 머메이드지 3장에 꽃받침과 꽃대를 그린 후 자른다.
8. 흰색 머메이드지로 만든 카드 겉표지의 윗부분에 오공본드를 바르고 빨강색 머메이드지로 만든 카드 앞부분을 붙이고, 남색 머메이드지로 만든 카드 속지는 3. 흰색 머메이드지로 만든 카드 겉표지의 안쪽에 붙인다.
9. 6.에서 자른 카네이션을 큰 것부터 아랫부분에 붙여(빨강색 → 흰색 → 빨강색) 3겹이 겹치도록 붙여 3송이 꽃을 완성한다.
10. 7.에서 자른 꽃받침과 꽃대를 공예 · 공작용 본드로 붙이고, 6에서 만든 카네이션을 그 위에 붙인다.
11. 10.에서 완성된 카네이션 꽃을 남색 속지 안에 붙인다.
12. 리본 끈으로 작은 리본을 만들어 꽃 위에 붙인다.
13. 빨강색 앞표지에 펜으로 '감사합니다' 라고 적는다.
14. 서로 만든 것을 보며 감상하고, 소감을 나누고, 누구에게 선물할 것인지 이야기해 본다.</td></tr>
<tr><td>유의점 및 고려할 사항</td><td colspan="2">* 꽃을 자를 때, 꽃잎 부분을 가위로 뾰족하게 잘라주고, 3장을 엇갈려 붙여 입체적으로 표현한다. 회원의 기능이 낮은 경우 핑킹가위로 잘라주는 간단한 방법을 사용할 수도 있다.
* '감사합니다' 는 펜으로 적을 수도 있고, 글자가 새겨진 스탬프로 찍거나 컴퓨터로 프린트하여 깔끔하게 표현해도 좋다.
* 여러 단계로 진행되는 복잡한 과정이므로 집단의 수행 정도를 살피면서 천천히 진행하도록 하고, 보조 진행자를 두어 기능이 낮은 회원을 돕도록 한다.</td></tr>
<tr><td>응용방법</td><td colspan="2">* 회원들의 기능이 낮을 경우 간단히 머메이드지와 채색도구를 이용하여 평면카드를 만든다.</td></tr>
</table>

〈작업치료 별첨 13-①〉

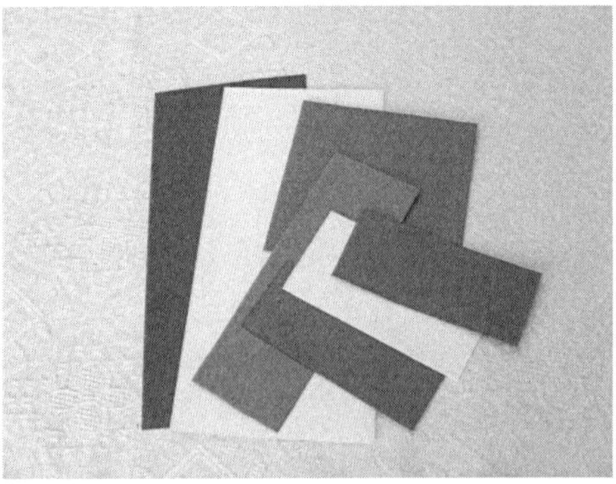

1. 머메이드지

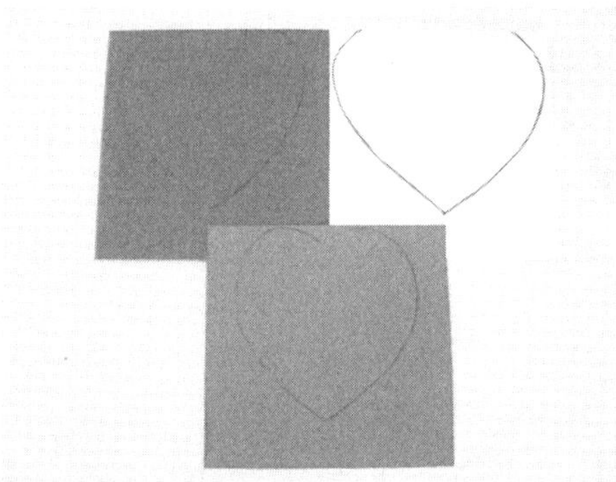

2. 카드 겉표지, 속지, 앞부분

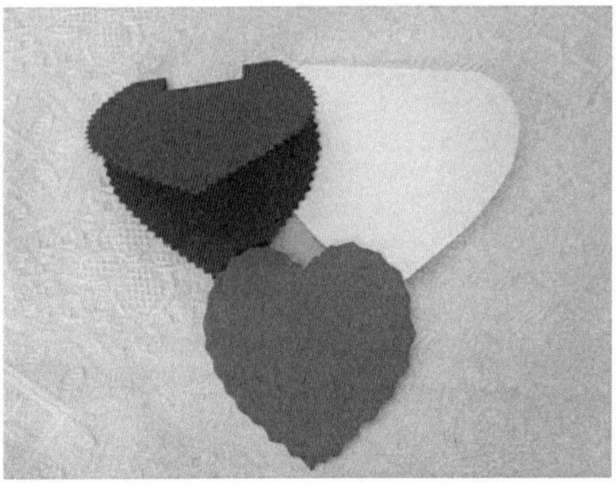

3. 자르기

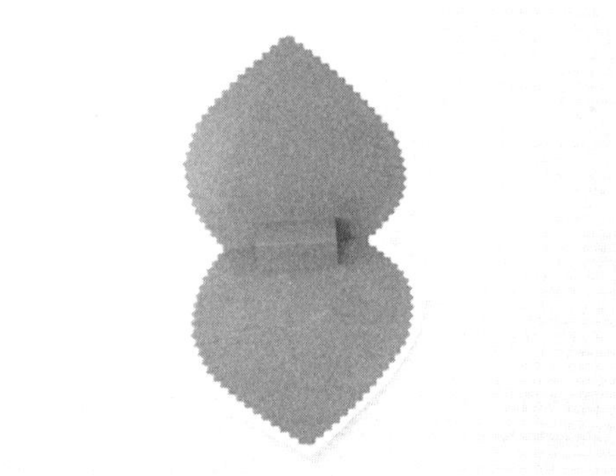

4. 속지 붙이기

5. 카드 완성

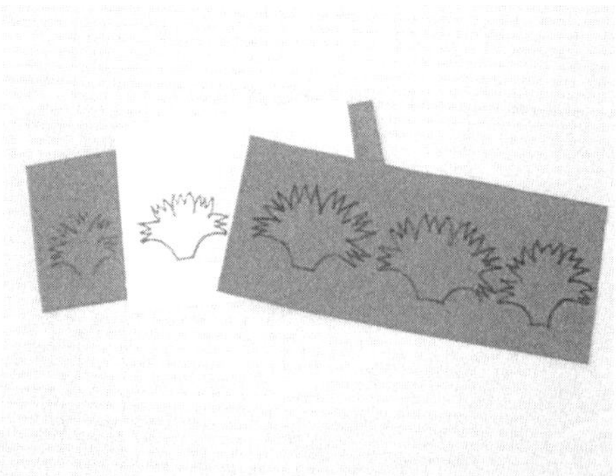

6. 꽃 그리기

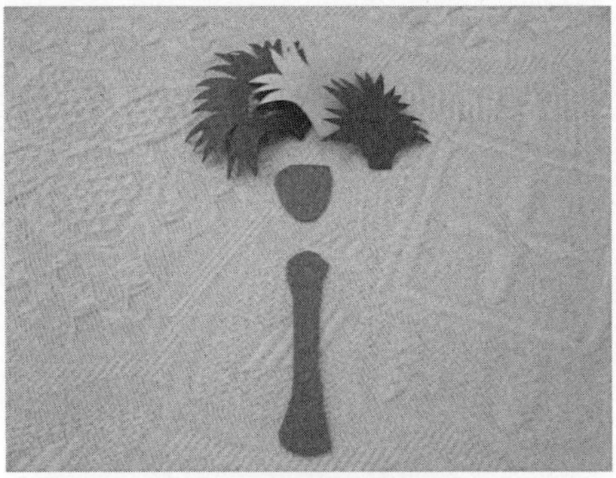

7. 꽃, 꽃받침, 꽃대

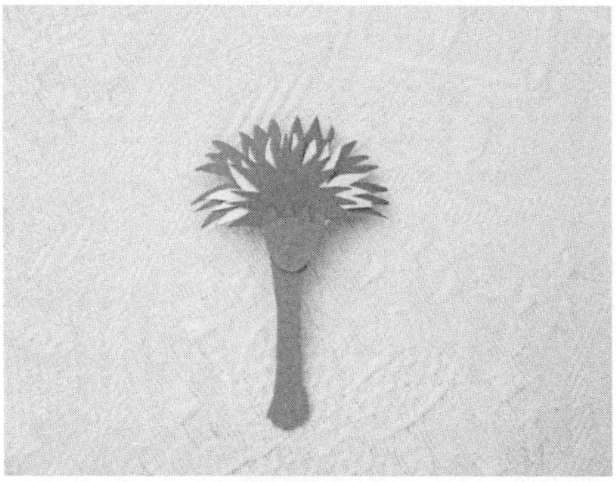

8. 꽃 완성

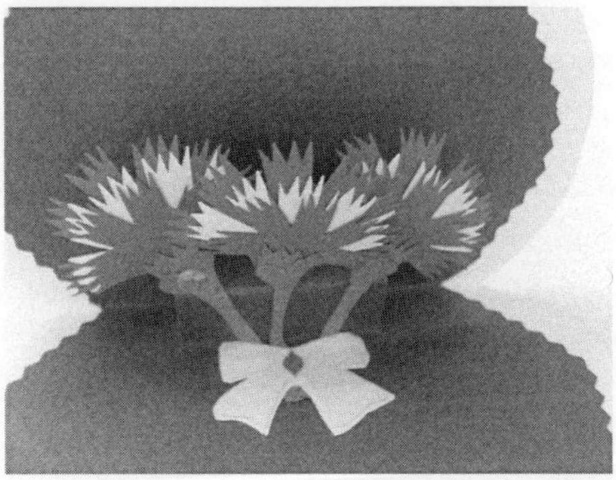

9. 카드에 붙이기

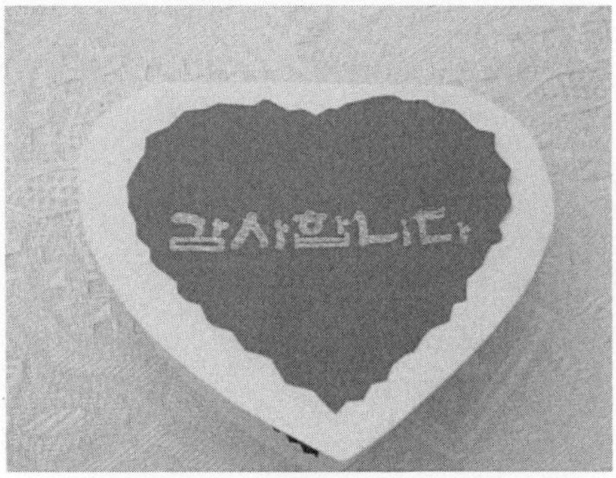

완성

〈작업치료 별첨 13-②〉

〈카드 본〉

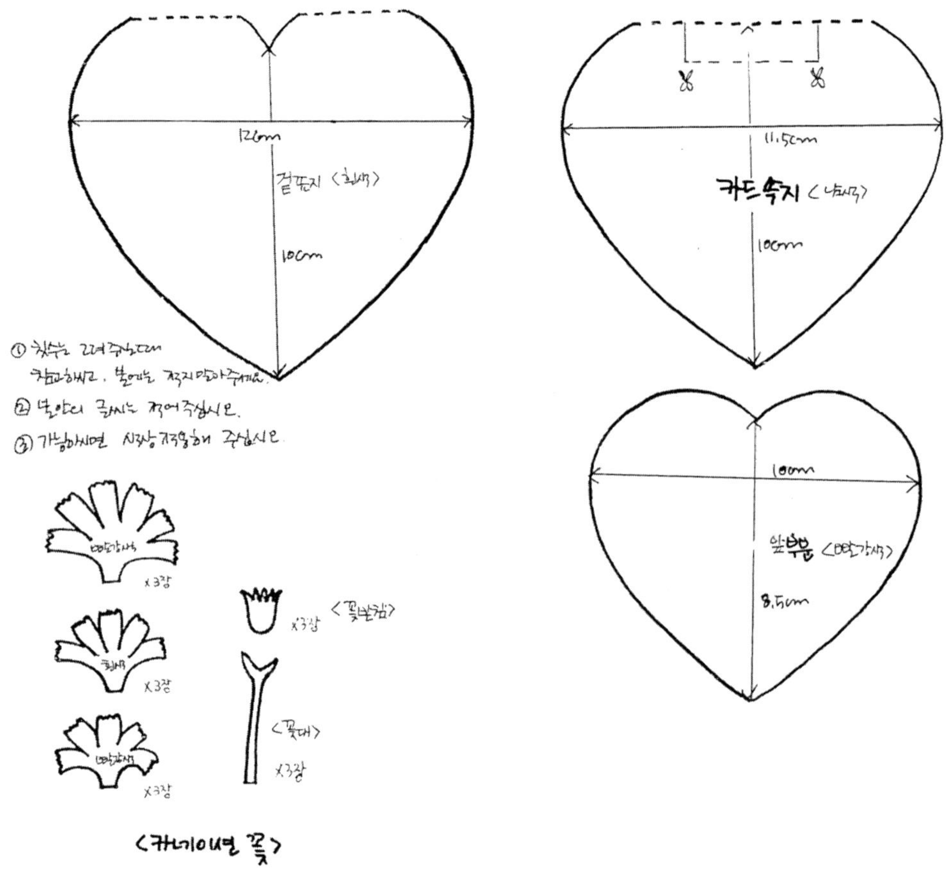

제 목	2. 카네이션 코사지	
내 용	준비물	카네이션 생화, 아스파라거스, 안개꽃, 옷핀, 꽃테이프, 꽃가위, 리본 끈, 철사(22호는 큰 꽃, 24호는 작은 꽃에 사용하고, 26호는 꽃을 감아줄 때 사용함)
	실시방법	(작업치료 별첨 13-③ 참조) 1. 카네이션을 1~2송이 정도 준비하고 줄기를 2cm 정도 남기고 자른다. 2. 철사를 15~20cm 정도 준비하고 카네이션 꽃받침을 관통하여 꽂아준 후, 반을 접어 철사끼리 꼬아준다. 3. 꽃을 모아주고 꽃 뒤쪽으로 아스파라거스와 안개꽃을 적절히 배치한 후, 철사로 묶어준다. 4. 철사로 묶어준 부분이 보이지 않도록 꽃테이프로 전체를 감아 준다. 5. 리본 끈으로 리본을 만들어 묶어준 후, 옷핀을 꽂는다. 6. 서로 만든 것을 보며 감상하고, 소감을 나누면서 누구에게 선물할 것인지 이야기해 본다.
유의점 및 고려할 사항	* 철사가 날카로우므로 꽃에 철사를 꽂을 때 손을 다치지 않도록 주의한다. * 선물하기 전까지 시들지 않도록 물에 꼽아두었다가, 선물할 때 휴지나 행주로 물이 닿았던 부분을 닦아주어 물이 흐르지 않도록 한다. 쿠킹호일로 싸주어도 좋다.	
응용방법	* 카네이션이나 엔젤(작은 카네이션)을 사용해도 좋고, 부재료도 아스파라거스나 안개꽃이 아닌 다른 종류를 사용해도 좋다.	

〈작업치료 별첨 13-③〉

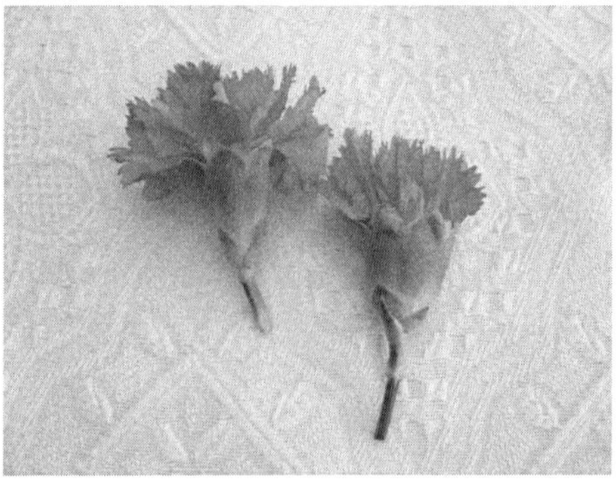

1. 줄기 자르기

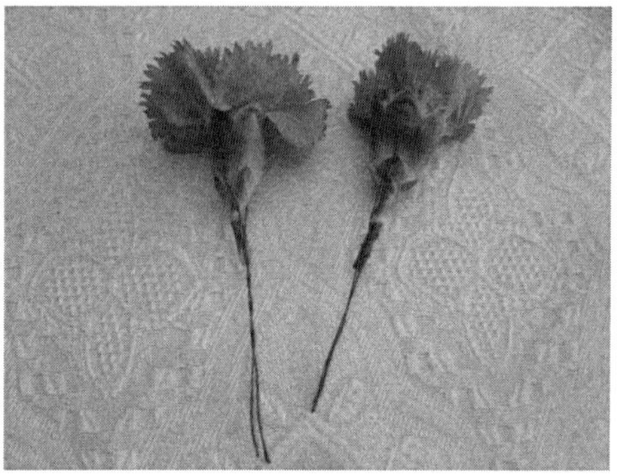

2. 철사로 감아주기

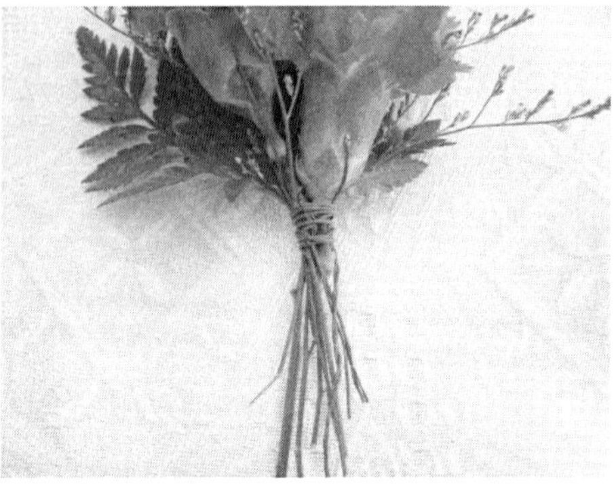

3. 부재료와 함께 묶기

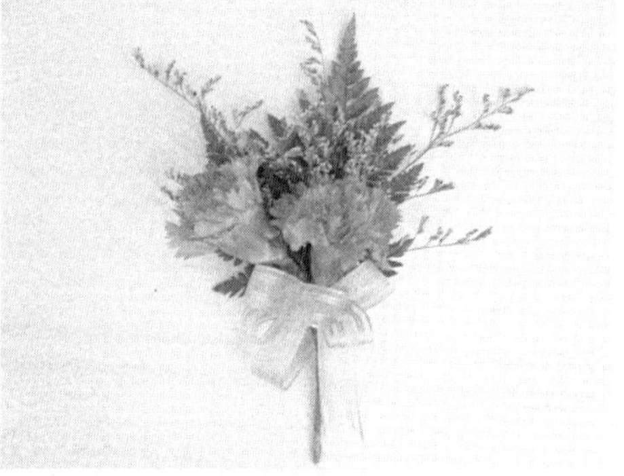

4. 완성

〈작업치료 14〉

<table>
<tr><td>제 목</td><td colspan="2">[크리스마스 이벤트]
* 리스 만들기 * 컵 포인세티아 장식</td></tr>
<tr><td>치료목표</td><td colspan="2">크리스마스 이벤트와 관련된 소품을 만들어 선물함으로써 서로간의 상호작용을 유도하고, 크리스마스 분위기를 느껴본다.</td></tr>
<tr><td colspan="3">1. 리스(Wreath) 만들기</td></tr>
<tr><td rowspan="2">내 용</td><td>준비물</td><td>리스 스티로폼(동그란 모양), 여러 가지 종류의 크리스마스 리본 테이프(너비 2.5cm, 2.0cm 등), 조화, 장식품, 글루건, 꽃가위, 니퍼, 연필, 가위, 오디오, 크리스마스 음악</td></tr>
<tr><td>실시방법</td><td>1. 여러 가지 리스의 유래에 대해 이야기 하면서(작업치료 별첨 14-①) 분위기를 조성한다.
2. 리본 테이프의 한쪽 끝을 글루건으로 스티로폼 리스에 고정시킨다.
3. 리스의 위 · 아래를 정하고 조화와 장식품을 꽂을 위치를 정한다.
4. 3.에서 정한 위치는 빈 곳으로 남기고 리본 테이프를 사선으로 감아준다.
5. 리본 테이프가 감기지 않은 곳에 연필로 구멍을 뚫는다.
6. 구멍을 글루건으로 채우고 각각의 장식품들을 꽂는다.
7. 리본 등을 이용하여 나름대로 꾸며 완성한다.
8. 그룹 내에서 서로 만든 것을 보며 감상하고, 소감을 나눈다.
9. 다 함께 문앞이나 창문틀에 달아 실내를 장식한다.</td></tr>
<tr><td>유의점 및 고려할 사항</td><td colspan="2">* 글루건에 화상을 입지 않게 주의한다.
* 리본 테이프로 리스를 반 정도 감아보고 적당한 길이를 잰 다음, 리본 테이프를 잘라 낭비를 막는다.
* 너무 무거운 장식품은 떨어질 수 있으므로 적당한 무게의 장식품을 사용한다.
* 분위기 조성을 위해여 캐롤송 등 크리스마스 음악을 들으면서 작업해도 좋다.</td></tr>
<tr><td>응용방법</td><td colspan="2">* 스티로폼 리스 이외에도 오리목이나 사탕을 엮거나, 원형 오아시스 틀에 생화를 꽂기도 하고 골판지를 말아서 붙이는 등 여러 가지 소재를 이용해 리스를 꾸밀 수 있다.
* 리스로 벽과 문만 장식할 뿐 아니라, 리스 가운데 구멍에 초를 꽂거나, 초를 둘러 리스를 만들기도 하는 '캔들링' 으로 활용할 수도 있다.</td></tr>
</table>

제 목	2. 컵 포인세티아 장식	
내 용	준비물	종이컵, 오아시스, 하이드로 볼(가벼운 돌맹이), 크리스마스 천, 크리스마스 리본 테이프, 조화 포인세티아, 은색 조화, 글루건, 가위, 꽃가위 또는 니퍼, 칼, 신문지
	실시방법	1. 크리스마스 분위기가 나는 천을 1마 준비하고, 16등분 한다. 2. 종이컵을 천 위에 올려 놓고 종이컵 사방에 글루건을 이용하여 천을 붙이고, 컵에 붙인 천에 다시 글루건을 묻히고 남은 천을 감아주듯이 고정시킨다. 3. 크리스마스 분위기의 리본으로 컵 윗부분을 묶어주고, 글루건으로 천에 고정시킨다. 4. 오아시스를 적당한 크기(오아시스 1개=9조각)로 자른 뒤 칼로 조금씩 잘라가면서 컵에 맞게 넣고, 빈 부분은 하이드로 볼로 채워 오아시스가 움직이지 않게 한다. 5. 큰 포인세티아 2송이, 은색 조화 2송이를 니퍼로 잘라내고 적당한 크기로 자른 뒤, 오아시스에 꼽는다. 6. 지저분한 천은 접어 안으로 넣어 마무리한다. 7. 서로 만든 것을 보며 감상하고, 소감을 나눈다. 8. 다 함께 장식장이나 책꽂이, 창문 앞 등에 장식한다.
유의점 및 고려할 사항	* 글루건에 화상을 입지 않게 주의한다. * 무게감을 주기 위해 하이드로 볼이나 자석 등을 넣어 컵이 넘어지지 않도록 한다. * 만드는 법이 간단하므로 한 사람이 여러 개를 만들어 창틀에 두면 좋은 장식품이 된다. * 반짝이가 없는 조화일 경우, 반짝이 매니큐어를 사용하면 좋다.	
응용방법	* 포인세티아가 아닌 다른 크리스마스 분위기의 조화를 사용해도 좋다.	

〈작업치료 별첨 14-①〉

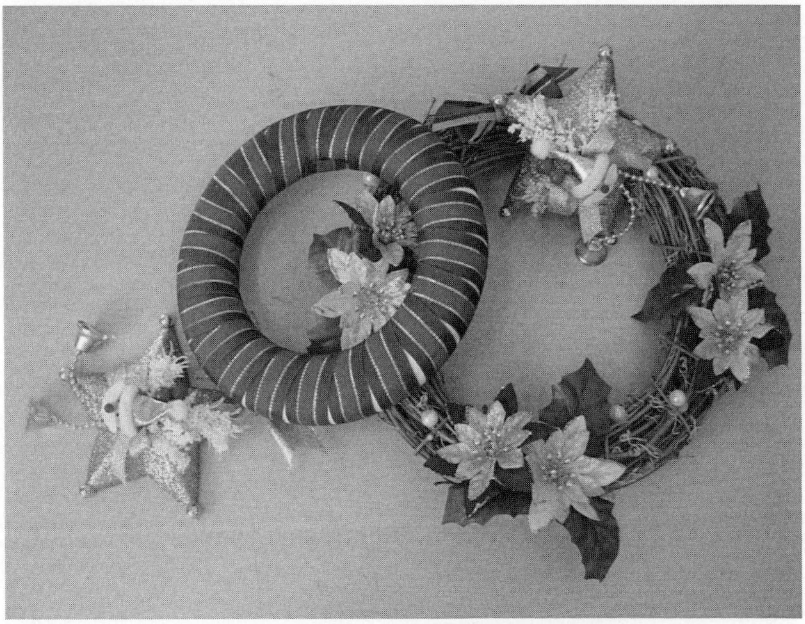

〈크리스마스 리스〉

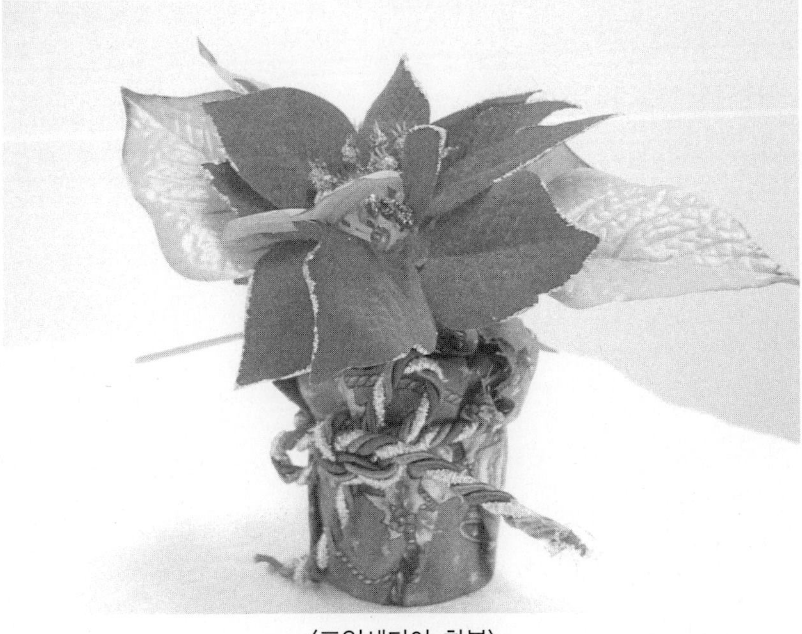

〈포인세티아 화분〉

기타 프로그램

제10장

음악치료 1. 음악감상
2. '여행을 떠나요' 개사하기
3. Sing Along
4. 벨프렛 연주하기

미술치료 1. OHP 필름지 위에 가을 이미지 표현하기
2. 동호회 광고 포스터 만들기
3. 도시이미지 표현(합동작품)
4. 아연판 부조작업

원예치료 1. 바구니 꽃꽂이
2. 다육식물 행잉 바스켓
3. 엽란 꽃다발 만들기
4. 압화 부채 만들기

기타 프로그램

정신과 환자들을 위한 통합재활 프로그램에는 다양한 예술치료방법들이 활용된다. 음악, 미술, 원예, 운동, 레크리에이션 등에 기반을 둔 여러 가지 활동들로 구성된 재활 프로그램들은 정신과 환자들에게 흥미와 함께 자기표현력을 향상시키고 대인관계를 증진시키는 데 도움이 된다.

이러한 프로그램을 실시할 때는 관련영역에서 별도로 훈련받은 전문가를 외부강사나 자원봉사자로 초빙하여 활용하는 것이 효과적이다.

대표적으로 음악치료, 미술치료, 원예치료 프로그램 몇 가지를 소개하고자 한다.

〈음악치료 1〉

<table>
<tr><td>제 목</td><td colspan="2">음악감상</td></tr>
<tr><td>치료목표</td><td colspan="2">음악을 통해 심신의 긴장을 해소하고 주의환기 및 기분전환의 기회를 제공한다.</td></tr>
<tr><td rowspan="2">내 용</td><td>준비물</td><td>선곡 음악 CD나 테이프, 오디오, 화이트보드 또는 곡명을 적은 안내장</td></tr>
<tr><td>실시방법</td><td>1. 시작 전에 화이트보드 등에 준비된 곡에 대해 적어두어 프로그램에 대한 관심을 유도한다.
2. 간단하게 스트레칭을 하여 몸을 편안하게 이완한다.
3. 최대한 편안하게 음악을 들을 수 있도록 배려한다.
4. 간단하게 준비된 곡들에 대한 설명을 해 준다.
(또는 새로운 곡을 시작하는 중간 중간에 설명을 삽입할 수도 있다.)
5. 준비된 곡을 듣는다.
6. 감상이 끝난 후 느낌을 나눈다.
* 음악감상의 예
- 비발디 사계 중 봄 제1악장 알레그로 (3'33)
- Kevin Kern- In my life (3'30)
- 바흐 브란덴브르크 협주곡 제2번 F장조 제1악장 알레그로(5'31)
- Fastball - The way (4'10)
- 김광석 -사랑한다는 마음으로(4'16)</td></tr>
<tr><td>유의점 및 고려할 사항</td><td colspan="2">* 음악을 듣기 전에 자리 이석이나 잡담 등으로 타인에게 방해가 되는 행동은 하지 않도록 미리 언급한다.
* 도입부와 마무리 시간을 제외하고 실제로 음악감상에 소요되는 시간은 30분 정도로, 미리 소요시간을 고려한다.
* 곡에 따라 여러 장의 CD나 테이프를 준비하여 갈아끼우면 감상에 방해가 될 수도 있으므로 미리 음악감상용으로 편집한 CD나 테이프를 준비해 두면 좋다.
* 음악감상 전에 테이블이나 소파 위치를 변경하여 아늑하고 새로운 분위기를 연출하면 좀더 효과적이다.
* 회원들에게 음악회 초대권 형식의 안내장(음악감상 프로그램 시간 안내, 곡명, 감상순서 등을 기록)을 미리 나눠 주면 흥미를 유발하고 존중받고 있다는 느낌을 주어 자존감을 높일 수 있다.
* 음악감상 전에 미리 회원들에게 듣고 싶은 음악을 신청 받아 준비하면 참여도를 높일 수 있다.</td></tr>
<tr><td>응용방법</td><td colspan="2">* 회원이 직접 음악감상 프로그램을 진행할 수도 있다.
이때 단순히 곡을 틀어만 주기보다는 자신이 준비한 곡 소개 및 준비곡과 관련된 사연이나 추억 등을 이야기하는 시간을 가지면 서로에 대한 관심을 높이고 성취감, 책임감, 자존감을 향상시킬 수 있는 기회가 된다.
* 음악회 등이 녹화된 비디오를 시청한다.
* 외출을 이용하여 실제적인 음악회 공연을 간다.</td></tr>
</table>

〈음악치료 2〉

<table>
<tr><td>제 목</td><td colspan="2">'여행을 떠나요' 개사하기</td></tr>
<tr><td>치료목표</td><td colspan="2">소그룹으로 팀을 나누어 여행에 대한 생각들을 나누어 보고 곡의 몇몇 부분을 팀에서 의논하여 결정된 대로 개사해 봄으로써 대인관계 기술을 함양하고 주변에 대한 관심을 유도한다.</td></tr>
<tr><td rowspan="2">내 용</td><td>준비물</td><td>노래가사가 적힌 궤도, 작성지, 필기구, 반주악기</td></tr>
<tr><td>실시방법</td><td>1. '여행을 떠나요' 라는 곡이 적힌 궤도를 걸어 놓고 반주에 맞추어 함께 노래를 익히도록 한다.
2. 4명 정도씩 한 팀을 이루어 여행에 대한 추억을 떠올리면서 이야기를 나눈다.
3. 여행지와 관련된 개사 부분에 하얀 백지를 붙이고 작성지와 필기구를 나누어 준다.
4. 팀원끼리 의논하여 가고 싶은 여행지와 그와 관련된 내용으로 개사를 하도록 격려한다.
5. 개사된 내용이 적힌 작성지를 백지 위에 붙이고 팀원들이 함께 반주에 맞추어 노래를 부르도록 한다.
6. 차례대로 팀별 발표를 한다.
7. 느낌을 나눈다.</td></tr>
<tr><td>유의점 및 고려할 사항</td><td colspan="2">* 회원들의 적극적인 참여를 유도하여 서로 간에 다양한 의견들을 나눌 수 있는 기회를 제공한다.
* 팀별 발표시 앉은 자리에서 하기보다는 앞쪽으로 나와서 율동과 함께 하도록 하면 흥겨움이 더해져 효과적이다.</td></tr>
<tr><td>응용방법</td><td colspan="2">* 회원 서로 간에 관심을 유도할 수 있는 곡을 선택하여 가사를 개사할 수 있다.
– '희망사항' 이란 곡의 경우, 자신이 좋아하는 이상형을 개사를 통해 표현할 수 있고, '장미' 라는 곡에서는 2명씩 짝을 지어 서로의 장점을 생각해 보고 연상되는 꽃을 비유하여 장점을 부각시키는 내용으로 개사할 수 있다.</td></tr>
</table>

〈음악치료 3〉

<table>
<tr><td>제 목</td><td colspan="2">Sing Along</td></tr>
<tr><td>치료목표</td><td colspan="2">편안하면서도 쉽게 따라 부를 수 있는 곡을 선택하여 함께 불러 봄으로써 즐거움을 나누고 집단응집력을 높인다.</td></tr>
<tr><td rowspan="2">내 용</td><td>준비물</td><td>4~5곡의 노래 악보(예: 메기의 추억, 로렐라이 언덕, 등대지기, 에델바이스, 과수원길 등), 반주악기</td></tr>
<tr><td>실시방법</td><td>1. 노래부를 수 있는 분위기 조성을 위하여 간단하게 발성연습을 한다(도미솔도, 아에이오우...).
2. 노래 악보를 나눠준다.
3. 한 곡씩 진행자의 반주와 선창에 따라 노래를 익히도록 한다.
4. 회원들이 쉽게 따라 부를 경우 템포의 변화를 주어 흥겨운 분위기를 연출한다.
5. 4명 정도씩 한 팀을 이루어 노래자랑의 기회를 제공함으로써 서로간의 관심을 유도한다.
6. 활동내용에 대한 느낌을 나눈다.
7. 마지막으로 한 곡씩 부르면서 마무리한다.</td></tr>
<tr><td>유의점 및 고려할 사항</td><td colspan="2">* 노래를 잘 부르는 것이 중요한 것이 아니라 함께 즐거움을 나누는 분위기에 동참할 수 있도록 회원들을 격려한다.
* 악기 연주가 가능한 회원에게 반주자 역할을 맡기면 자존감을 증진시키는 기회가 되고 전체적인 참여도를 높일 수 있다.
* 진행자가 일방적으로 곡을 정하기보다는 미리 회원들이 즐겨 부르는 애창곡을 알아보고 그에 따라 준비하여 참여도를 높인다.</td></tr>
<tr><td>응용방법</td><td colspan="2">* 흥미와 참여도를 높이기 위해 '쟁반 노래방'이나 '도전 ○○곡' 등의 TV 프로그램 형식을 빌어 진행한다.</td></tr>
</table>

〈음악치료 4〉

제 목	벨프렛 연주하기	
치료목표	집단연주를 통해 자존감과 그룹응집력을 향상한다.	
내 용	준비물	벨프렛, 색깔악보(계명에 따라 색깔을 달리한 악보)
	실시방법	1. 둥글게 의자를 놓고 둘러 앉는다. 2. 먼저 준비한 곡을 함께 부르면서 연주할 수 있는 분위기를 조성한다. 3. 계명에 따라 색깔을 표시한 벨프렛을 나누어 준다. 4. 벨프렛 연주하는 방법을 알려주고 소리를 내도록 해 본다. 5. 색깔악보를 보면서 자신의 색깔이 표시된 부분에서 벨프렛을 연주하도록 한다. 6. 처음 시작 시에는 두 마디 정도씩 끊어서 진행하다가 점차 익숙해지면 연주 길이를 조정한다. 7. 반복해서 연주하면서 전체적인 화합을 유도한다. 8. 집단연주에 대한 느낌을 나눈다.
유의점 및 고려할 사항	* 생소하거나 어려운 곡인 경우에는 쉽게 흥미를 잃거나 자존감이 저하될 수 있으므로 모두가 익숙하고 편안하게 즐길 수 있는 곡으로 선택한다. * 회원들에게 골고루 연주할 수 있는 기회를 제공함으로써 그룹활동 참여를 통한 성취감을 경험하도록 한다. * 주변에서 구하기 쉽고 배우기 쉬운 악기를 선정한다.	
응용방법	* 다양한 종류의 악기들을 준비하여 집단연주를 할 수 있다. * 팀을 나누어 한 팀은 악기연주를 하고 다른 팀은 감상하도록 한다. * 악기연주를 게임형식으로 진행할 수도 있다. 예: 2인 1조가 되어 한 명이 동전을 감추고 기타를 연주하면서 동료가 동전이 숨겨진 곳 가까이에 접근하면 기타연주 속도를 빠르게 하고 반대로 멀어지는 경우에는 기타 연주를 느리게 하는 식으로 동전찾기 게임을 진행하면 흥미롭다. * 송년모임 등 행사성 프로그램시 연주 발표회를 가질 수 있다.	

〈미술치료 1〉

제 목	OHP 필름지 위에 가을 이미지 표현하기	
치료목표	붓이 아닌 손을 이용하여 물감의 촉감을 느끼면서 필름지 위에 자유롭게 그림을 그려본다.	
내 용	준비물	OHP 필름지, 아크릴 물감, 도화지
	실시방법	1. 가을하면 연상되는 이미지에 대해 자유롭게 이야기를 나누어 본다. 2. 각자 나름대로 표현할 내용을 머리 속으로 구상해 보도록 한다. 3. 필름지 위에 아크릴 물감을 짠다. 4. 손으로 물감을 문질러 가면서 가을 이미지를 표현한다. 5. 작품이 그려진 필름지를 뒤집어 흰 도화지에 붙여 선명한 그림을 완성한다. 6. 서로의 작품을 감상하고 소감을 나눈다.
유의점 및 고려할 사항	* 책상 위에 신문지를 깔아 얼룩을 방지한다. * 물감을 자유자재로 섞어 가면서 자연스런 느낌을 표현할 수 있도록 격려한다. * 아크릴 물감이 마르기 전에 도화지에 붙인다.	
응용방법	* 4명 정도씩 한 팀을 이루어 각 계절별 이미지를 표현하여 합동작품을 만들어 사계절을 완성하는 것도 흥미롭다. * 밀가루풀과 물감을 섞어 원하는 색풀을 만들어 손으로 풀의 촉감을 느끼면서 도화지 위에 그림을 그리는 방법도 있다.	

〈미술치료 2〉

제 목	동호회 광고 포스터 만들기	
치료목표	다양한 재료를 이용하여 자신의 특기나 취미와 관련된 동호회 광고를 만들어 본다.	
내 용	준비물	도화지, 채색도구(크레파스, 사인펜, 물감, 파스텔 등), 잡지, 가위, 풀
	실시방법	1. 동호회 활동에 대한 이야기를 나누면서 프로그램에 대한 관심을 유도한다. 2. 자신이 동호회를 시작하게 된다면 어떤 분야로 할 것인지, 동호회 광고에 필요한 문구가 무엇인지를 생각해 보도록 한다. 3. 결정된 사항을 광고 포스터 형식으로 만들어 보도록 한다. 4. 그림을 그리고 채색하거나 콜라주 형식으로 잡지의 그림을 오려 붙이는 등 다양한 기법을 활용하도록 격려한다. 5. 완성된 작품을 타 회원들에게 보여 주면서 동호회를 광고해 보도록 한다.
유의점 및 고려할 사항	* 진행자가 미리 동호회에 대한 몇 가지 아이디어를 제시할 수도 있다.	
응용방법	* 잡지나 신문에서 영상이나 이미지 사진을 오려 붙이고 적절한 멘트와 홍보 안내를 적은 영화포스터를 제작해 본다. * 치료 프로그램을 소개하는 포스터를 만든다.	

〈미술치료 3〉

<table>
<tr><td>제 목</td><td colspan="2">도시이미지 표현(합동작품)</td></tr>
<tr><td>치료목표</td><td colspan="2">활기찬 도시이미지를 함께 의논하여 표현함으로써 집단응집력과 대인관계 기술을 높이고 창의적인 사고를 통한 성취감을 경험한다.</td></tr>
<tr><td rowspan="2">내 용</td><td>준비물</td><td>전지, 여러 가지 색의 시트지, 가위, 미술연필</td></tr>
<tr><td>실시방법</td><td>1. 4~5명이 한 팀이 되도록 한다.
2. 시트지 위에 도시의 이미지를 표현할 수 있는 다양한 요소(자동차, 건물, 가로수, 사람들 등)를 그려서 가위로 오려 둔다.
3. 전지 위에 팀별 특성을 살려 개성있게 도시적인 요소들을 구성한다.
4. 구성된 대로 오려 둔 시트지를 붙여 가면서 도시 이미지를 완성한다.
5. 팀별로 돌아가면서 완성된 작품을 소개하고 감상한다.</td></tr>
<tr><td>유의점 및 고려할 사항</td><td colspan="2">* 시트지는 한번 붙이면 다시 떼어 내기가 어려우므로 위치를 충분히 고려한 후 붙이도록 한다.
* 합동작품인 만큼 일방적으로 한 사람의 의견에 따르기보다는 함께 의논하여 결정할 수 있도록 분위기를 유도한다.</td></tr>
<tr><td>응용방법</td><td colspan="2">* 연상하여 그림그리기(미술치료 별첨 3)</td></tr>
</table>

〈미술치료 별첨 3〉

〈연상하여 그림 그리기〉

■ 방법 1

- 준비물 : 전지, 그림도구
- 실시방법
  1. 벽이나 화이트보드 등에 전지를 붙인다.
  2. 4~5명 정도씩 한 팀을 이루도록 한다.
  3. 순서를 정해 한 사람씩 돌아가면서 그림을 이어 그리는 방식으로 앞 사람이 그린 그림을 보고 연상되는 대로 작품을 완성해 나간다.
  4. 작품이 완성되면 팀별로 작품 소개를 한다.
  5. 이때 앞 사람의 그림에서 연상했던 내용들도 함께 이야기하고 소감을 나눈다.

■ 방법 2

- 준비물 : 도화지, 그림도구
- 실시방법
  1. 각 회원마다 도화지를 한 장씩 나눠 주고 간단한 기호 또는 도형을 그려 넣도록 한다.
  2. 도화지를 옆으로 돌리면서 앞 회원이 그린 그림에서 연상되는 요소들을 그려 넣도록 한다.
  3. 본인이 처음 시작했던 그림이 되돌아오면 적절한 제목을 붙이고 나름대로 이야기를 만들어 발표한다.
  4. 소감을 나눈다.

〈미술치료 4〉

제 목	아연판 부조작업	
치료목표	금속성을 이용한 음각, 양각의 효과로 다소 이질적인 느낌의 인체를 표현해 봄으로써 인공적이면서도 차가운 인체의 또다른 면을 경험한다.	
내 용	준비물	아연판, 끝이 둥근 도구
	실시방법	1. 적당한 크기의 아연판을 준비한다. 2. 아연판의 재질을 느껴 보도록 한다. 3. 인체의 한 부분(얼굴, 손)을 아연판 위에 끝이 둥근 도구를 이용하여 부조작업을 한다. 4. 완성된 작품을 함께 감상하며 느낌을 나눈다.
유의점 및 고려할 사항	* 날카로운 도구를 사용할 경우 아연판에 구멍이 뚫릴 수 있으므로 주의한다.	
응용방법	* 색다른 재료를 이용한 방법으로는 망사천 위에 그림을 그리거나 은박지 접시 위에 스크래치 기법을 이용하여 표현하는 방법 등이 있다(미술치료 별첨 4).	

〈미술치료 별첨 4〉

〈망사천 위에 그림 그리기〉

1. 망사천을 도화지 위에 붙인다.
2. 아크릴 물감을 이용하여 스케치한다.
3. 망사천의 질감을 느끼면서 물의 양을 조절하여 그림을 완성한다.
4. 서로의 작품을 감상하고 소감을 나눈다.

〈은박접시 위에 스크래치 기법을 이용하여 표현하기〉

1. 은박접시 위에 물감을 짜서 여러 가지 색의 면을 구성한 후 투명 테이프로 고정시킨다.
2. 테이프 위에 흰색과 검정색의 오일물감을 선택하여 바른다.
3. 나무젓가락을 이용하여 긁어내면서 그림을 표현한다.
4. 서로의 작품을 감상하고 소감을 나눈다.

〈원예치료 1〉

<table>
<tr><td>제　　목</td><td colspan="2">바구니 꽃꽂이</td></tr>
<tr><td>치료목표</td><td colspan="2">1. 꽃을 이용하여 꽃바구니를 만들어 봄으로써 고마운 사람을 생각해 보고, 꽃바구니를 전하면서 대인관계와 사회성을 향상시킨다.
2. 꽃꽂이 작업을 통해 집중력과 공간감각, 눈-손 협응력을 강화한다.</td></tr>
<tr><td rowspan="2">내　　용</td><td>준비물</td><td>장미, 거베라, 솔리, 편백, 꽃바구니, 오아시스, 꽃가위, 오아시스 담글 물 담긴 그릇</td></tr>
<tr><td>실시방법</td><td>1. 장미, 거베라 등 준비된 꽃의 특징과 4대 절화에 대해 이야기한다(원예치료 별첨 1-①).
2. 바구니에 들어갈 정도의 적당한 크기로 자른 오아시스를 물에 담근다.
3. 충분히 물을 흡수한 오아시스를 바구니에 넣는다.
4. 장미는 가시와 잎을 제거하여 준비한다.
5. 거베라는 약하고 휘어지는 줄기를 지탱하기 위해 철사로 고정시킨 뒤 후로랄 테이프로 감아 두는데, 꽃꽂이를 할 때는 테이프와 철사를 분리한다.
6. 편백으로 바구니 주위를 동그랗게 꽂는다.
7. 큰 꽃인 거베라를 먼저 꽂고 장미, 솔리 순으로 꽂는다.
8. 서로가 만든 작품을 감상하고 각자 꽃바구니를 누구에게 선물할 것인지를 이야기 나눈다.
9. 조화롭게 꽂힌 꽃처럼 사회의 일원으로 개개인이 조화를 이룰 수 있도록 노력하자고 격려한 뒤 프로그램을 정리한다.</td></tr>
<tr><td>유의점 및
고려할 사항</td><td colspan="2">* 오아시스가 촉촉하게 유지되도록 꽃바구니 관리에 신경을 쓴다.</td></tr>
<tr><td>응용방법</td><td colspan="2">* 꽃바구니를 이용하여 기쁨과 슬픔, 화해와 사과, 감사와 애정 등의 감정 표현을 할 수 있도록 기념일을 맞이하여 이벤트성 프로그램으로 진행하면 효과적이다.
* 하트형 꽃꽂이, 컵 꽃꽂이, 단체 꽃꽂이(원예치료 별첨 1-②)로 응용할 수 있다.</td></tr>
</table>

〈원예치료 별첨 1-①〉

〈4대 절화〉

■ 세계의 4대 절화란 세계에서 가장 많이 재배되는 절화 4가지를 의미한다.

장미, 카네이션, 국화, 튤립

■ 국내에서 재배되는 4대 절화

장미, 카네이션, 국화, 거베라

〈원예치료 별첨 1-②〉

〈바구니 꽃꽂이〉

■ 하트형 꽃꽂이

1. 하트형으로 제작된 오아시스를 준비한다.
2. 장미나 소국을 이용하여 하트 모양이 드러날 수 있도록 꽃꽂이 한다.
3. 꽃을 짧게 잘라 꽂아야 모양이 예쁘다.

■ 컵 꽃꽂이

1. 종이컵에 충분히 물을 흡수한 오아시스를 적당한 크기로 잘라 넣는다.
2. 소국이나 미니장미, 카네이션, 안개꽃 등의 작은 꽃을 이용하여 꽃꽂이 한다.
3. 예쁜 포장지를 이용하여 종이컵을 장식하고 얇은 리본 등의 끈으로 깔끔하게 마무리한다.

■ 단체 꽃꽂이

1. 큰 바구니에 물을 흡수한 오아시스를 잘라 넣는다.
2. 계절에 맞는 여러 종류의 꽃을 준비하여 손질한다.
3. 단체로 적당한 위치에 꽃을 꽂아 가면서 큰 바구니 꽃꽂이를 완성한다.
4. 작은 카드에 각자의 소망을 적어 꽃바구니에 매달 수도 있다.

〈원예치료 2〉

제 목	**다육식물 행잉 바스켓**	
치료목표	다육식물이라는 새로운 식물을 접해 보고 다육식물의 특성인 강인함과 긴 생명력을 통해 심신의 건강을 지지하고 실제로 식물을 길러보는 경험을 갖는다.	
내 용	준비물	다육식물(종류별로), 색돌, 이끼, 일회용 플라스틱 음료컵, 낚시줄, 가위, 송곳
	실시방법	1. 각자 마음에 드는 식물을 선택하여 식물을 관찰하고 특징을 이야기해 본다. 2. 플라스틱 음료컵에 색돌을 색상별로 곱게 깐다. 3. 이끼를 깨끗하게 정리한다. 4. 식물을 포트에서 꺼내고 이끼로 싸서 컵에 넣는다. 5. 윗부분을 깔끔하게 정리하고 색돌로 장식한다. 6. 컵 양쪽을 송곳으로 뚫는다. 7. 낚시줄로 묶어 매달 수 있도록 한다. 8. 만든 작품들을 감상하고 느낌을 나눈다.
유의점 및 고려할 사항	* 컵 양쪽에 구멍을 낼 때는 걸었을 때에 균형이 잡히도록 두 구멍이 평행이 되게 한다. * 물주기는 컵에 배수구멍이 없기 때문에 이끼가 젖을 정도만 주고 물이 고이지 않도록 주의하여 건조한 상태를 유지하도록 한다.	
응용방법	* 페트병을 이용한 행잉 바스켓(원예치료 별첨 2-①) * 행잉 형식으로 하는 원예요법 중 하나로 무를 이용한 방법이 있다. (원예치료 응용방법 별첨 2-②)	

〈원예치료 별첨 2-①〉

〈행잉 바스켓〉

■ 페트병을 이용한 행잉 바스켓

투명한 페트병을 가로로 하여 가운데 부분을 적당한 크기로 잘라낸 뒤, 동일한 방법으로 식물을 옮겨 심고 장식한다.

〈원예치료 별첨 2-②〉

■ 무를 이용한 행잉 형식

1. 무청이 붙어 있는 상태의 무를 준비하여 반으로 자른 후 숟가락으로 무속을 파낸다.
2. 속을 파낸 무의 양쪽에 구멍을 뚫어 튼튼한 끈으로 고리를 만든 후 무청이 밑으로 가도록 하여 매달아 둔다.
3. 속을 파낸 무에 적당량의 물이 고여 있도록 관리하면 무청이 파랗고 탐스럽게 자라나면서 색다른 느낌을 선사한다.

〈원예치료 3〉

<table>
<tr><td>제 목</td><td colspan="2">엽란 꽃다발 만들기</td></tr>
<tr><td>치료목표</td><td colspan="2">생화를 이용하여 꽃다발을 만들어 봄으로써 생화에 대한 촉감과 후각자극을 경험하고 주변사람들에게 선물할 기회를 제공함으로써 대인관계 및 사회성을 높인다.</td></tr>
<tr><td rowspan="2">내 용</td><td>준비물</td><td>리시안서스, 기린초, 미니장미, 엽란, 라피아, 오아시스 본드, 철사</td></tr>
<tr><td>실시방법</td><td>1. 꽃다발을 받아 본 경험, 다른 사람에게 선물한 경험, 그때의 기분 등에 대해 이야기를 나눈다.
2. 먼저 엽란 세장을 반으로 접은 후 철사로 고정시킨다.
3. 리시안서스, 기린초, 미니장미를 15cm 정도 아래로 깨끗이 다듬는다.
4. 꽃들을 핸드타이드 기법(꽃 하나하나를 나선형으로 돌려가며 꽃 각각의 얼굴이 겹치지 않도록 다발을 만드는 방법)으로 다발을 만든다.
5. 꽃다발 주위를 접은 엽란으로 돌려 감은 후 끈으로 묶어 준다.
6. 적당한 길이로 자른다.
7. 손잡이 부분을 엽란으로 싸서 오아시스 본드(생화에 사용할 수 있는 본드)로 붙인다.
8. 라피아(열대나무의 껍질을 벗겨 만든 것으로 우리 나라의 삼베와도 비슷함)로 리본모양을 만들면 예쁜 꽃다발이 완성된다.
9. 서로의 작품을 감상하며 누구에게 선물할 것인지 이야기 나눈다.</td></tr>
<tr><td>유의점 및 고려할 사항</td><td colspan="2">* 철사에 손을 찔리지 않도록 주의한다.
* 꽃다발이 풀어지지 않도록 튼튼히 묶어준다.</td></tr>
<tr><td>응용방법</td><td colspan="2">* 사탕부케 – 꽃 대신 긴 막대 사탕을 이용함.
(화이트데이 때 이벤트성으로 활용하면 효과적이다)</td></tr>
</table>

〈원예치료 4〉

<table>
<tr><td>제 목</td><td colspan="2">압화 부채 만들기</td></tr>
<tr><td>치료목표</td><td colspan="2">압화, 한지, 부채가 조화를 이루어 실용적이면서도 예술적인 아름다움이 느껴지는 작품을 만드는 경험을 통하여 각자의 창의력과 표현력을 충분히 발휘하도록 돕는다.</td></tr>
<tr><td rowspan="2">내 용</td><td>준비물</td><td>압화(식물체의 꽃이나 잎, 줄기를 인공적 기술로 눌러 건조시킨 것), 흰색의 무늬없는 태극선 부채, 한지, 풀, 물풀, 가위</td></tr>
<tr><td>실시방법</td><td>1. 여름철에 사용하는 부채의 종류에 대해 이야기를 나눈다(원예치료 별첨 4).
2. 미리 잡지책 속에 넣어 두었던 압화를 꺼내어 깨끗하고 곱게 말려진 것들을 골라 정리한다.
3. 태극선 부채와 한지 등 사용재료들을 나누어 준다.
4. 각자 압화를 어떤 식으로 배치하여 작품을 만들지 구상하도록 한다.
5. 풀을 이용하여 부채 위에 압화를 고정시킨다.
6. 한지를 부채 크기보다 조금 크게 자르도록 한다.
7. 한지에 물풀을 고루 바른 다음 압화로 장식한 부채 위를 덮는다.
8. 부채 주변으로 늘어진 한지를 부채 크기에 맞추어 깔끔하게 정리한다.
9. 부채 앞면을 매끄럽게 문질러 준다.
10. 각자 만든 작품들을 감상하고 프로그램에 대한 느낌을 나눈다.</td></tr>
<tr><td>유의점 및 고려할 사항</td><td colspan="2">* 본 프로그램을 계획할 때는 일, 이주 전에 미리 여러 종류의 꽃잎과 풀잎 등을 잡지에 넣어 압화를 만드는 작업을 해야 한다.
* 잡지책 사이 사이에 꽃잎이나 풀잎을 한 장씩 곱게 펴서 넣고 무거운 것으로 압력을 주어야 색도 곱고 깔끔한 압화를 만들 수 있다.
* 부채 위에 한지를 바를 때에는 풀의 농도와 양을 적절하게 조절해야 구김 없이 표면을 마무리할 수 있다.
* 완성된 압화 부채는 2시간 정도 완전히 건조시킨 후 사용하도록 한다.</td></tr>
<tr><td>응용방법</td><td colspan="2">* 무늬 없는 태극선 부채 위에 수채화 물감을 이용하여 그림을 그려 넣어도 예쁘고 독창적인 작품을 만들 수 있다(작업치료 5 부채에 그리기 참조).
* 일반 색도화지에 압화를 붙인 뒤 코팅하여 완성할 수도 있다.</td></tr>
</table>

〈원예치료 별첨 4〉

■ 부채의 종류

1. 우선 : 모든 새의 깃털로 만드는 부채.
2. 접선 : 접었다 폈다 할 수 있어서 접부채, 접어서 쥐고 다니기 간편한 부채라는 뜻의 쥘부채, 거듭 접는다는 의미의 접첩선 등으로 불리운다.
   부채살의 수와 선면의 색상, 변죽의 재료나 모양 또는 선면의 그림이나 색깔에 따라 여러 종류가 있다.
3. 별선 : 더위를 식히기 위해 사용하는 도구 이외의 특별한 용도로 모양이나 재료를 다르게 하여 만든 부채. 예를 들어 전통혼례에 얼굴을 가리는 혼선이나 춤을 출 때 이용하는 부채 등.
4. 단선 : 일반적인 둥글거나 넓적한 부채

행사성 프로그램

제11장

1. 송년모임
2. 캠프
3. 원외외출

행사성 프로그램

정신과 환자들을 위한 정규적인 통합 재활프로그램 외에 특별 행사성 프로그램도 시기에 따라 필요하다. 즉 연말에는 송년모임이나 크리스마스 파티, 여름, 겨울 캠프나 야유회, 운동회 등이 바로 그것이다. 이러한 특별 행사성 프로그램이 적절하게 계획되어 실시된다면 회원들의 다양한 사회적 경험을 증진하고 삶의 질을 향상하는 데 기여할 수 있다.

〈행사성 프로그램 1〉

<table>
<tr><td>제 목</td><td colspan="2">송년모임</td></tr>
<tr><td>치료목표</td><td colspan="2">회원 및 가족, 치료자(직원)들이 함께 모여 한해를 정리하고 서로간의 관심과 사랑을 나누는 시간을 마련한다.</td></tr>
<tr><td rowspan="2">내 용</td><td>준비물</td><td>행사내용(레크리에이션, 연극, 장기자랑 등)에 따른 무대배경, 소품, 선물, 간단한 다과, 카메라, 캠코더 등</td></tr>
<tr><td colspan="2">〈준비단계〉
1. 자치회의 시간을 통해 송년모임의 취지를 공유하고 구체적인 일정 및 세부 준비사항을 논의한다. 최소한 행사 한달 전까지는 계획이 완성되도록 한다.
2. 각 일정에 따른 준비위원을 정하고 치료프로그램 시간을 이용하여 필요한 사항을 준비하도록 한다. (행사성 프로그램 별첨 1-①)
3. 송년모임의 취지가 충분하게 전달되어 회원들 스스로가 관심을 갖고 참여하는 분위기를 유도하는 것이 중요하며 치료자(직원)도 적극 동참하도록 한다.
4. 프로그램 성격에 따라 준비기간이 달라질 수 있으며, 자원봉사자의 도움을 받을 수 있다.
5. 연극은 화합할 수 있는 기회를 제공하고 각자의 역할을 통해 재능을 발휘하고 성취감을 경험할 수 있다는 점에서 송년모임의 하이라이트 역할을 한다.
6. 진행시간은 총 2시간 정도가 적당하므로 적절하게 일정을 조정한다(행사성 프로그램 별첨 1-②).
7. 장기자랑을 하는 회원의 경우에는 치료자가 준비 정도를 파악하는 것이 필요하다.
8. 가족 사진전, 가족 신문, 가족 영상편지 등 회원들과 가족이 함께 참여하는 프로그램을 마련할 수도 있다.
9. 가족들에게 송년모임 초대장을 발부한다(행사성 프로그램 별첨 1-③).</td></tr>
</table>

내 용	**〈행사당일〉** 1. 오전 시간 동안 총 리허설 및 분장 등을 통해 회원들의 참여 분위기를 고취시킨다. 2. 테이블 세팅, 무대장식, 다과준비를 하고 소품 등의 준비사항을 재점검한다. 음식은 간단한 다과가 적당하며 떡, 김밥, 샌드위치, 귤 등이 선호된다. 차 종류로는 따뜻한 계피차를 직접 끓여 내 놓으면 은은한 향이 모임의 분위기를 돋우고 정성도 느껴져 좋은 반응을 얻는다. 3. 레크리에이션이나 장기자랑 등에 가족들의 자발적인 참여를 유도한다. 4. 가족들이 회원들에게 사랑의 메시지를 전달할 수 있도록 방명록이나 커다란 카드를 마련한다. 5. 전체적인 일정을 캠코더로 촬영한다. **〈평가단계〉** 송년모임이 끝난 다음날 회원과 진행자들이 함께 모여 촬영한 비디오를 보면서 서로의 느낌을 나누는 시간을 갖는다.
응용방법	회원들이 프로그램 중에 만든 작품들로 전시회를 열거나 바자회를 마련하여 수익금을 불우이웃돕기 등의 유익한 일에 사용함으로써 사회적 관심이나 참여를 증진시키는 계기를 마련한다.

〈행사성 프로그램 별첨 1-①〉

〈송년모임 준비일정의 예〉

세부 내용	준비위원	날 짜	필요물품	활용프로그램시간
크리스마스트리꾸미기 및 초대장 준비	○××	12/11	트리 장식품, 카드재료	작업치료
바자회 준비		~12/13	작업치료 및 원예치료 시간 등에 만든 작품과 기증품	작업치료 미술치료 원예치료
무대장식		12/23	색지, 가위, 한지, 풍선 등	
소품준비 (연극)			등장인물에 맞는 분장소품 - 옷, 머리빗, 콩쥐 신발, 왕자가리개, 거울, 가발 등	작업치료
음향준비			카세트테이프, CD기	
연극 뒷 배경 (행사성 프로그램 별첨1-④)		~12/18	전지, 채색도구	미술치료
연극소품 (만들어야 할 소품)			참새날개 및 부리, 두꺼비 등짝, 황소뿔 등	작업치료
캠코더 촬영			캠코더, 테이프	
연극분장		12/24	화장도구 세트	
연극조명				조명점에서 대여
행사순서도		~12/20	우드락, 색지	
사회자 멘트			사회자들이 준비	
장기자랑		12/24	키보드, 기타, 보면대, 악보	
레크리에이션		12/24	점수판, 게임도구 등	
선물준비		12/22	선물(다양하게 준비)	
음식준비		12/24	귤, 떡, 김밥, 계피차	
테이블세팅			꽃바구니, 장식품, 테이블보	원예치료
총 리허설		12/23		

〈행사성 프로그램 별첨 1-②〉

〈송년모임 진행순서의 예〉

■ 전체사회 : 이 ○○, 이 ○○ 회원

■ 순 서

▷ 인사말

- 정신과장 / 병동장

▷ 캐롤메들리

- 고요한 밤 거룩한 밤
- 실버벨
- 북치는 소년
- 화이트 크리스마스
- We wish your merry christmas

▷ 낮병원 이모저모 (나레이터 – 김 ○○ 회원)

낮병원 치료 프로그램 시 찍은 사진을 슬라이드 쇼로 보여 줌.

▷ 레크리에이션 (진행 – 차 ○○, 양 ○○ 회원 / 손 ○○ 간호사)

▷ 장기자랑

- 정 ○○ 회원 (키보드 연주)
- 이 ○○ 회원 (시낭송)
- 이 ○○ 회원 (기타연주)

▷ 영상편지 : 회원들이 가족들에게 보내는 메시지를 슬라이드 쇼로 보여 줌.

▷ 연극 : 콩쥐와 팥쥐

▷ 마니또 발표 및 선물교환

▷ 송년인사 및 마무리

〈행사성 프로그램 별첨 1-③〉

〈초대장〉

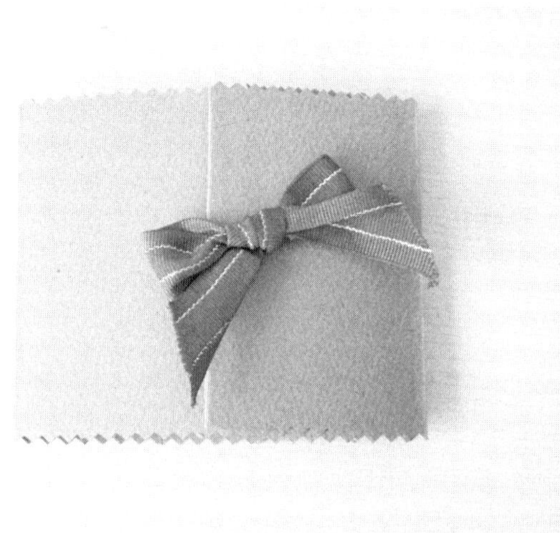

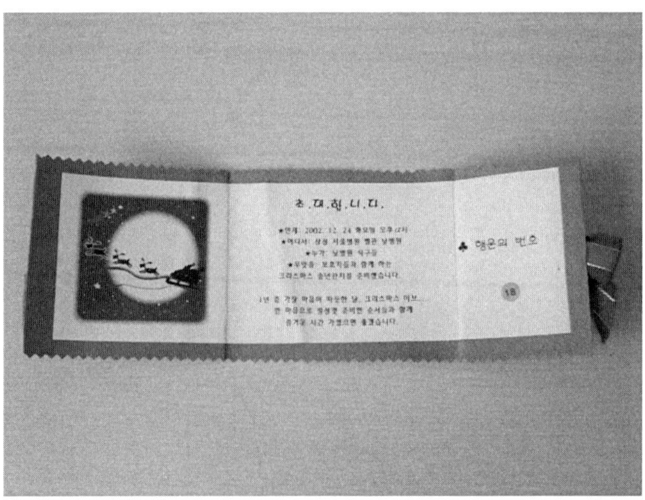

〈행사성 프로그램 별첨 1-④〉

〈무대배경〉

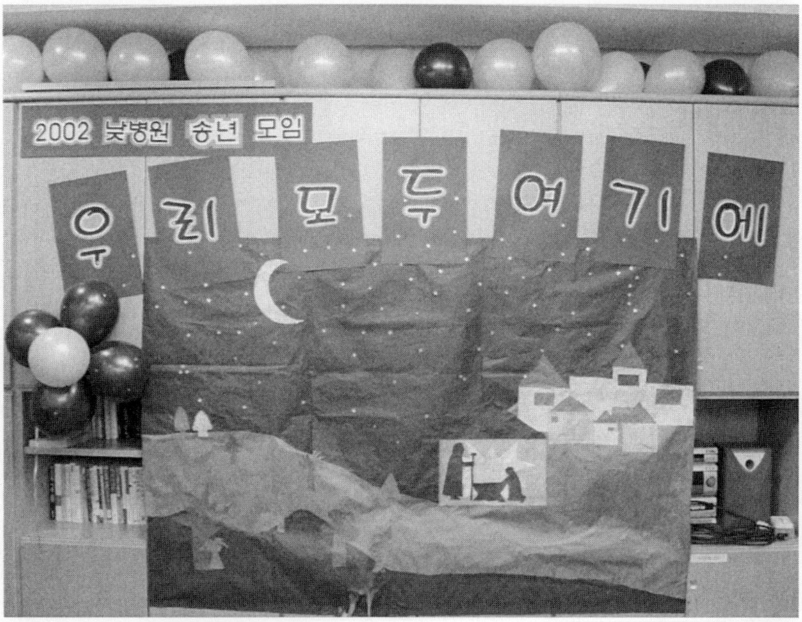

〈행사성 프로그램 2〉

<table>
<tr><td>제 목</td><td colspan="2">캠 프</td></tr>
<tr><td>치료목표</td><td colspan="2">편안하고 안정된 자연친화적인 장소에서 회원 및 치료자들이 친목을 도모하고 화합의 기회를 갖는다.</td></tr>
<tr><td rowspan="2">내 용</td><td>준비물</td><td>세면도구, 간단한 피복류, 화장품, 우산(필요시), 슬리퍼, 먹거리, 비상약품, 여유분의 회원 복용약, 캠코더, 레크리에이션 등 캠프일정에 따른 준비물품</td></tr>
<tr><td colspan="2">〈준비단계〉
1. 자치회의 시간을 통해 캠프의 취지를 공유하고 장소선정 및 구체적인 일정에 대해 결정한다. 이 때 치료자(직원)들이 준비한 행사에 회원들이 수동적으로 참여하는 식이 되지 않도록 함께 의논하고 결정하는 분위기를 유도한다(행사성 프로그램 별첨 2-①).
■ 장소선정
• 캠프기간과 일정에 따라 다르나, 2시간 정도의 이동거리 내에서 장소를 결정하는 것이 좋다.
• 콘도나 자연휴양림, 농원, 캠프장 등 많은 인원이 함께 할 수 있는 장소를 선택하되, 답사를 통해 장소에 대한 충분한 정보를 갖는 것이 중요하다.
• 부대시설이 너무 많은 곳일 경우에는 회원들끼리 어울릴 기회를 줄일 수 있으므로 장소선정시 고려한다.
■ 프로그램
• 서로간의 관심과 대인관계를 넓힐 수 있는 내용으로 준비한다.
• 여름캠프 : 수영, 함께 할 수 있는 운동 및 캠프 파이어(캠프 파이어 중에 마니또 게임을 하면 긍정적인 분위기를 조성할 수 있다)</td></tr>
</table>

<table>
<tr><td>내 용</td><td>
• 겨울캠프 : 눈썰매, 볼링, 노래방 등 숙박시설 내에서 가능한 레저 활동
• 팀별 대항으로 진행하는 레크리에이션은 단합된 분위기 속에서 즐거운 시간을 경험할 수 있으므로 반드시 필요하다. 또한 치료자가 일방적으로 진행하지 않고 회원 1명과 같이 준비하여 진행하면 자신감 고취와 자료감 향상, 사회성 증진에 도움이 된다.
• 일정 마지막에 롤링페이퍼를 하면 차분하고 긍정적인 분위기로 캠프를 정리할 수 있다.
2. 참여하는 회원의 기능과 수를 고려하여 치료자 수(직원 수)와 역할을 조정한다.
3. 비상약품(소화제, 소독약품, 해열진통제, 항불안제 등 정신과 비상약품)을 반드시 준비하여 필요시 신속하게 대처할 수 있도록 한다.
4. 가족에게 안내장을 발부하여 캠프의 치료적 의미를 공유하고 관심을 유도한다.
(행사성 프로그램 별첨 2-②)

〈행사당일〉
1. 적절히 역할을 분담하여 책임감 있게 수행하도록 함으로써 성취감과 자존감을 회복할 수 있는 기회를 제공한다.
2. 일정진행에만 급급하여 서로 편안하게 어울릴 수 있는 기회가 줄지 않도록 주의하며, 여유시간을 이용하여 간단하게 윷놀이나 카드게임 등을 하면 좋다.
3. 예상치 않은 날씨 변화와 기타 상황들로 인해 준비된 일정대로 진행되지 않을 경우 상황에 적절한 프로그램을 활용하는 여유가 필요하다.
4. 전체일정을 캠코더로 촬영한다.

〈평가단계〉
캠프에 참여한 치료자(직원)들의 평가 모임을 갖도록 하며, 회원들과는 비디오를 보면서 서로의 느낌을 나누는 시간을 갖는다.
</td></tr>
<tr><td>응용방법</td><td>식사 시에 조별로 요리 경연대회를 개최하면 재미를 더할 수 있다.</td></tr>
</table>

〈행사성 프로그램 별첨 2-①〉

〈캠프일정 - 겨울〉

기 간 : 2003년 1월 23일~24일 (1박2일)

장 소 : ○○ 자연 휴양림

날 짜	시 간	세 부 일 정	비 고
1/23 (목)	오전 9시 30분	낮병원 집합 및 인원점검	
	- 오후 12시	캠프 장소로 이동	관광버스 이용
	- 1시 30분	짐정리 및 점심식사	
	- 3시 30분	눈썰매 타기	전체 활동
	- 5시	볼링대회	조별 활동
	- 6시	자유시간	
	- 8시	저녁식사 및 휴식	조별 활동
	- 10시	레크리에이션	
	- 11시	일과정리 및 취침	
1/24 (금)	오전 8시	기상	
	- 9시 30분	세면 및 아침식사	
	- 11시 30분	롤링페이퍼 및 산책	
	- 오후 12시	짐정리	
	- 2시	병원으로 이동	관광버스 이용
	- 3시	점심식사	병원근처 식당
	- 3시 30분	캠프정리 및 귀가	

〈캠프일정 – 여름〉

기 간 : 2003년 7월 15일~16일 (1박2일)

장 소 : ○○관광농원

날 짜	시 간	세 부 일 정	비 고
7/15 (수)	오전 9시 30분	낮병원 집합 및 인원점검	
	– 11시 30분	캠프 장소로 이동	관광버스 이용
	– 오후1시	짐정리 및 점심식사	
	– 오후 2시	산책	
	– 오후 4시	수영	전체 활동
	– 오후 5시	자유시간	
	– 오후 7시 30분	저녁식사 및 티타임	조별 활동
	– 오후 10시	레크리에이션 및 캠프파이어	
	– 오후 11시	일과정리 및 취침	
7/16 (목)	오전 8시	기상	
	– 9시30분	운동 및 게임	전체활동
	– 10시 30분	식사 및 짐정리	조별활동
	– 오후 12시	롤링페이퍼	
	– 2시	병원으로 이동	관광버스 이용
	– 3시	점심식사	병원근처 식당
	– 3시 30분	캠프정리 및 귀가	

〈행사성 프로그램 별첨 2-②〉

〈안내장〉

낮병원 여름캠프 안내

안녕하십니까?

무더위가 기승을 부리는 여름의 한가운데서 1박 2일의 낮병원 여름캠프를 아래와 같이 마련하고자 합니다.

회원들의 건강회복과 사회복귀를 도모하기 위한 치료활동의 일환으로 마련되는 프로그램이니만큼 가족 여러분의 따뜻한 관심 부탁드립니다.

- 아 래 -

▶ 장 소 : ○○ 관광농원

▶ 참가인원 : 회원 ○○명, 치료자 ○명

▶ 캠프내용 : 구기종목, 물놀이(수영), 레크리에이션, 캠프파이어 등

▶ 출발 및 도착시간 : 7월 15일 오전 9시 30분 병원 출발

7월 16일 오후 4시 병원 도착

▶ 개인 준비물

- 음식물 : 쌀, 밑반찬류, 조별 분담재료
- 의류 : 속옷류, 점퍼류, 간편복, 수영복, 모자, 운동화, 슬리퍼
- 세면도구
- 비상금

▶ 참가비용 : ○○원

우천시에도 일정대로 진행할 예정입니다.

2003년 7월 11일

삼성서울병원 낮병원 드림

〈행사성 프로그램 3〉

제 목	원외외출
치료목표	사회적응훈련의 일환으로 여러 가지 다양한 활동과 경험을 통해 사회에 대한 관심을 유도하고 친목과 화합을 다지는 기회를 마련한다.
내 용	**〈준비단계〉** 1. 반나절 또는 종일 프로그램으로 진행되며 한 주를 계획하는 시간이나 자치회의를 통해 회원들의 의견을 반영하여 장소선정 및 일정을 마련한다. 2. 반나절 외출 : 점심시간 이후 두세 시간 정도로 다녀올 수 있는 가까운 고궁, 공원 산책이나 전시회 관람, 영화관람, 볼링이나 포켓볼 등의 레저 활동이 적절하다(행사성 프로그램 별첨 3). 3. 종일 외출 : 당일코스로 다녀올 수 있는 가까운 야외로 나가서 주변경관을 즐기고 레저 시설을 이용하거나 레크리에이션 등의 일정으로 진행한다. 때로는 연극관람이나 마당놀이 공연 등의 특별 이벤트를 마련할 수도 있으며 계절성을 고려한 프로그램을 시행할 수도 있다. (행사성 프로그램 별첨 3) 4. 단순히 놀이기구를 이용하고 관람하는 것보다는 함께 하는 활동을 통해 서로간의 관심을 높이도록 유도한다. 5. 외출 프로그램에 어려움을 보이거나 거부감이 심한 회원의 경우에는 미리 상태를 파악하여 상황에 맞게 대처한다. 6. 교통편, 입장료, 주변시설 등 외출 장소에 대한 정보를 미리 알아보는 것이 중요하며 회원들 스스로가 사전준비 및 일정관리를 하도록 격려하면 책임감과 성취감을 고취할 수 있는 기회가 된다. 7. 참여하는 회원의 기능과 수를 고려하여 치료자 수(직원 수)와 역할을 조정한다. **〈행사당일〉** 1. 이동시에는 자연스럽게 인원파악을 하면서 안전사고에 유의한다. 2. 장소나 상황에 따라 소그룹으로 나누어 활동하는 것이 효과적일 수도 있다. **〈평가단계〉** 프로그램을 마치기 전에는 일정에 대한 소감이나 의견을 함께 나누는 시간을 갖는다.
응용방법	지역사회 자원봉사, 재활기관 방문

〈행사성 프로그램 별첨 3〉

〈반나절 외출 추천장소〉

고궁(비원, 경복궁, 덕수궁 등), 남산타워, 남산 한옥마을, 대형서점, 꽃시장, 대형 쇼핑타운, 인사동, 황학동, 용산 전쟁 기념관, 놀이공원, 신당동 떡볶이집, 명동, 아이스링크, 자전거 타기, 산책 가능한 공원(올림픽 공원, 율동공원, 호수공원, 양재 시민의 숲, 석촌호수 등), 영화관람, 노래방, 라이브 카페, 음악감상실, 포켓볼장, 볼링장, 스포츠 경기관람, 각종 전시회 등

〈종일 외출 추천장소〉

- 강촌, 월미도, 수목원, 남이섬, 장흥, 춘천, 등산, 상암동 경기장 및 주변공원, 대형 놀이공원, 도자기 굽기, 가평 등
- 연극공연, 마당놀이 공연(공연이 저녁시간에 있으므로 일정조정이 필요함)

〈계절성을 고려한 외출 프로그램〉

- 봄 – 꽃 축제
- 여름 – 수영장
- 가을 – 고구마 캐기, 밤 따기 등 수확의 기쁨을 누릴 수 있는 프로그램, 허수아비 축제 등
- 겨울 – 눈썰매장, 스케이트장

저자약력

권자영 반포종합사회복지관 서초열린세상 시설장
손영선 삼성서울병원 정신보건간호사
신지영 수지 연세정신과 전문의
이소영 임상심리전문가, 정신보건임상심리사
고려대학교 부부상담센터 상담실장
임현정 건강보험 심사평가원
장보은 SK C&C 사회공헌팀
조현진 삼성서울병원 정신과 작업치료사
주정혜 삼성서울병원 정신보건간호사

정신과 환자를 위한
통합재활 프로그램 워크북

2004년 4월 25일 1판 1쇄 발행
2026년 3월 20일 1판 11쇄 발행

지은이 • 삼성서울병원 정신과 낮병원 편
펴낸이 • 김 진 환
펴낸곳 • (주) 학지사
04031 서울특별시 마포구 양화로 15길 20 마인드월드빌딩 5층
대표전화 • 02) 330-5114 팩스 • 02) 324-2345
등록번호 • 제313-2006-000265호
홈페이지 • http://www.hakjisa.co.kr
인스타그램 • https://www.instagram.com/hakjisabook/

ISBN 978-89-7548-230-4 93180

정가 20,000원

저자와의 협약으로 인지는 생략합니다.
파본은 구입처에서 교환하여 드립니다.